Franca Cerutti
In Zusammenarbeit mit Christian Weiss

PSYCHOLOGIE TO GO!

WIE VERRÜCKT SIND WIR EIGENTLICH?

Ehrliches und Überraschendes
über unsere Psyche

KNAUR
BALANCE

Die in diesem Buch vorgestellten Informationen und Übungen wurden von der Autorin und dem Verlag sorgfältig geprüft. Da jeder Mensch für sich besonders ist, können wir allerdings Ergebnisse nicht garantieren. Der Verlag und die Autorin schließen jegliche Haftung für Gesundheits- und Personenschäden aus.

Besuchen Sie uns im Internet:
www.knaur-balance.de

MIX
Papier | Fördert gute Waldnutzung
FSC® C014496

Originalausgabe 2023

Ein Imprint der Verlagsgruppe
Droemer Knaur GmbH & Co. KG
Landsberger Straße 346, 80687 München

Zitat S. 14: Abgedruckt von *Weltgesundheitsorganisation: Psychische Gesundheit – Faktenblatt*, 2019
Redaktion: Regina Carstensen
Covergestaltung: Buxdesign | Lisa Höfner
Coverabbildung: Amanda Dahms
Abbildungen im Innenteil:
Illustrationen von dieKleinert.de/Nina Rode
Grafiken von le-tex publishing services GmbH, Leipzig
jeweils nach Archiv Franca Cerutti
Satz und Layout: Adobe InDesign im Verlag
Druck und Bindung: GGP Media GmbH, Pößneck
ISBN 978-3-426-67626-4

Kontaktadresse nach EU-Produktsicherheitsverordnung:
produktsicherheit@droemer-knaur.de

6 8 9 7 5

INHALT

EINFÜHRUNG: WIE VERRÜCKT SIND WIR EIGENTLICH?

Um es direkt vorwegzunehmen: »Verrückt« ist natürlich kein psychotherapeutischer Fachbegriff – er ist negativ belegt und ziemlich wertend. Als Therapeutin schätze ich das Wort nicht so sehr. Aber vielleicht magst du, so wie ich, eine schnörkellose Ansprache. Immerhin hast du nach dem Buch gegriffen und reingeblättert, also: Here we go!

Lass uns »verrückt« mal kurz im ursprünglichen Wortsinn verstehen, als eine leichte Verrückung aus der Norm heraus. Einen Schritt weg vom Mittelwert. Im englischsprachigen Raum wird das Wort *»disorder«* gebraucht, um anzuzeigen, dass etwas von der *»order«,* also der Ordnung, abweicht. Irgendwas ist in Unordnung geraten und tanzt ein bisschen aus der Reihe. Und wenn wir es so verstehen, dann ist die Wahrscheinlichkeit, dass auch du ein bisschen außerhalb der Ordnung und »verrückt« bist, ziemlich hoch. Vielleicht bist du ein wenig ängstlicher oder eine Spur pessimistischer als die meisten Leute, die du kennst. Vielleicht bist du auch perfektionistischer, schläfst länger, bist chaotischer oder hast ein spezielleres Essverhalten als »der Durchschnitt«. So weit, so normal.

Wir sind also alle ein bisschen verrückt – und das ist wiederum normal? Klingt verwirrend!

Mit diesem Buch möchte ich zeigen, dass einiges, was du an deinem Denken, deinen Gefühlen oder deinem Verhalten ganz schön crazy findest, eigentlich total verbreitet ist. Und umgekehrt: Vielleicht hältst du auch so einiges für »normal«, weil du dich daran gewöhnt hast – und tatsächlich steckt möglicherweise ein Symptom dahinter, bei dem du Hilfe gebrauchen könntest. Lass uns hier gemeinsam Licht ins Dunkel bringen. Alle Fragen, die mir als Psychotherapeutin je zu seelischen Schieflagen gestellt wurden, auch die »frechen«, werde ich hier beantworten.

Wo verlaufen die Grenzen zwischen »psychisch gesund« und »psychisch krank«, zwischen »normal« und »verrückt«? Falls du dir Sorgen um dich (oder um eine liebe Person) machst, findest du in diesem Buch Checklisten und Hinweise, ab wann du das Gespräch mit einem Profi suchen solltest.

Hier eine dringende Bitte vorweg: Psychodiagnostik gehört immer in die Hände von Fachleuten, also Vorsicht vor Eigendiagnosen. Dieses Buch liefert dir wertvolle Hinweise, aber es ersetzt kein psychotherapeutisches oder fachärztliches Gespräch. Bitte geh jeglichem Verdacht, der sich möglicherweise durch die Lektüre dieses Buchs ergibt, sorgfältig und mit Profis an deiner Seite nach – in real life!

Was dich erwartet

Knallharte Zahlen, Daten und Fakten! Hässliche Worte! Wahre Geschichten! Fragwürdige Experimente! Und eine herzliche Einladung!

Mehr als jeder vierte Erwachsene erfüllt die Kriterien einer psychischen Erkrankung. Die Deutsche Gesellschaft für Psychiatrie, Psychotherapie und Neurologie (DGPPN) spricht in einem Dossier aus dem Jahr 2021 von 27,8 Prozent psychisch erkrankten Erwachsenen jährlich.[1] 17,8 Millionen Menschen leiden unter Symptomen, die so gravierend sind, dass eine ausgeglichene, stabile Alltagstauglichkeit nicht mehr gegeben ist. Das sind so viele Menschen, wie aktuell in Nordrhein-Westfalen leben. Erschreckt dich das, oder hast du das so ähnlich erwartet? Fragst du dich gerade, ob du dazugehörst, oder gehst im Kopf sämtliche Verwandte und Bekannte durch?

Stell dir vor, du sitzt in einem voll besetzten Zug. Schau dich um. Sämtliche Geschlechter, Altersgruppen, Ethnien, Religionen, Staturen und soziale Milieus kommen hier zusammen: alt, jung, dick, dünn, arm, reich, grau und bunt – alles dabei. Ein schöner Querschnitt durch die Gesellschaft. Und jetzt zähl mal ab: eins, zwei, drei, DU, eins, zwei, drei, DU, eins, zwei, drei, DU – das ist das ungefähre aktuelle Ausmaß der sogenannten Verrücktheit. Krass, oder?! Die Wahrscheinlichkeit[2], dass du entweder selbst von einer psychischen Erkrankung betroffen bist, oder jemanden kennst, ist also sehr, sehr hoch.

Müsste etwas, das so häufig und allgegenwärtig ist, nicht eigentlich schon wieder »normal« sein? Und wie kommt das überhaupt? Stellen die Leute sich mehr an als früher? Was gilt eigentlich als »gestört«? Und wie können wir uns helfen? Diese und ähnliche Fragen werde ich in diesem Buch aufgreifen. Fakt ist: »Psychische Erkrankung« ist inzwischen der zweithäufigste Grund für Krankschreibungen. Platz 1 belegen »Erkrankungen des Skelett- und Muskelsystems«. Hier insbesondere das gute alte »Isch hab' Rücken!«

Wollen wir wetten, dass unter den Rückenleidenden auch etliche dabei sind, bei denen sich die psychische Anspannung als bretthartе und knotige Muskulatur im Körper niederschlägt? Und glaubst du auch, dass es immer noch etliche Menschen gibt, die Stigmatisierung befürchten und sich lieber aufgrund von »Rücken« krankschreiben lassen, als ehrlich einzuräumen, dass es ihnen mental superschlecht geht? Beides ist von außen unsichtbar, aber das eine provoziert weitaus mehr hochgezogene Augenbrauen als das andere – oder nicht? In einer Befragung unter psychisch Erkrankten aus dem Jahr 2021 gab fast die Hälfte zu, schon mal andere Gründe für ihre Arbeitsunfähigkeit vorgeschoben zu haben, um über ihre wahre psychische Belastung nicht sprechen zu müssen.[3]

Lass uns also ruhig mutig spekulieren, dass psychische Erkrankungen demnächst die Haupt-Krankschreibungsursache darstellen werden, wenn sie es nicht bereits heimlich tun.

Zu den verbreitetsten Seelenleiden gehören

1. Angststörungen
2. Depressionen
3. Suchterkrankungen, hier vor allem Alkohol- und Medikamentenabhängigkeit.

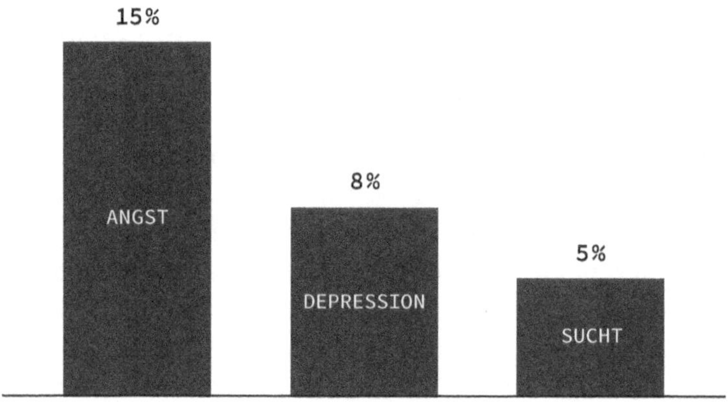

Geschätzte prozentuale Verteilung in Deutschland: Angststörungen, unipolare Depression, Alkohol- und Medikamentenabhängigkeit

Häufig treten psychische Störungen parallel und ineinander verzahnt auf.

»Störung« ist, genau wie »verrückt«, kein schönes Wort. Es macht keinen Spaß, es zu benutzen, weil es wie eine Beschimpfung klingt. »Voll gestört, ey!«

Tatsächlich ist es allerdings der aktuell gängige Fachterminus. Als pragmatische Psychotherapeutin nutze ich ihn, weil er in den geltenden offiziellen Leitlinien drinsteht. Als einfühlsame Psychotherapeutin laviere ich mich allerdings auch gerne verbal drum herum und bevorzuge weniger wissenschaftliche, dafür auch weniger stigmatisierende Worte wie Seelenleiden oder Schieflage. Diese Freiheit erlaube ich mir und hoffe, dass du mir das Abweichen von akademischer Strenge und Akkuratesse verzeihst, zugunsten des respektvolleren Ausdrucks und der fluffigeren Lesbarkeit. Wenn ich den Begriff »Störung« verwende, meine ich damit vor allem das Störgefühl, das die Betroffenen selbst empfinden.

Eine weitere pragmatische Entscheidung besteht darin, dass ich mich in diesem Buch auf die drei häufigsten »Verrücktheiten« beschränke und sie in der Reihenfolge ihrer Auftretenswahrscheinlichkeit vorstelle. Denn wie ein weiser Mensch einmal sagte: »Häufiges ist häufig. Und Seltenes ist nicht so häufig.« Dieser weise Mensch ist mein Mann, Christian Weiss. An seiner bestechenden Logik möchte ich mich im Folgenden orientieren. Er ist Facharzt für Psychiatrie und Psychotherapie und wird hier nicht nur Weisheiten wie die eben zitierte beisteuern, sondern auch die medizinische Sicht auf die Dinge.

Apropos Reihenfolge: Es gibt keinen Grund für dich, das Buch zwingend von vorne bis hinten durchzulesen. Du kannst durch die Kapitel hopsen und dich an den Zwischenüberschriften orientieren. Farblich hervorgehoben sind Fallgeschichten, falls du diese bevorzugst. Die Checklisten heben sich ebenfalls optisch ab – gebrauche das Buch also einfach so, wie es dir am meisten nützt.

Du findest hier also unverblümte Fragen und ehrliche Antworten zu den häufigsten psychischen Erkrankungen, unterfüttert mit Fallbeispielen aus meiner therapeutischen Praxis. Du erfährst von Experimenten, die es so heute nicht mehr geben würde, und liest Unterhaltsames, das dir vielleicht neue Perspektiven eröffnet. Außerdem liefert dir dieses Buch Hinweise auf *Red Flags,* also Warnsignale: Was ist eventuell wirklich nicht mehr »normal«, sondern so deutlich ver-rückt, dass Behandlungsbedarf bestehen könnte? Jedes Kapitel ist zudem durch die Hände eines Mediziners gegangen, der seine fachliche Sicht ergänzt hat (→ sehr weiser Typ, siehe oben).

Wie verrückt sind wir eigentlich? soll über psychische Schieflagen aufklären, sie einsortieren, entstigmatisieren, normalisieren, die Angst vor Behandlung nehmen – und auch ein bisschen Spaß machen.

Ich lade dich ganz herzlich ein, eine erhellende und erkenntnisreiche Entdeckungsreise zu beginnen.

First things first

Ein Wort zur fachlichen Tiefe: Die Biologie, die Medizin und speziell die Neurowissenschaften enträtseln immer mehr Details, was unseren psychischen Prozessen eigentlich zugrunde liegt. Der technische Fortschritt erlaubt es, in immer kleinere Welten vorzustoßen. Und dabei eröffnen sich manchmal ganz neue, riesige Räume. Jede Antwort erzeugt noch mehr Fragen.

Vieles wissen wir schon und manches sogar sehr sicher: zum Beispiel, dass der Mensch ein extrem komplexes Wesen ist. In uns wirken immer sich selbst aktivierende und hemmende Systeme und Mechanismen, die wiederum auf andere Strukturen und sich selbst zurückwirken. Jedes Jahr beschert uns die Forschung neue Erkenntnisse. Bis dato unbekannte Kleinstbausteine werden entdeckt, alte Denkgerüste infrage gestellt.

Gleichzeitig werden einige Wissenslücken nie vollumfänglich gestopft werden. Und das ist richtig gut so. Der Versuch, aus gefühltem Wissen echtes, belegbares Wissen zu machen und Modelle auf ihre Zuverlässigkeit und Vorhersagekraft hin zu testen, nennt sich »Studie«. Zu manchen Themen gibt es keine belastbaren Daten, auf die man sich berufen könnte. Das liegt daran, dass fundierte und wissenschaftlich saubere Studien genehmigt werden müssen. Bei einem solchen Genehmigungsverfahren entscheidet auch eine Ethikkommission darüber, ob der mögliche Schaden, der den Teilnehmenden durch eine Studie zugefügt werden könnte, den Nutzen rechtfertigt. Das gilt übrigens dankenswerterweise auch für Tierversuche. Daher, zu deiner Beruhigung: Einige der in diesem Buch beschriebenen Experimente würde es so heute nicht mehr geben. Und einige, selbst wenn sie einen inhaltlichen Mehrwert böten, wird es niemals geben. In diesen Fällen belassen wir es bei einem *»educated guess«*.

Die hier vorgestellten Modelle sind stark vereinfacht, taugen aber zur grundsätzlichen Erklärung. Jede Vereinfachung führt dazu, dass man sich von der »tatsächlichen« Wahrheit entfernt. Die vier verschiedenen Subtypen der Adenosin-P1-Rezeptoren würden beispielsweise zur vollständigen Darstellung der Funktionsweise des zentralen Nervensystems dazugehören. Sie wären für dich aber wahrscheinlich nur von marginalem Interesse. Ich lasse sie daher unter den Tisch fallen. Ebenso erspare ich dir jede seltene Ausnahme von der Regel. Ich bin in wissenschaftliche Texte abgetaucht, um möglichst viel verständliche Essenz ans Licht zu bringen. Dabei musste das meiste Material in der Tiefe zurückbleiben.

Wenn du dich für dieses tiefer gehende Material interessierst und selber noch mal abtauchen möchtest: Go go go! Darüber freue ich mich. Die Welt ist voller Wissen, und das Schöne ist: Das allermeiste davon ist frei zugänglich. Nutze das! Und wenn du dich mit etwas plagst, was ich beschreibe, also mit einer Angststörung, einer Depression oder einer Suchterkrankung, dann werde selbst zur Expertin oder zum Experten! Das ist der beste Rat, den ich dir als Psychotherapeutin geben kann.

Viele Menschen identifizieren sich stark mit ihrer Erkrankung: Ich BIN ängstlich. Ich BIN depressiv. Ich BIN abhängig. Wie wäre es, wenn daraus würde: Ich neige zu ängstlichen Reaktionsmustern. Ich reagiere unter Belastung depressiv. Ich habe mir Suchtmittelkonsum angewöhnt. Aber ich BIN mehr. Zum Beispiel eine Kapazität in eigener Sache, mit lebenslanger Erfahrung mit mir selbst und einer Expertise, die mir hilft, meine Probleme zu lösen!

Angst, Depression und Sucht, die drei Themenfelder dieses Buchs gehören oft zusammen. Die Darstellung als getrennte Entitäten dient der Übersicht, entspricht aber nicht der Realität. Ein Drittel aller alkoholabhängigen Menschen hat ängstliche und depressive Symptome. Fast die Hälfte derjenigen, die depressiv sind, erfüllen gleichzeitig die Kriterien für die Diagnose einer Angststörung[4].

Du siehst: Die Überschneidungen sind riesig! Klar kannst du dir aus diesem Buch die Inhalte rauspicken, die dich besonders interessieren. Ein kurzes Querlesen der jeweils anderen Kapitel bringt dir aber möglicherweise auch das eine oder andere AHA!

In den folgenden Kapiteln kannst du dir einen Überblick über einige Grundlagen und Modellvorstellungen verschaffen, wenn du wissen möchtest, wie der Mensch und seine Psyche ganz grob und grundsätzlich funktioniert. Vieles weißt du bestimmt schon, das eine oder andere könnte aber neu und überraschend sein.

Was ist eigentlich »verrückt«? Die internationale Klassifikation

Die Weltgesundheitsorganisation (WHO) definiert es so: »Psychische Störungen stellen Störungen der psychischen Gesundheit einer Person dar, die durch eine Kombination von belastenden Gedanken, Emotionen, Verhaltensweisen und Beziehungen zu anderen gekennzeichnet sind.

Psychische Gesundheit ist ein Zustand des Wohlbefindens, in dem eine Person ihre Fähigkeiten ausschöpfen, die normalen Lebensbelastungen bewältigen, produktiv arbeiten und einen Beitrag zu ihrer Gemeinschaft leisten kann.«[5]

Das bedeutet: Wenn du dich in deinem Denken, deinem Fühlen, deinem Verhalten und in deinen Beziehungen »belastet« und nicht wohlfühlst, »normale« Lebensbelastungen nicht bewältigen kannst und weder produktiv noch aktiv bist, ist wahrscheinlich etwas nicht okay.

Was immer dieses »normal« sei. Behalt das mal im Kopf, wir kommen noch öfter darauf zurück.

Übrigens kommt es gar nicht so selten vor, dass nicht die Betroffenen selbst belastet sind, sondern ihre Mitmenschen. Solltest du dieses Buch zur Hand genommen haben, weil du Wege suchst für eine Person, die dir am Herzen liegt, die aber bisher selbst gar keinen Bedarf sieht – hier kannst du eine Menge Informationen und Tipps bekommen.

Die Schule hat uns gelehrt, dass es Richtig und Falsch gibt, Ja oder Nein, Schwarz oder Weiß, Entweder-oder. Und für viele Sachverhalte trifft das auch zu: 3 + 4 ist eben nicht »alles Mögliche round about 8«, sondern 7.

Und es gibt Symptome, die ebenso klar und eindeutig auf eine Erkrankung hinweisen und eine unzweifelhafte Diagnose zulassen, zum Beispiel »Schlaganfall«. Aber lassen sich psychische Störungen auch so eindeutig diagnostizieren?

Seit Jahrhunderten versuchen heilkundlich bewanderte Menschen, Krankheitssymptome zu erkennen, zu erfassen und präzise zu benennen, um ein einigermaßen einheitliches Verständnis und auch eine Vergleichbarkeit herzustellen. Zunächst begann man, mutmaßliche Todesursachen festzuhalten und zu beschreiben. Im Jahr 1900 wurde von der französischen Regierung das erste Klassifikationssystem für Krankheiten mit Todesfolge veröffentlicht. Mit den Jahren wurde dieses Klassifikationssystem unter internationaler Zusammenarbeit immer umfassender. In der sechsten Überarbeitung von 1948 fanden schließlich nicht nur potenziell tödliche Erkrankungen und Verletzungen, sondern auch heilbare Krankheiten Berücksichtigung. Und erstmals gab es damals auch ein Kapitel über psychische Erkrankungen. Über die Dauer der Zeit ist ein sehr umfangreiches Nachschlagewerk entstanden, auf das sich heutzutage alle medizinisch Tätigen beziehen. Jede bekannte Erkrankung ist darin erfasst und beschrieben. Die heute gültige internationale Klassifikation von Erkrankungen, die International Classification of Diseases, kurz ICD, liegt aktuell in der elften Überarbeitung vor, die zehnte Version behält aber während einer Übergangsfrist ebenfalls noch ihre Gültigkeit. Das Kapitel über psychische Erkrankungen in der ICD umfasst alles, was wir gegenwärtig als »Verrücktheit« bewerten, von Essstörungen über sexuelle Probleme bis hin zu Persönlichkeitsstörungen. Auf die drei verbreitetsten, Angst, Depression und Sucht, beziehe ich mich.

Die ICD hat für jede psychische Erkrankung festgelegt, welche und wie viele Symptome vorliegen müssen, um eine Diagnose zu rechtfertigen. Das soll verhindern, dass Menschen, die mal eine schlechte Phase haben und öfter traurig oder ängstlich sind, gleich pathologisiert werden. Traurig zu sein, reicht beispielsweise keinesfalls aus, um die Diagnose einer Depression zu begründen. Weitere Symptome wie Antriebsverarmung, Freudverlust oder Schlafstörungen müssen gleichzeitig vorliegen, und zwar jeweils über einen längeren Zeitraum, bevor wirklich von einer Erkrankung gesprochen werden kann. Die kritischen Punkte habe ich jeweils mit Red Flags markiert. Sie signalisieren dir, wo nach aktuellem psychotheoretischem Verständnis die Grenze zwischen »normal« und »abgerückt von normal« verläuft. Alle Checklisten in diesem Buch sind an der ICD 10 orientiert.

Kann man also eindeutig sagen, was »gesund« und was »krank« oder »gestört« ist?

Die Antwort lautet Jein. Die ICD ist immer ein Produkt ihrer Zeit, und sie wird fortlaufend überarbeitet. Transidentität galt beispielsweise noch in der zehnten Version der ICD als »Persönlichkeits- und Verhaltensstörung«, während sie in der elften Version nicht mehr als solche bewertet wird. Computerspielsucht erscheint dahingegen erstmals in der elften Version, während sie zuvor im Katalog der Erkrankungen gar nicht vorkam. Eine Veränderung in unserer Bewertung von Zuständen ist also (dankenswerterweise) immer möglich. Allerdings handelt es sich bei den hier beschriebenen seelischen Schieflagen um seit Jahrzehnten bewährte und in der Wissenschaft sorgfältig erforschte Konzepte. Und vor diesem Hintergrund lässt sich recht gut einordnen, ob eine Person einfach viel Vorsicht walten lässt oder eine Angststörung hat, ob sie eine schlechte Phase hat oder eine Depression und ob sie riskant trinkt oder schon abhängig ist. Während die Begriffe »Depression« oder »Panik« fast schon inflationär benutzt werden, um bedrückende Gefühle zu beschreiben, verhält es sich mit dem Suchtbegriff gegenteilig. Hier grassieren viele Mythen und Meinungen, ab wann von Abhängigkeit zu sprechen sei. Angeblich ist man erst dann suchtkrank, wenn man den ganzen Tag trinkt, oder nur dann, wenn man harte Spirituosen konsumiert. Beides ist falsch.

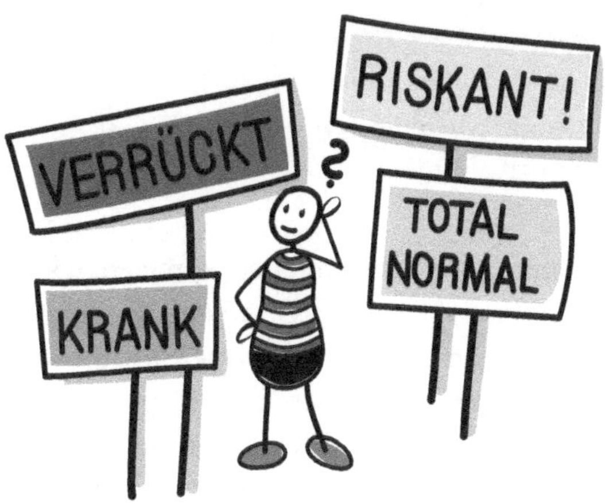

Es kommt also darauf an, eine emotionale Schieflage nicht vorschnell als »verrückt« oder krankhaft zu bezeichnen und gleichzeitig nichts zu bagatellisieren, bei dem du Hilfe brauchen oder Behandlung in Anspruch nehmen könntest. Du bist herzlich eingeladen, einen ehrlichen Blick auf dich selbst oder deine Lieben zu werfen.

Wir sprechen hier über Zahlen, Daten und Fakten. Die Psychologie ist eine Wissenschaft. Wir sprechen aber auch über Menschen, über Schicksale, über Biografien und komplexe Zusammenhänge. Wir reden von Gefühlen und von psychischen Symptomen, die sich überlappen und überlagern können. Manchmal zeigen Menschen Tendenzen einer Störung, aber eben nicht das Vollbild. Daher möchte ich dich für die Dauer dieses Buchs (und gerne auch darüber hinaus) ermuntern, allzu starre gedankliche Kategorien zu verlassen und eher in einem Kontinuum und einem Raum der Möglichkeiten zu denken. Wenn wir über Krankheit, Gesundheit, die sogenannte Normalität oder Ver-rücktheit sprechen, brauchen wir eine Haltung, die Vielschichtigkeit und Uneindeutigkeit erlaubt.

Sind wir nicht alle ein bisschen verrückt? Mehr oder weniger, einerseits – andererseits, sowohl als auch.

Dein Gehirn in a nutshell

Wenn wir über die Psyche sprechen, sprechen wir auch über das Gehirn. Genauer: unser gesamtes Nervensystem. Die Trennung zwischen Psyche und Körper und die Vorstellung, als sei die Psyche etwas, was den Körper »bewohnt«, ist schlicht und einfach falsch. Wir haben keinen Körper, wir sind ein Körper. Wir sind Chemie und Strom, wir sind Botenstoffe und Hormone. Gleichzeitig sind wir, wie Aristoteles schon sagte, als Ganzes mehr als die Summe unserer Teile. Wir sind die Magie, die sich aus dem gesamten komplexen, verzahnten Geschehen ergibt. Und wie könnte dieses ganze System stets und ständig bei jedem »normal« laufen?

Unser menschliches Gehirn ist wohl das komplizierteste Organ, das sich im Laufe der Evolution entwickelt hat. Es macht lediglich 2 Prozent unseres Körpergewichts aus, verbraucht aber etwa 25 Prozent des täglichen Energiebedarfs. Warum ist das so, und was macht gerade das menschliche Gehirn so besonders?

Die Gehirne von Walen wiegen bis zu neun Kilogramm, Elefantenhirne etwa vier Kilogramm und unser menschliches Gehirn nur etwa anderthalb Kilogramm. An der schieren Größe kann es also nicht liegen, dass wir die Lebewesen mit der höchsten Denkfähigkeit sind (zumindest sprechen wir uns selbst das zu, obwohl man bei manchen Zeitgenossen gelegentlich ins Zweifeln kommt).

Entscheidend sind die Anzahl unserer Nervenzellen und ihre Anordnung in der Großhirnrinde, die wir Kortex nennen (das ist das lateinische Wort für, du ahnst es: Rinde). Diese mit Nervenzellen durchsetzte Rinde ist der Ort der »höheren« und komplexeren Verarbeitung von Informationen. Und weil der Kortex bei uns Menschen im Rahmen der Evolution immer größer und größer wurde und in einem Kopf ja nicht unendlich Platz ist, hat er sich unter der Schädeldecke immer mehr aufgefaltet und in Wellen gelegt. Daher sieht unser Gehirn heute so ähnlich aus wie eine faltige Walnuss.

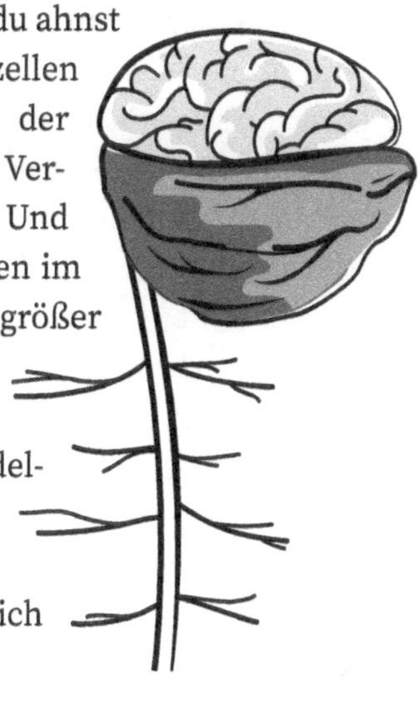

Prozentual gesehen haben wir den größten Kortex von allen Lebewesen, und bis heute ist unser Denkapparat insgesamt noch jedem Supercomputer überlegen. Das hat zwei entscheidende Gründe:

Erstens ist unser Gehirn in der Lage, gleichzeitig komplexe »Rechenoperationen« auszuführen, während ein Computer nur eine nach der anderen bearbeiten kann (zugegebenermaßen kann er das allerdings sehr schnell). Zweitens ist unser Nervensystem verformbar, man sagt »plastisch«. Wir können lernen (und auch verlernen). Und das ist das wahre Wunder: Vereinfacht erklärt, bilden sich beim Lernen neue Verbindungen zwischen den Nervenzellen. Beim Ver-lernen bauen sie sich wieder ab. Im Vergleich müsste ein Computerchip sich also selbst ein neues Kabel auf die eigene Platine löten und es mit einem anderen verbinden oder andere Verbindungen physisch zerstören. Und das millionenfach jeden Tag. Das wird vermutlich auch in absehbarer Zeit noch nicht möglich sein. Ein Computer wird in einer Aufgabe nicht besser, wenn er sie jeden Tag erledigen muss. Wir schon.

In einer Untersuchung an Londoner Taxifahrern[6] hat sich gezeigt, dass deren Hirnareal, das für räumliche Orientierung zuständig ist, viel größer ist als bei anderen Menschen. Ihr Gehirn ist ver-rückt! Viel genutzte Areale verändern sich also tatsächlich, die Anzahl der Verbindungen nimmt zu, und es ergeben sich mit der Zeit strukturelle Veränderungen. Das Gehirn kann trainiert werden wie ein Muskel.

Und wie ein Muskel verbraucht es Energie. Pro Milliarde Nervenzellen nämlich circa sechs Kalorien pro Tag nur fürs »Grundrauschen«, das sind etwa 500 Kalorien täglich. Weil das relativ viel ist und wir in den Grundfunktionen noch wie Steinzeitmenschen funktionieren, ist unser Organismus auf Energiesparen getrimmt. Unser Gehirn will faul sein. Daher nutzt es bereits existierende Nervenverbindungen viel lieber, als sich energieaufwendig neue schaffen zu müssen.

Du hast vielleicht schon mal davon gehört: Vertrautes, gewohntes und alltägliches Denken gleicht dem Fahren auf einer breit ausgebauten, schön asphaltierten, vierspurigen Autobahn. Da flutscht's. Neues, unvertrautes und daher (noch) unverknüpftes Denken gleicht dahingegen eher der mühsamen Bahnung eines neuen Trampelpfads durch unwegsames Gelände. Das kostet Kraft. Unser Gehirn vermeidet es lieber. Und genau das kann in unserem Leben zu ausgewachsenen Problemen führen. Denn nur weil eine Straße breit ausgebaut ist und sich easy fährt, führt sie womöglich dennoch nicht zum Ziel, sondern immer wieder in den gleichen Sumpf ...

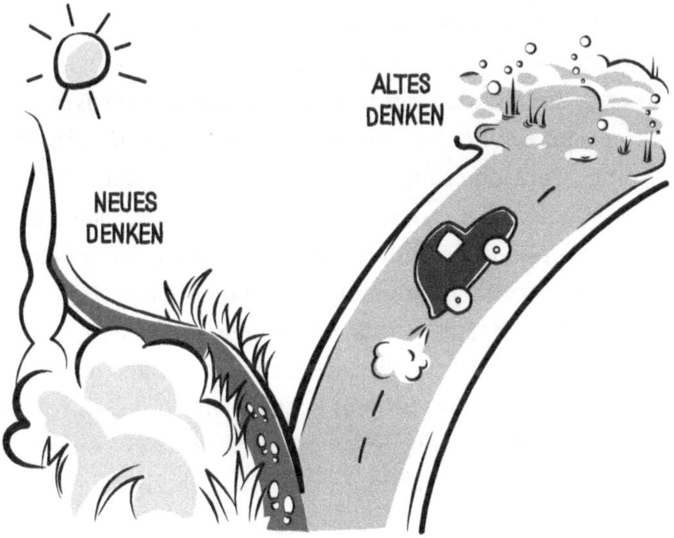

Unsere Sinnesorgane schicken ihre aus der Umwelt empfangenen Signale zunächst an die subkortikalen Bereiche, also die Gehirnareale, die unter der Rinde liegen. Das bleibt unbewusst oder »vor«-bewusst. Erst danach geht's, wenn nötig, »rauf« in den Kortex, zur kognitiven Bewertung dieser Eindrücke. Unsere älteren (und vollkommen durchtrainierten, energieeffizienten und fast automatisierten) Hirnareale sind also die ersten Empfänger sämtlicher Eindrücke. Leider reagieren sie schneller und manchmal auch ganz anders, als unser bewusstes Denken auf der Hirnrinde das gerne hätte. Du kennst diese Konflikte bestimmt: Du reagierst angsterfüllt, obwohl du weißt, dass es nichts zum Fürchten gibt. Du greifst zur Zigarette, obwohl du weißt, dass sie dir schadet. Du schreist jemanden an, obwohl du weißt, dass es nichts bringt. Die Impulse sind oft schon gestartet worden, als der Kortex noch gar nichts davon wusste. Vielleicht verstehst du dich selbst manchmal nicht und erlebst kopfschüttelnd die Kluft zwischen dem, was du *eigentlich* wolltest, oder dem, was du *weißt*, und dem, was du stattdessen *tust*. Ja, manchmal ist die Handhabung unseres Gehirns echt kompliziert.

Und abgesehen von diesen Schwierigkeiten kannst du dir sicher vorstellen, dass ein Gebilde, das komplexer ist als ein Supercomputer und das aus biologischer Masse besteht, öfter mal eine »Fehlschaltung« hat. Wenn du stolperst, dich verschluckst oder beim Dartspielen daneben wirfst, tolerierst du das meist problemlos. Einem »falschen« Wort, einem »unangebrachten« Gefühl oder einem »kruden« Gedanken misst du dagegen möglicherweise (zu) viel Bedeutung bei. Womöglich gehst du sogar hart mit dir ins Gericht. Sei nachsichtig. Du bist kein Computer. Du bist ein Lebewesen. Und dadurch fehlerhafter und fehlbarer als jede Maschine, aber gleichzeitig lernfähig, neuroplastisch und wunderbar einzigartig.

Deine Nervenzellen

Deine Nervenzellen, auch Neurone genannt, sind Zellen, die winzige Mengen an Strom leiten und an die nächste Zelle weitergeben. Der Mensch besitzt rund 86 Milliarden Nervenzellen. Das ist eine unvorstellbar große Zahl. Zum Vergleich: Gorillas und Orang-Utans verfügen über 30 Milliarden Neurone.

Damit du dir besser ein Bild machen kannst: Wenn jede deiner Nervenzellen so schwer wie eine Schneeflocke wäre, könnte man damit fast fünf Fußballfelder mit zehn Zentimeter Neuschnee bedecken. Das Ganze hätte ein Gewicht von 57 afrikanischen Elefanten oder etwa 300 Autos. Glücklicherweise wiegt eine Nervenzelle bedeutend weniger als eine Schneeflocke ...

Alle deine Nervenbahnen aneinandergeknüpft wären 5,8 Millionen Kilometer lang. Um diese Strecke abzufahren, müsstest du 145 Mal die Erde umrunden. Merk dir einfach, wenn es um Nervenzellen geht: unvorstellbar viele, unvorstellbar klein.

Nervenleitungen kannst du dir wie dicke Äste mit vielen kleinen Verästelungen vorstellen, die wie Stromkabel funktionieren. Inklusive Isolierung drum herum. Wenn du deinen Arm ausstreckst und die Finger spreizt, wäre der Arm das »Hauptkabel«, genannt Axon, und die Finger wären die davon abgehenden »Nebenkabel«, genannt Dendriten. Hierdurch fließt der Strom. Ein bisschen ist das so wie in einem Computer. Mit einem sehr besonderen Unterschied: Wo eine Chipverbindung nur »Strom an« oder »Strom aus«, 0 oder 1 kann, sind unsere Neurone in der Lage, die Strommenge feiner zu justieren: Sie kennen auch »ein wenig« oder »sehr viel«. Dadurch kann eine Menge mehr Informationen verarbeitet werden. In unserem Kopf und in unserem Körper gibt es ein unglaublich komplexes Netz aus Neuronen. Einige sind winzig kurz (0,001 Millimeter), andere unheimlich lang (1 m).

Deine Nervenzellen sind kostbar und so gut wie nicht erneuerbar. Früher glaubte man, dass sich Nervenzellen nicht neu bilden und vermehren können, auch nicht durch »Gehirntraining«. Heute wissen wir, dass es unter gewissen Umständen, in den sogenannten Stammzellnischen des Gehirns, doch vorkommen kann – allerdings nur sehr zögerlich. Zu großen Reparaturleistungen ist das Gehirn dennoch nicht in der Lage. Daher gilt im Großen und Ganzen: Was kaputt ist, ist kaputt und kommt nicht wieder. Der Ausgleich dafür liegt in den Nervenverbindungen zueinander. Je nachdem, was so eine Nervenzelle für eine Aufgabe hat, hat sie nämlich bis zu 10 000 (!) Kontaktpunkte mit anderen Nervenzellen. Diese Kontaktpunkte nennt man Synapsen. Und die Aussprossung neuer Synapsen, die können wir gezielt vorantreiben. Hier setzt das »Gehirntraining« an, bei den neuen Verbindungen.

Als Synapse bezeichnet man die Verbindungsstelle zwischen zwei Nervenzellen. Du kannst mit beiden Händen eine Faust machen und die Fäuste so gegeneinanderhalten, dass du, indem du die Ellbogen hebst, deine Handrücken siehst und deine Fingerknöchel gegeneinander zeigen. Jetzt nimm die Fäuste einen Zentimeter auseinander. SO sieht eine Synapse aus. Eine Nervenleitung kommt von links (linker Unterarm), eine von rechts (rechter Unterarm), Knubbel am Ende (deine Fäuste) und dazwischen eine Lücke. Und in dieser Lücke, da passiert die eigentliche Action.

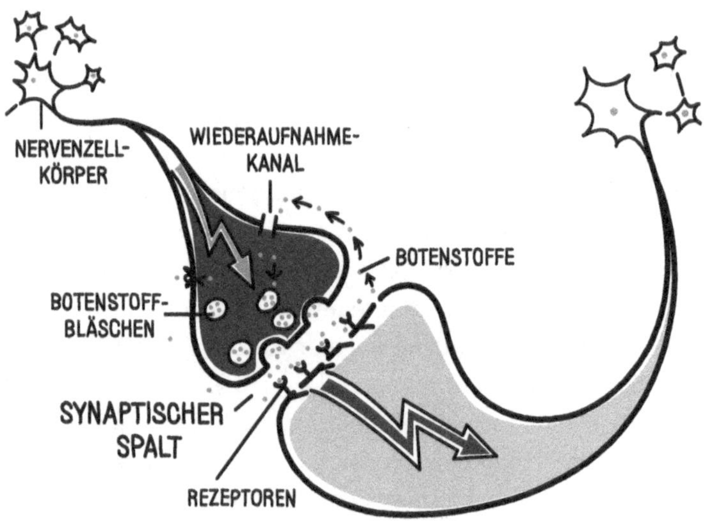

Aufbau einer Synapse

Der Strom, der von links kommt, überspringt die Lücke nicht einfach, sondern lässt chemische Stoffe aus kleinen Bläschen frei, direkt in den Spalt. Das sind die Neurotransmitter. Auf der rechten Seite gibt es spezielle Empfänger, auf die diese Botenstoffe ganz genau passen, wie ein Schlüssel in ein Schloss. Und tatsächlich öffnen oder schließen sie am Rezeptor eine Art Törchen.

Wenn genug dieser Rezeptoren mit einem Neurotransmitter besetzt und damit genug Törchen geöffnet sind, entsteht auf der rechten Seite ein Strom. Der wird dann wieder weitergeleitet. Entweder zur nächsten Nervenzelle oder beispielsweise zu einem Muskel, der sich dadurch zusammenzieht. In unserem Gehirn ist wegen der Milliarden Nervenzellen und der Billionen Verbindungen ein ständiges Blitzgewitter los. Jede Bewegung, jedes Gefühl, jeder Gedanke und jede Wahrnehmung basiert auf Chemie und Strom. Man kann das sogar sichtbar machen. Wenn man empfindliche Elektroden an den Kopf anlegt, sieht man ganz viele gezitterte Linien auf dem Monitor. Das nennt man dann ein EEG (Elektroenzephalogramm). Die Art des Zitterns verändert sich, zum Beispiel wenn man schläft oder wenn bestimmte Erkrankungen im Gehirn vorliegen.

Das Nervensystem durchzieht unseren gesamten Körper wie ein Wurzelgeflecht. Einige Fasern dieses Geflechts können willentlich angesteuert werden. Sie sind für alle bewusst ablaufenden Körperprozesse, vor allem Bewegungen, zuständig. Put your hands up in the air! Das erledigt der Teil unseres Nervengeflechts, den wir somatisches Nervensystem nennen.

Parallel dazu gibt es Fasern, die wir willentlich nicht ansteuern können. Dieses selbstständig arbeitende Geflecht wird als autonomes Nervensystem bezeichnet. Es kontrolliert Funktionen wie Verdauung, Herzschlag, Stoffwechselvorgänge, Durchblutung, Sexualfunktionen, Schwitzen, Gänsehaut, die Pupillenweitung und den unbewussten Teil unserer

Atmung. Eine andere Bezeichnung dafür lautet »vegetatives Nervensystem« und spielt als spürbarer Teil vieler unserer seelischen Zustände eine ganz erhebliche Rolle.

Ein zentraler Satz in vielen Therapiegesprächen lautet: »Am Vegetativum kannst du nicht ziehen!« Du kannst dich nämlich weder zu einem ruhigen Herzschlag noch zu weniger Gesichtsröte oder zu einer Erektion zwingen. Deswegen solltest du dafür auch nicht die innere Verantwortung übernehmen! Beeinflussen lassen sich diese Art von Körperfunktionen nicht durch zackige Kommandos, sondern nur »über Bande«, beispielsweise über die bewusste Einflussnahme auf deine Atmung.

Bewusst, unterbewusst, unbewusst

Was unser Bewusstsein ist, ist wirklich nicht leicht zu erklären. Vielleicht kannst du mit folgendem Modell etwas anfangen: Dein bewusstes Leben ist wie ein Live-Stream mit Spitzentechnik. Du bist als Hauptfigur mittendrin. Während du dich in Echtzeit durch deinen Film bewegst, ploppen laufend kleine Einblendungen auf, beispielsweise mit Assoziationen oder Erinnerungen aus deiner Vergangenheit, oder auch »Was wäre wenn«-Fensterchen mit alternativen Handlungssträngen. Ziemlich komplex, aber auch unterhaltsam. Gleichzeitig läuft parallel noch eine Spur, die dich Dinge empfinden lässt: Berührungen, Geruch und Geschmack, Hunger, Durst und Müdigkeit, aber auch Emotionen. Dein Film verfügt über sämtliche sinnliche Qualitäten. Und während du mitten im Geschehen bist, gibt es mehrere geklonte Doubles von dir (nennen wir sie »Ich-Anteile«), die ebenfalls die Hauptrolle spielen wollen und sich manchmal nach vorne drücken, um auch ein paar Zeilen zu sagen. In solchen Momenten gerät die Handlung kurz ins Stocken, weil deine Anteile diskutieren und rangeln. Bestenfalls einigen sie sich, wem jetzt das Rampenlicht gebührt und wer die Situation am besten handeln kann. Schlimmstenfalls gewinnt einfach immer der stärkste Anteil (der aber nicht unbedingt die beste Wahl ist). Ja, manchmal wird es unübersichtlich im Film deines Lebens. Da ist ganz schön viel los in dir, in jedem einzelnen Moment. Die bis hierher geschilderten beispielhaften Vorgänge sind prinzipiell bewusstseinsfähig, du bekommst sie also mit, wenn du deine Aufmerksamkeit darauf richtest.

Und dann gibt es noch das, was der Volksmund Unterbewusstsein nennt. Der Erfinder der Psychoanalyse Sigmund Freud hat den Begriff abgelehnt, weil er es verwirrend fand, geistigen Bewegungen ein »Unten« und ein »Oben« zuzuordnen. Daher sprechen Profis lieber vom »Unbewussten«. Das bildet die Wahrheit auch besser ab. Moment! Die Wahrheit? Ist denn bewiesen, dass es das Unbewusste wirklich gibt? Hmm ... ja. Kann man so sagen. Dazu gleich mehr.

Zunächst zurück zum Livestream deines Lebens. Wie du weißt, braucht es für jeden Film ein ganzes Team. Am Set sind viele Menschen, die für den Text, den Ton, die Kulissen, die Kleidung, die richtige Beleuchtung und die Regieanweisungen zuständig sind. Irgendjemand muss ja Impulse und Anweisungen geben, das machst du als Hauptfigur nicht allein. Dieses riesige Team ist also da, in deinem Film aber nicht sichtbar. Sie alle sind dein Unbewusstes. Das Getümmel »hinter den Kulissen« ist übrigens sehr viel größer als das, was man im Film sieht, so wie in deinem Unbewussten auch viel mehr abgeht als in deinem Bewusstsein. In deinem unbewussten inneren Team tauchen immer mal wieder Konflikte auf. Und zwar auf allen Ebenen. Mal macht die Beleuchtung einen schlechten Job, weil sie das Spotlight auf eine Szene richtet, die gar nicht so viel Aufmerksamkeit verdient; mal verzerrt der Ton einen Text, sodass du was ganz anderes verstehst, als gesagt wurde; mal erhältst du als Hauptfigur völlig bescheuerte Anweisungen aus der Regie, die sich eventuell noch mit anderen Stimmen aus dem Off widersprechen. Und irgendwo dudelt Musik, und jemand schreit nach mehr Alkohol. Kommt dir das Kuddelmuddel bekannt vor? Stolperst du auch manchmal wie eine etwas desorientierte Hauptrolle durch die Szenerie?

Das Gute ist: Du kannst mit der Crew in Kontakt treten und alle kennenlernen. Hinter den Kulissen wartet dein Unbewusstes, um von dir erkundet zu werden. Nach und nach kannst du erfahren, welchen Job jedes einzelne Teammitglied eigentlich hat, welche Intention es für deinen Film hegt, warum mancher im Team so beharrlich oder so biestig ist und mancher so still. Du kannst entscheiden, auf wessen Einlassungen du in Zukunft dankend verzichten magst und wessen Stimme du stärker einfließen lassen willst. Du erkennst vielleicht auch die Saboteure, die drohen, deinen Film zum Flop werden zu lassen. Interessant ist vor allem, wer bei deinem Film eigentlich in der Regie sitzt und wer das Drehbuch schreibt. Wäre es nicht super, als Hauptrolle ein Wörtchen mitzusprechen? Dein Unbewusstes ist kein hermetisch abgeriegelter Raum. Die Bewusstseinsebenen sind durchlässig. Du kannst also – buchstäblich – lernen, hinter deine eigenen Kulissen zu gucken und aus deinem Film ein ausgewogenes Gesamtkunstwerk zu machen. Stell dir vor, wie du auf einem Klappstuhl sitzt, dein Name in goldenen Lettern auf der Rückenlehne, ein Megafon in der einen und ein großartiges Drehbuch in der anderen Hand. Mach es zu *deinem* Film.

Aber wie können wir nun sicher sein, dass es das Unbewusste tatsächlich gibt? Es existiert ein Phänomen namens Blindsehen: Um etwas zu sehen, brauchst du mindestens ein halbwegs intaktes Auge und dahinter eine dicke Nervenbahn, die sich bis in deinen Hinterkopf zieht. Dort, auf der Sehrinde, passiert das, was wir als Sehen bezeichnen. Wenn die Sehrinde (beispielsweise durch einen Unfall) zerstört ist, ist die betroffene Person blind. Und zwar vollständig. Da ist nur noch schwarze Nacht, selbst wenn die Augen unversehrt sind. Es entstehen keine bewussten Seheindrücke mehr. Und doch scheint es da noch was zu geben:

Man hat in einem Experiment Personen mit einer zerstörten Sehrinde Schilder gezeigt und gefragt, welche Farben oder Zahlen darauf abgebildet wären. Da die Testpersonen formal blind waren und die Schilder entsprechend nicht sehen konnten, war die Antwort, logisch: »Ich sehe das nicht! Ich habe keine verdammte Ahnung!« Daraufhin hat man sie gebeten, einfach zu raten. Unglaublich, aber wahr: Obwohl ihnen keiner der präsentierten Reize bewusst zugänglich war, kamen sie durch »Raten« auf die richtigen Antworten. Auch wenn Bilder von Menschen mit stark emotionalen Gesichtsausdrücken gezeigt wurden, konnten die Testpersonen die richtige Emotion benennen. Sie konnten selbst nicht sagen, wie ihnen das gelang, für sie fühlte es sich einfach wie eine spontane Mutmaßung an. Offenbar findet also auch ohne bewusste Wahrnehmung eine Verarbeitung visueller Informationen statt. Ist das nicht ein verblüffender Hinweis auf die Kraft unbewusster Prozesse?[7]

Der wirklich spannende Teil dabei ist die Erkenntnis, dass wir ohne Bewusstsein Informationen sammeln, von denen wir noch nicht einmal wissen, dass sie da sind. Sie lagern sich in uns an und bilden ein unbewusstes Fundament. Manche Menschen bezeichnen das als ihr Bauchgefühl oder ihre Intuition. Und diese unbewussten Erkenntnisse und Erfahrungen fließen in unsere Urteile und Entscheidungen mit ein. Vorsicht an dieser Stelle: Die Intuition, unser unbewusstes Wissen, genießt einen recht guten Ruf und wird oft als weise, innere Instanz erachtet. Wenn man aber gelten lässt, dass es sich vor allem um geronnene Erfahrung und unbewusst angehäufte Informationen handelt, kommt es ganz darauf an, in welchem Umfeld wir uns bewegt haben und von welcher Qualität die Eindrücke sind, die in uns eingesickert sind. Nur weil unser Bauchgefühl uns etwas sagt, muss das keineswegs gut und richtig sein.

Wir bilden im Laufe unseres Lebens unbewusste Erlebensmuster aus und eine für uns spezielle Art zu denken, zu fühlen und zu handeln. Wir verfügen über ein implizites Wissen, vor dessen Hintergrund wir urteilen und bewerten. Leider ist das ganze System natürlich fehleranfällig und stark von unseren Lebensumständen geprägt. Unterm Strich kann sich, um es deutlich zu sagen, in unserem Unbewussten ein Haufen Murks ansammeln. Um im Bild des Livestreams zu bleiben: Nur weil jemand aus der Kulisse dir laut und fordernd eine Anordnung zubrüllt, macht es das nicht zu einem guten und wertvollen Hinweis. Wie gesagt, du darfst genauer hinschauen und dir bewusst machen, wer hinter den Kulissen in deinem inneren Team die Stimme erhebt, woher diese Stimme kommt und welche Berechtigung sie hat, dir als Hauptrolle irgendwas vorzugeben.

Das Unbewusste ist sehr schnell und reagiert innerhalb von 200 Millisekunden auf Reize. Der Verstand ist deutlich langsamer. Oft begründet er mitunter nur das, was bereits zuvor »gefühlt« wurde. Wie ein Pressesprecher liefert er der Welt dann eine logische und sozial anerkannte, nachvollziehbare Erklärung, warum du so oder so entschieden und gehandelt hast. Die wahrhaftigen Gründe kennt dein Verstand aber ehrlicherweise oft gar nicht. Oder weißt du in jedem Moment genau, was bei dir abläuft und warum? Warum hast du heute zu diesem Oberteil gegriffen? Warum magst du Countrymusic, warum hasst du Bauhausarchitektur? Was ist der Augenblick, in dem du unter der Dusche denkst: fertig – und das Wasser zudrehst? Wieso findest du diese Stimme ätzend und jene Grübchen super? Und warum holst du dir genau jetzt einen Kaffee? Oft genug kam wahrscheinlich einfach eine Anweisung »aus der Kulisse«.

Wodurch du »verrückt« wirst: Das Vulnerabilitäts-Stress-Modell

Wir Menschen sind so verschieden – jeder lebt in seinem eigenen Film. Und dennoch gibt es die Idee einer »Normalität« und einer »Norm«. Das bezeichnet nichts anderes als das, was mehrheitlich gedacht, gemacht und für okay gehalten wird. Die »Norm« ist der Punkt, an dem die meisten Menschen eine Schnittmenge haben. Wie aber kommt es zu Abweichungen von der Norm? Und warum werden Menschen ver-rückt? Dazu gibt es einige Modellvorstellungen. Eine besonders griffige möchte ich dir hier vorstellen.

Kurz gesagt, treffen zwei Faktoren zusammen: eine genetische Veranlagung plus Umweltbedingungen, die einen negativen Einfluss haben. Die Veranlagung für eine Erkrankung nennt man auch Vulnerabilität, nach dem lateinischen Wort für »Verwundbarkeit« oder »Verletzlichkeit«.

Deine Vulnerabilität ist so etwas wie deine persönliche Achillesferse. Es ist zum Beispiel möglich, dass du die Veranlagung für Bluthochdruck oder Neurodermitis geerbt hast. Wenn du jedoch ein gechilltes Leben führst und dich von auslösenden Faktoren fernhältst, kann es gut sein, dass du dennoch niemals Bluthochdruck entwickelst und dich für immer wohlfühlst in deiner Haut. Eine genetische Veranlagung zu haben bedeutet nicht, dass du auf jeden Fall die entsprechende Symptomatik entwickelst, sondern nur, dass die Möglichkeit besteht.

Für psychische Erkrankungen gilt das Gleiche: Ausgeprägt ängstlich oder depressiv zu reagieren, liegt manchen Menschen in den Genen. Auch die Neigung, eine Abhängigkeit zu entwickeln, wurde dir vielleicht bereits in die Wiege gelegt. Aber noch mal: Wir sprechen über eine Veranlagung, nicht über ein unausweichliches Schicksal. Denn ganz entscheidend ist darüber hinaus, wie du lebst und welche Erfahrungen du machst, was dir vorgelebt wird und welchem Druck du ausgesetzt bist.

Stell dir vor, du trennst einen glibberigen Klumpen Fischlaich in zwei Hälften. Die eine Hälfte gibst du in ein großes, lichtdurchflutetes und nährstoffreiches Gewässer – ein richtiges Fischparadies! Die andere Hälfte kommt in einen brackigen Tümpel. Was würdest du vermuten, wie sich die Fische jeweils entwickeln? Es ist wahrscheinlich, dass unter den schlechten Bedingungen mehr Erkrankungen zutage treten als unter den günstigen Bedingungen. Es ist aber ebenfalls möglich, dass auch in dem traumhaft schönen Gewässer einige Fische erkranken. Und es wird Fische geben, die trotz der schwierigen Umstände in dem Brackwassertümpel zu glücklichen Quappen und gesunden Prachtexemplaren heranwachsen. Paradiesische Umstände schützen nicht vor Erkrankung. Und belastende Umstände machen nicht automatisch krank. Wir reden über die vielschichtige Kombination aus Einflüssen und Möglichkeiten. Mehr oder weniger. Einerseits, andererseits. Sowohl als auch. Die Wahrscheinlichkeit, dass bei den Fischen unter den ungünstigen Tümpelbedingungen mehr genetisch veranlagte Erkrankungen vorkommen, ist aber klar erhöht. Je artgerechter und besser versorgt, genährt und geschützt ein Lebewesen groß wird, desto mehr Aussicht hat es, gesund zu bleiben.

Krabbeln wir mal wieder an Land und sprechen über deine widrigen Umstände. War dein Großwerden immer so »artgerecht«, wie du es gebraucht hättest? Vielleicht gab es auch in deiner Entwicklung ungünstige Einflüsse, die sich negativ auf deine (psychische) Gesundheit ausgewirkt haben und etwas zutage gefördert haben, worunter du heute leidest. Vielleicht wühlen Erfahrungen in deinem Unbewussten, die manchmal wie giftige Blasen an die Oberfläche des Bewusstseins ploppen und Unheil anrichten. Und nicht nur deine Biografie und deine Herkunft, auch deine aktuellen Lebensumstände können deine genetischen Verletzlichkeiten ungünstig befeuern.

Für alles, was uns menschliche Zweibeiner belasten kann, haben wir einen allgemeinen Oberbegriff gefunden: Stress. Dieser Begriff kommt ursprünglich aus der Werkstoffkunde. Wenn Materialien unter großen Druck gesetzt oder mechanisch stark gedehnt wurden, sprich: Wenn das Material großer Belastung ausgesetzt wurde, sprach man von Stress. Der österreichisch-kanadische Mediziner Hans Selye übertrug den Begriff 1936 erstmals auf die menschliche Psyche und hat damit eine allgegenwärtige und stets passende Zustandsbeschreibung geschaffen. »Stress« hat es unter die hundert Wörter des 20. Jahrhunderts geschafft. Wir nutzen den Begriff für kleine Alltagslästigkeiten genauso wie für große Turbulenzen im Leben. Obwohl er so unspezifisch und beliebig verwendet wird, scheinen wir alle ein gemeinsames Verständnis entwickelt zu haben, was gemeint ist, wenn jemand sagt: »Ich bin total gestresst!«

Krankenkassenstudien zeigen seit Jahren, dass sich über 80 Prozent der befragten Versicherten gestresst fühlen. Und etwa 30 Prozent geben an, diesen Stress nicht gut im Griff zu haben. Diese Menschen fühlen sich von ihrem Leben und von ihrem Alltag in einer Art und Weise unter Druck und Anspannung gesetzt, dass es nicht beherrschbar erscheint. Die große Belastung schädigt die Substanz. Von dem von der WHO beschriebenen »Zustand des Wohlbefindens«, in dem »die normalen Lebensbelastungen« bewältigt werden können, hat sich also laut eigener Auskunft fast jede dritte Person entfernt.[8]

Jede dritte Person? Moment, deckt sich das nicht ziemlich exakt mit der Aussage der DGPPN, dass mehr als jede vierte Person in Deutschland unter einer psychischen Erkrankung leidet?

Genau! Die Kombination aus einer genetischen Veranlagung und Stress im weitesten Sinne kann krank machen. Daher spricht man in der Psychologie vom Vulnerabilitäts-Stress-Modell, wenn man versucht zu erklären, was Menschen abrücken lässt von der Norm und wodurch Störungen verursacht werden.

Für alle hier beschriebenen Störungsbilder gilt: An der genetischen Veranlagung lässt sich nichts ändern. Aber du hast es in der Hand, an deinen Lebensumständen, deinem Denken, deinem Verhalten und deinem Gefühl etwas zu verändern. Du bist vielleicht in einem brackigen Tümpel groß geworden, aber heute kannst du selbst für dich sorgen und Einfluss darauf nehmen, welcher Stress auf dich einwirkt. Und darüber hinaus kannst du selbst entscheiden, welche Nervenverknüpfungen du stärkst und welche du nicht mehr so oft nutzen möchtest.

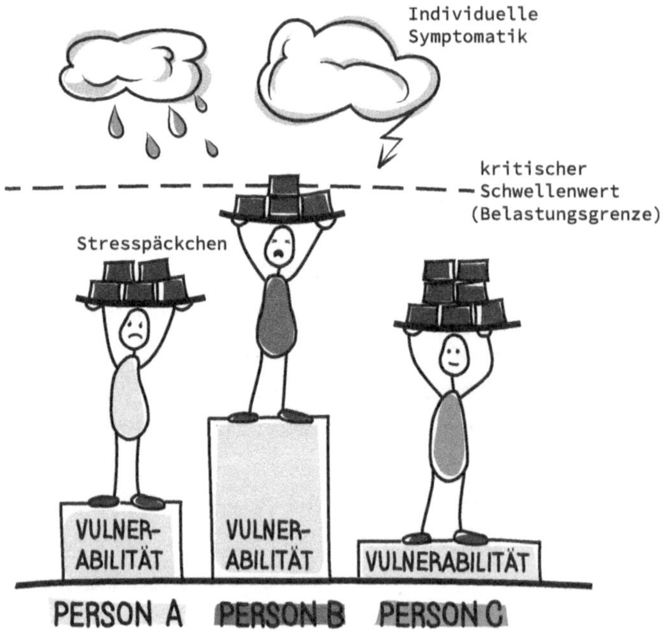

Das Vulnerabilitäts-Stress-Modell

Person B ist durch ihre genetische Vulnerabilität (das ist das Podest) näher an der Belastungsgrenze als Person A oder Person C. Daher reichen wenige Stresspäckchen, um schon in den gefährlichen Bereich zu kommen und schließlich, wenn die Belastungsgrenze überschritten wurde, Symptomatik zu entwickeln. Person C wiederum ist von ihrer genetischen Disposition robuster (das Podest ist flacher), und sie ist weiter weg von der Belastungsgrenze. Aber auch diese Person kann nicht unendlich viel Stress schultern. Irgendwann erreicht auch sie die Grenze und entwickelt eine individuelle Symptomatik. Mit welcher dieser Personen identifizierst du dich?

Dieses allgemeine Störungsmodell kann zur Erklärung aller psychischen Erkrankungen herangezogen werden. Gleichzeitig zeigt es auch, an welchen Stellschrauben du drehen kannst, wenn du deine Belastungsgrenze überschritten hast und in eine emotionale Schieflage geraten bist:

1. Du kannst die Symptome lindern.
2. Du kannst deine Belastungsgrenze nach oben schieben.
3. Du kannst Stresspäckchen abbauen, damit du nicht in die Gefahrenzone kommst.

ANGSTALARM

Mein Gehirn schlägt ständig Alarm! Wie werde ich die Angst los? Die kurze Antwort: gar nicht.

Entschuldige, dass ich so deutlich werden muss. Angst ist eine menschliche Grundemotion, und du kannst sie nicht loswerden. Das willst du aber auch nicht wirklich, denn Angst bewahrt dich Tag für Tag davor, dumme und gefährliche Dinge zu tun. Ohne das Gefühl der Angst, das sofort einen Fluchtimpuls auslöst oder uns von vornherein nahelegt, bestimmten Umständen auszuweichen, hätte die Gattung Mensch es erdzeitgeschichtlich betrachtet nicht sehr weit gebracht. Dann hätten ein paar forsche Steinzeitmenschen gesagt: »Ach schau, ein unbekanntes fauchendes Tier, das gucke ich mir mal genauer an!« Und damit hätte sich das evolutionäre Experiment »Mensch« auch schon wieder erledigt. Erst mal gebührt der Angst also unsere Anerkennung und Dankbarkeit (so wie jeder Emotion). Aber dafür bist du nicht hier, stimmt's?

Vielleicht hast du gezielt in dieses Kapitel hineingeblättert, weil du gequält bist von Ängsten. Die folgenden vier Aussagen können dir helfen, grob abzuschätzen, ob deine Angst aus psychologischer Sicht problematisch sein könnte:

- ☐ Ich habe im Vergleich zu meinem Umfeld unverhältnismäßig häufig Angst.
- ☐ Die Angst steht gedanklich und auch in meinem Verhalten oft im Vordergrund. Sie nimmt viel Raum in meinem Leben ein.
- ☐ Ich habe auch dann Angst, wenn ich weiß, dass es gar keinen Anlass gibt oder dass meine Angst unverhältnismäßig und irrational ist.
- ☐ Ich mache im Grunde nicht das, was ich möchte, sondern das, was die Angst zulässt.

Wenn du viermal genickt hast, besteht die Wahrscheinlichkeit, dass du an einer Angststörung leidest. Dann ist dieses Kapitel für dich.

Tacheles über Angststörungen

Fakt 1: Angststörungen stellen weltweit die größte Gruppe der psychischen Erkrankungen dar. Frauen sind von Angststörungen doppelt so häufig betroffen wie Männer.
Fakt 2: Angststörungen kommen selten allein. Häufig gibt es gleichzeitig bestehende Erkrankungen. Man nennt das Komorbiditäten. Sowohl untereinander treten Angststörungen häufig parallel auf als auch gleichzeitig (oder in einer zeitlichen Abfolge) mit depressiven Störungen oder Suchterkrankungen.
Fakt 3: Menschen mit einer Angststörung sind in ihrer Lebensführung und in ihrer Arbeitsproduktivität durchschnittlich mindestens genauso eingeschränkt wie Menschen mit körperlichen Erkrankungen.[1]

Um es klar zu sagen: Sehr wenig oder gar keine Angst zu haben, ist eben genauso »verrückt«, wie sehr viel Angst zu haben. Angst ist an sich ein »normales« Gefühl. Sie will dich warnen und schützen, sie will dich zu Vorsicht und Weitsicht animieren und sie will dein Leben retten. So weit, so danke!

Stell dir aber vor, du hättest einen Feuermelder in der Küche, der blöderweise nicht nur lautstark anspringt, wenn es brennt, sondern sogar dann, wenn du nur Nudeln kochst und etwas Wasserdampf aufsteigt. Und es wird immer schlimmer: Der Feuermelder wird zunehmend empfindlicher und springt sogar an, wenn ein Luftzug vom gekippten Küchenfenster ihn streift. Jede kleinste Reizung reicht irgendwann aus. Es gibt also sehr, sehr häufig einen komplett überflüssigen Alarm in deiner Küche.

Hier kommen die entscheidenden Fragen: Würdest du, obwohl du weißt, dass dein Feuermelder einen Knacks hat, dennoch jedes Mal rausrennen, als bestünde wirklich Gefahr? Und würdest du versuchen, alles zu vermeiden, was den übersensiblen Feuermelder aktivieren könnte? Würdest du aufs Backen, Kochen und Lüften verzichten und irgendwann die Küche nicht mehr betreten? Das ist nämlich das, was Menschen mit Ängsten in der Regel tun. Sie vermeiden alles, was Alarm auslösen könnte. Und es ist sogar noch ein bisschen fataler: Stell dir vor, der Feuermelder wäre zudem lernfähig. Jedes Mal, wenn er dich erfolgreich aus der Küche verjagt hat, verbucht er das als Erfolg und Bestätigung: »Good job! Das war ein überlebenswichtiger Alarm! Nächstes Mal reagiere ich noch ein bisschen früher und noch ein bisschen lauter!« Wenn er könnte, würde er sich so richtig dafür auf die Schulter klopfen, wie fein er dauernd dein Leben rettet. Du rennst also raus, weil du die Sirene und den Alarm nicht erträgst – dadurch erhöhst du aber die Wahrscheinlichkeit, dass es noch öfter so kommt.

Das meine ich, wenn ich sage: Ausweichen und Vermeiden stärkt den Angstschaltkreis.

Ein »normaler« Angstschaltkreis sieht so aus: Raschelt es da im Gebüsch? Bewegt sich dort ein schleichender Schatten? Der Thalamus genannte Teil deines Gehirns nimmt Sinneseindrücke auf und leitet sie ohne Umweg über das Großhirn als grobes Signal an einen kleinen, mandelförmigen Nervenzellverbund namens Amygdala weiter. Hier wird blitzschnell und kraftvoll ein defensives Verhaltensprogramm gestartet, noch bevor wir das bewusst mitbekommen. Sofort schießt eine Ladung Adrenalin und Kortisol durch deine Adern. Dein Herz hämmert, deine Muskulatur wird durchblutet, dein Atem geht schneller, und deine Pupillen weiten sich. »Renn!«, sagt dein Körper, und praktischerweise stoppt er alle Körperprozesse, die deine Flucht bremsen könnten:

deine Verdauung beispielsweise und auch das komplizierte Denken, das unnötig viel Energie brauchen würde. Dein Gehirn kann stattdessen nur noch genau einen Gedanken formulieren, und der lautet: »Weg hier!«

So weit, so gut. Genau dieses Programm war über viele Jahrzehntausende ein echtes Erfolgs- und Überlebensmodell.

Die kognitive Bewertung, also die bewusste Einschätzung, ob wirklich eine Gefahr vorliegt oder nicht, passiert leicht zeitversetzt im Hippocampus. Dieser Schaltkreis ist langsamer, dafür aber genauer und analytischer. Bevor der Hippocampus an die Amygdala das hemmende Signal sendet: »Ups, Flucht einstellen, Fehlalarm!«, weil es sich bei dem raschelnden Schatten nur um ein Kaninchen handelte, ist es oft zu spät: Dein Körper ist in Aufruhr.

Besonders deutlich bemerkst du das, wenn du heftig erschrickst. Du kreischst, hopst weg, spürst Furcht bis in die Haarspitzen, und dann erst kommt die Erkenntnis: Da hat sich jemand einen Scherz erlaubt. Trotzdem wummert dein Herz weiter, und du brauchst ein bisschen Zeit, um dich zu beruhigen. Dein Organismus benötigt eine Weile, um das ausgeschüttete Adrenalin wieder loszuwerden.

Das ist ganz typisch für Angst: Sie flutet blitzschnell an, aber leider ist sie nicht genauso schnell wieder weg. Stattdessen erreicht sie ein Plateau, auf dem sie, wie eine heftig angeschlagene Gitarrensaite, weiterschwingt. Unser Organismus bleibt quasi nach dem ersten großen Verteidigungs-Kickstart zunächst noch in Alarmbereitschaft. Beides sind sehr schlaue Überlebensmechanismen. Erst wenn geraume Zeit nichts Aufregendes mehr passiert, beruhigt sich das System wieder.

Denk an die Gitarrensaite: Wenn du möchtest, dass die Schwingung aufhört und der Ton verklingt, mach am besten einfach nichts. Leichter gesagt, als getan, ich weiß. Die flirrende Angst fühlt sich wirklich ekelhaft an.

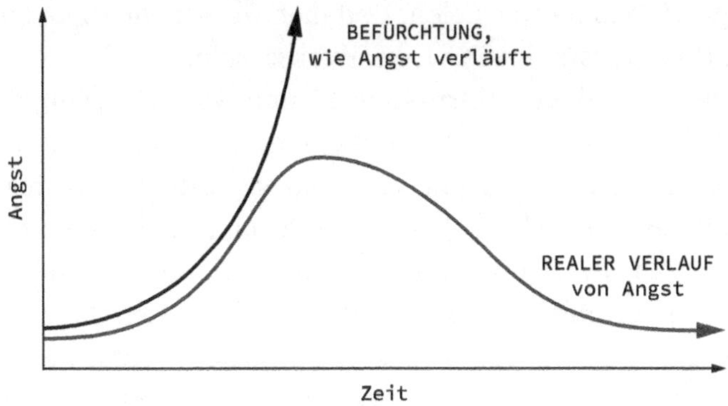

Wie Angst verläuft

Worauf du dich verlassen darfst: Angst kann sich nicht ins Unermessliche steigern. Selbst für eine ausgewachsene Panikattacke gilt: Schlimmer als in den ersten Minuten wird es nicht! Wenn die Botenstoff-Bläschen ihr Adrenalin und Kortisol einmal ins Blut entleert haben, sind sie erst mal leer. Damit ist schnell das mögliche Maximum an Angst erreicht. Sie verharrt auf diesem Niveau, bis der Körper die Botenstoffe wieder abbaut. Das Ganze dauert in der Regel höchstens 30 Minuten.

Inzwischen konnte eine ganze Reihe anatomischer Grundlagen für Angst in unserem Gehirn identifiziert werden. Eigentlich sind in unserem Kopf viele verschiedene Gehirnareale (wie die Amygdala) für verschiedene Aufgaben zuständig. Bei Angst und Panik sind jedoch mehr Strukturen zeitgleich beteiligt, als man eigentlich gedacht hatte. Forscher sprechen von einem ganzen Furchtnetzwerk. Eine Feststellung dabei ist, dass sich Angstverarbeitung beim Menschen stark von der bei Tieren unterscheidet. Es sieht, kurz gesagt, so aus, als sei bei Tieren eine Angstreaktion in erster Linie reflexhaft. Beim Menschen sind wesentlich mehr Hirnareale beteiligt! Inhalte, die das Frontalhirn beisteuert, beispielsweise Vorstellungen und Bewertungen, scheinen bei menschlicher

Angst eine Rolle zu spielen. Und hier scheint vor allem auch das Unbewusste verschärft am Werk zu sein.

Durch spezielle Gehirn-Scans konnte gezeigt werden, dass sich die Aktivität und die Größe verschiedener Areale zwischen Menschen mit und ohne Angststörung deutlich unterscheidet. Darüber hinaus konnte man auch ein unterschiedliches Verhältnis verschiedener Neurotransmitter und bestimmter Rezeptoren[2] erkennen. So wie sich Londoner Taxifahrer ein riesiges »Streetmap-Areal« im Gehirn antrainiert haben, haben Angstpatienten also ein dicht durchnetztes Angstareal? Na toll. Das bedeutet aber keineswegs, dass eine Angsterkrankung schicksalhaft und unveränderlich ist. Unser Gehirn ist neuroplastisch, das heißt: veränderbar!

Angst basiert auf einem uralten, schnellen Schaltkreis, den wir mit allen Säugetieren und auch unseren steinzeitlichen Vorfahren gemeinsam haben. Es geht immerhin ums Überleben. »Lieber eine Mahlzeit kriegen, als eine Mahlzeit werden!« ist das Motto. Grundsätzlich muss man sagen: Für die Lebensqualität mag das Mist sein, als Überlebensstrategie hat sich »Lieber einmal zu häufig alarmiert und überlebt, als nicht alarmiert und gefressen« durchaus bewährt.

Was sagt uns das jetzt? Angst ist nichts »Eingebildetes« und auch keine kleine »Befindlichkeitsstörung«. Sie geht mit biologischen Veränderungen einher. Das Gehirn einer Person mit einer Angststörung ist nachweislich strukturell etwas verrückt. Ihr Alarmschaltkreis zeigt eine höhere Vernetzung und dadurch eine größere Empfindlichkeit als der anderer Menschen. Man könnte auch sagen: Dadurch, dass das Angstnetzwerk leichter anspringt, ist es gleichzeitig viel trainierter.

Diese starken und aktiven Hirnstrukturen können nicht einfach »mal eben« weggedacht werden. Sie reagieren übrigens auch nicht auf Befehle wie »Reiß dich zusammen!«. Daher geht es zunächst darum, (Selbst-)Mitgefühl und ein Krankheitsverständnis zu entwickeln. Und dann kommt die alles entscheidende Herausforderung: Lass dein Gehirn sein überempfindliches Angstnetzwerk »verlernen« und stärke dafür gezielt neue Strukturen, die auf Sicherheitserfahrung und Kompetenzerleben beruhen!

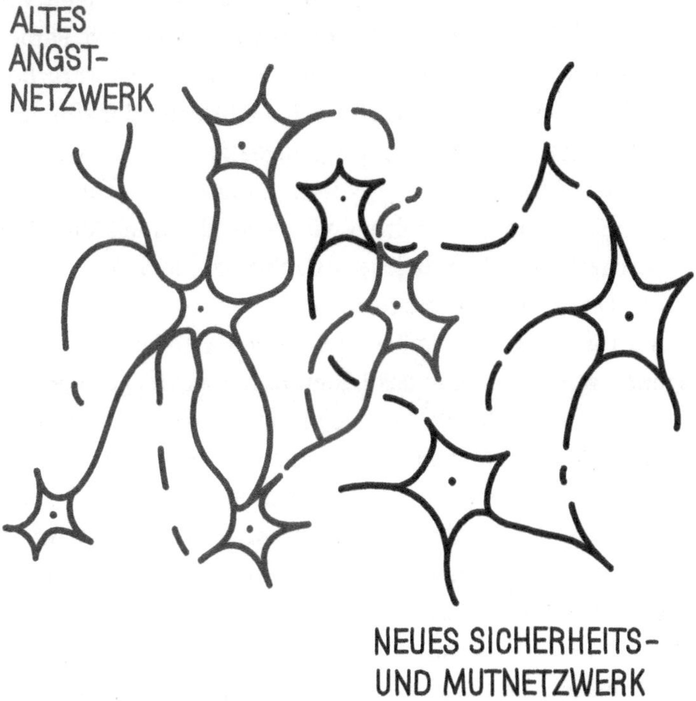

Stärke neue Sicherheitsnetzwerke, die in positive Konkurrenz zu deinem alten Angstschaltkreis treten. Gute, korrigierende Erfahrungen und positive Erlebnisse stärken die neuen Netzwerke.

Unser modernes Leben hält unzählige Situationen bereit, mit denen unser alter, empfindlicher Angstschaltkreis nicht ideal umgehen kann. Bei alltäglichen Gegebenheiten wie »Fahrstuhl« oder »Autobahn« brüllt der Steinzeitmensch in uns: »Alarm! Weg hier!« Stell dir Folgendes vor: Wie würde ein

Steinzeitmensch im Flugzeug reagieren? Wie fände er Treppen mit Gitterrost oder Glasböden? Was würde er davon halten, allein durch ein unbekanntes und offen einsehbares Terrain zu streifen? Und wie würde er sich mitten im Gedränge vor einer Festivalbühne fühlen? Ganz zu schweigen von seiner Reaktion auf Blut, Spritzen, bissige Tiere oder Parasiten. Und wie würde er die Hektik und die Reizdichte verarbeiten, die uns umgibt? Wie würde sich die Informationsflut und das allgegenwärtige Anforderungsniveau auf ihn auswirken? Wenn du dir kurz überlegst, wie sich ein in die heutige Zeit verpflanzter Urmensch fühlen würde, wird schnell klar, dass Angstreaktionen eigentlich sehr nachvollziehbar sind.

Nur: Du bist kein Urmensch.

Und Fakt ist auch: Die Wahrscheinlichkeit, dass eine überzogene Angst dir gerade das Leben rettet, ist viel geringer als die Wahrscheinlichkeit, dass sie dir das Leben versaut!

Ich denke da an meinen Patienten Herrn K., der wegen massiver Flugangst mehrere Jahre hintereinander (!) seine gesamte Familie und das Gepäck kurz vor dem Abflug panisch wieder eingepackt und die Reise gecancelt hat. Hat ihm die Angst das Leben gerettet? Eher nicht – 100 Prozent aller Flugzeuge, die er nicht bestiegen hat, sind unversehrt und sicher angekommen. Hat es seine Ehe und die Beziehung zu seinen Kindern fast zerbrechen lassen und ihn unfassbar viel Kraft und Nerven gekostet? Aber hallo, und wie!

Ängstliche Gefühle sind ein fester und gesunder Bestandteil unserer Gefühlsklaviatur. Allerdings sind sie derart unangenehm, dass die meisten Menschen sie am liebsten nie fühlen würden. Vielleicht kennst du das von dir, dass du Situationen vermeidest, von denen du ahnst, dass sie ein mulmiges Gefühl in dir auslösen würden. Nicht unbedingt wegen der Situation an sich, sondern weil du das ekelige Gefühl einfach nicht magst. Und das ist ein wichtiger und zentraler Punkt bei allen Arten von Angststörung: Die Angst vor der

Angst und die Vermeidung all der Umstände, in denen dein empfindlicher Alarmschaltkreis anspringen könnte, verstärkt das Problem.

Geh mal gedanklich in dein Lieblingsrestaurant. Lade dir in deiner Fantasie fünf weitere Menschen ein. Nehmt an einer großen Tafel Platz. Vielleicht überrascht es dich zu erfahren, dass mit hoher Wahrscheinlichkeit einer deiner imaginären Tischgäste mehr Erfahrung mit Ängsten hat, als ihm lieb ist (wenn du es nicht selber bist). Wahrscheinlich ist die Person mit Angsterfahrung weiblich. Konkret gesagt: 15 bis 20 Prozent aller Menschen sind einmal in ihrem Leben von einer Angststörung betroffen, Frauen doppelt so häufig wie Männer.[3] Wann immer also eine gesellige Runde von sechs Menschen zusammenkommt, ist es statistisch gesehen hochwahrscheinlich, dass jemand mit ausgeprägten Ängsten dabei ist. Wäre das nicht mal ein interessantes und ehrliches Gesprächsthema für das nächste Abendessen?

Angst findet immer auf drei Ebenen statt: Sie erfasst dein Denken, beeinflusst dein Verhalten, und sie verändert dein Gefühl. Alle drei Systeme stehen in Wechselwirkung zueinander. Beispielsweise führen beunruhigte Gedanken zu einer angespannten Körpersprache, die eine Habtachtstellung ausdrückt, und sie geben dir ein mulmiges Gefühl in der Magengrube. Hier steckt bereits eine gute Nachricht für dich drin: Auf allen Ebenen kannst du ansetzen, um deine Ängste zu besänftigen.

Apropos besänftigen: Jetzt mal angenommen, dir würde wirklich ein panischer Steinzeitmensch im Fahrstuhl begegnen – wie würdest du reagieren? Ebenfalls in Panik verfallen und mit ihm um Hilfe rufen? Ihm bei der Flucht aus der »Gefahrensituation« helfen? Oder würdest du versuchen, ihn freundlich und beruhigend davon zu überzeugen, dass er sich wirklich unnötig ängstigt, und ihm ein paarmal zeigen, wie der Fahrstuhl funktioniert, bis er es cool findet? Deine Angst ist wie der Kumpel aus dem Paläolithikum. Versuch mal probeweise eine distanzierte, betrachtende Haltung einzunehmen und lass Folgendes sacken: Eigentlich handelt es sich bei allen Angststörungen um eine Verquickung ganz blöder Missverständnisse:

Missverständnis 1: »Ich bin in Gefahr«

Wie auch immer dein innerer Steinzeit-Alarm darauf kommt, Fakt ist: Wenn »Überleben« gar nicht die Frage ist, ist »Überlebenskampf« (aka »Panik«) auch keine passende Antwort. Allzu oft verschätzen sich Menschen mit Angststörungen hinsichtlich ihrer Gefährdung und überschätzen die Auftretenswahrscheinlichkeit bedrohlicher Situationen. Mach den Faktencheck: Besteht wirklich eine realistische Gefahr, die das normale Lebensrisiko übersteigt? Hochwahrscheinlich bist du nicht in Gefahr!

Missverständnis 2: »Angst ist gefährlich«

Stresshormone werden ins Blut geschossen, dein Kreislauf ist maximal mobilisiert, dein Herz pumpt Blut in deine Muskulatur und tut alle Dinge, die – basierend auf Missverständnis 1 – folgerichtig sind. Ready for Überlebenskampf! Diese völlig normalen Körperreaktionen bewertest du womöglich angstvoll, als seien sie ein Zeichen dafür, dass etwas schiefläuft in deinem Organismus. Wie ein Brandbeschleuniger befeuern solche negativen Gedanken natürlich die Angst. Wieder ist ein Faktencheck hilfreich: Dein Körper tut gerade sein Bestes – er ist dafür gebaut und kann das! Dass du deinen Körper gerade so richtig fühlst, zeigt, dass er funktioniert und jederzeit in der Lage ist, dich zu aktivieren (selbst wenn es aktuell nur ein Missverständnis ist). Und auch wenn man sagt, man würde »vor Angst sterben« – ist das je einer dir bekannten Person passiert? Oder ist das eher ein dummer und überdramatisierender Spruch? Angst ist nicht gefährlich!

Missverständnis 3: »Wenn ich Angst empfinde, muss da auch was Ängstigendes sein«

Vielleicht kennst du das Phänomen der »emotionalen Beweisführung«. Du empfindest Zorn, also glaubst du, dass du geärgert wurdest. Du bist traurig, also denkst du, dass dich jemand verletzt hat. Das ist jedoch keineswegs immer der Fall. Es ist stattdessen sehr wahrscheinlich, dass deine Gefühle das Resultat deiner Bewertung von Situationen sind und nicht der Situation an sich. Wieder ein kleiner Faktencheck: Dass dein Angstschaltkreis heiß läuft, bedeutet keineswegs, dass wirklich etwas Dramatisches vor sich geht. Angstsensitive Menschen mit einem hochempfindlichen inneren Alarm reagieren manchmal auf sogenannte Trigger, die ihnen selbst nicht bewusst werden. Angst hat oft keinen konkreten Grund im Außen – manchmal enthält sie aber eine Botschaft aus deinem Inneren!

Missverständnis 4: »Gegen Angst hilft Kontrolle«

Angst flutet deinen Organismus mit unangenehmen und alarmierenden Empfindungen. Diese Prozesse kontrollieren oder unterdrücken zu wollen, ist nachvollziehbar. Leider weiß die Forschung: »Kontrolle« und »dagegen ankämpfen« verschärfen das Problem. Auch hier hilft ein Faktencheck: Abgesehen vom bewussten Teil deiner Atmung kannst du Abläufe des autonomen Nervensystems nicht willentlich kontrollieren. Das angstvolle Fokussieren auf die Angstsymptome kann sogar dazu führen, dass genau das Gegenteil von dem eintritt, was du bezweckst: Du kennst das eventuell, wenn du dir sagst: »Bloß nicht rot werden!« oder »Bloß nicht lachen!«. Das klappt einfach nicht! Das »nicht« verschluckt unser Gehirn und aktiviert stattdessen genau die Netzwerke, von denen du eigentlich gerade wegwillst. Du kannst Angst nicht kontrollieren oder unterdrücken – aber akzeptieren!

Wenn wir uns darauf einigen können, dass Angst zu einem großen Teil auf diesen Missverständnissen beruht, sind wir schon einen riesigen Schritt gemeinsam gegangen! Ist das nicht eine schöne Vorstellung, wie du irgendwann friedlich und einträchtig zusammen mit deinem Steinzeitmenschen Fahrstuhl fährst, den ganzen Tag, vom Keller bis unters Dach, weil alle Missverständnisse ausgeräumt sind? Wie ihr das so richtig genießen könnt, herrlich! »Ja, *aber* …«, antwortest du vielleicht. »So einfach ist das nicht, und meine Angst ist auch ganz anders als die von dem prähistorischen Besucher!« Das ist gut möglich.

Angststörungen haben viele Gesichter und unterschiedliche Erscheinungsformen. Lass uns die verschiedenen Arten von Angst genauer anschauen.

Vielleicht ist Angst ja so ähnlich wie eine Allergie. Nicht jede Allergie erzeugt bei jeder Person die gleichen Symptome im gleichen Ausmaß zum gleichen Anlass. Und so ist es auch mit den Angststörungen. Ebenfalls analog zu Allergien hören übrigens auch Ängste nicht einfach von alleine auf. Die Hoffnung, dass eine lebenseinschränkende Angst irgendwann von sich aus weg sein wird, ist meist genauso vergeblich wie die Hoffnung, trotz einer Allergie ohne Weiteres nach einer Zeit des Abwartens und Ignorierens wieder Nüsse oder Ananas essen zu können.

Die meisten Menschen mit Allergien wissen, worauf sie allergisch reagieren, genauso wie die meisten Menschen mit Angststörungen wissen, was ihnen Angst macht. Kennst du deine Angstauslöser?

So wie allergiegeplagte Menschen Tomaten oder Soja meiden, vermeidest du vielleicht Brücken, Kinosäle oder mündliche Prüfungen. Das klingt auch erst mal logisch. Deine Ausweichmanöver können allerdings ganz schön lästig und einschränkend werden. Außerdem lassen sie deinen Lebens- und Aktivitätsradius schrumpfen. Denn das Blöde ist: Genau wie Allergien sich ausweiten können, dehnt sich auch die Angst auf immer mehr Lebensbereiche aus. Angst ist gierig und greift sich immer mehr von deinem Leben, wenn du sie lässt. Warum Vermeidung nie die Lösung ist, erfährst du im Abschnitt über Phobien.

Es gibt auch Ängste, denen du kaum ausweichen kannst. Sie sind unheimlich stark und kommen ganz plötzlich. ZACK! Und schon stehst du da mit Panik, Todesangst und Puddingbeinen. Das wäre so etwas wie bei allergischen Menschen der anaphylaktische Schock. Manchmal weißt du, worauf der Anfall zurückzuführen ist, manchmal nicht. Der Vergleich hinkt, weil deine Angst, egal wie lebensbedrohlich sie sich anfühlen mag, dich niemals wirklich schädigt (im Gegensatz zum Allergieschock). Du wirst auch nicht in Ohnmacht fallen oder verrückt werden. Warum Panikattacken wirklich nicht gefährlich sind und wie du damit umgehen kannst, erfährst du im Abschnitt über die Panikstörung.

Und dann gibt es Ängste (und Allergien), die sind irgendwie immer da. Du kannst den Finger nicht drauflegen, wodurch genau sie ausgelöst werden. Manchmal denkst du, das Leben an sich reicht schon, um dir Unwohlsein zu bereiten. Du bist ständig nervös und besorgt. Die körperliche Komponente deiner Unruhe ist so stark, dass du vielleicht tatsächlich schon über Unverträglichkeiten oder das Reizdarmsyndrom nachgedacht hast. Das ist natürlich keineswegs ausgeschlossen. Man kann Läuse *und* Flöhe haben. Dass es sich tatsächlich aber auch um eine reine Angststörung handeln kann, erfährst du im Abschnitt über die Generalisierte Angststörung.

Im Folgenden stelle ich dir also drei verschiedene Arten von Angststörungen vor:

1. Phobien
2. Panik
3. Generalisierte Angst

Um den Vergleich mit den Allergien noch mal aufzugreifen: Weißt du, wie Allergien behandelt werden? Entweder, indem du etwas gegen die allergische Reaktion unternimmst, beispielsweise durch eine Creme oder einen Hub aus einem Inhalator. Das wäre eine symptomorientierte Herangehensweise, die zwar nicht die Allergie, aber die Auswirkungen lindert. Oder durch eine systematische Desensibilisierung, indem dein Körper stufenweise lernt, mit der allergieauslösenden Substanz klarzukommen und irgendwann keinerlei Reizung mehr zu zeigen. In der Psychotherapie nutzen wir exakt dieses Prinzip. Wir nennen es »gestufte Konfrontation«.

Und hier kommt die wichtigste Botschaft, wenn du diese verinnerlichst, ist schon viel gewonnen: Angst lässt dich nicht in Ohnmacht fallen! Dein Herz setzt nicht aus! Du wirst nicht verrückt! Angst ist irre unangenehm, aber sie ist *nicht schädlich!*

Phobien: Dein archaischer (Ur-)Knall

Als Phobie bezeichnet man eine irrationale, sehr starke Angst vor bestimmten Objekten, Situationen oder Aktivitäten mit dem Wunsch, diese zu vermeiden. Das Wort kommt vom altgriechischen Wort *phóbos* für »Furcht«. In der griechischen Mythologie gibt es einen Gott namens Phobos, der in der Regel gemeinsam mit seinem Kumpel Deimos in Erscheinung tritt – *deímos* bedeutet im Altgriechischen »Schrecken«. Furcht und Schrecken also, was für ein sympathisches Paar … Und offensichtlich eines, vor dem die alten Griechen genauso viel Respekt hatten wie wir heutigen Menschen. Die Bemühungen, der angstauslösenden Situation aus dem Weg zu gehen, können – je nach Phobie – viel Energie und Zeit in Anspruch nehmen und damit selbst zur Belastung werden.

Während eine Person mit Flugangst recht unbeeinträchtigt ihrem geregelten Alltag nachgehen kann und auch nicht ständig auf der Hut sein muss, sieht das zum Beispiel bei einer Phobie vor Vögeln oder Katzen schon ganz anders aus.

Menschen mit Phobien empfinden so starke Angst, dass allein der Gedanke an das Objekt oder die Situation tiefes Unwohlsein und körperliche Symptome auslösen kann. Dabei ist den Betroffenen in der Regel klar, dass ihre Angst völlig übertrieben ist. Sie wissen auch, dass die meisten Menschen angesichts des Auslösers entweder gar keine oder zumindest sehr viel weniger Furcht empfinden.

»Na und?«, kreischt die Angst. »Was alle anderen gerade empfinden, ist mir egal! Ich will trotzdem hier weg!«

Wenn du unter einer Phobie leidest, hilft dir alles kühle Wissen der Welt erst mal nicht weiter. Dein Angstschaltkreis springt trotzdem an und verursacht Symptome, die du nur schwer ignorieren kannst: Herzklopfen, Bauchgrummeln, zittrige Hände und ein in dir aufsteigendes Hitzegefühl. Außerdem hast du womöglich die Vorstellung, dass du die Kontrolle verlieren und vor lauter Angst einnässen, umkippen oder sterben könntest. Dein Körper signalisiert dir unmissverständlich: »Nichts wie weg!« Die Angst kann sich bis zu einem Panikanfall steigern.

Tacheles über Phobien

Fakt 1: Phobien entwickeln sich zu über 80 Prozent noch vor dem 20. Lebensjahr.[4]

Fakt 2: Häufig bestehen mehrere Phobien gleichzeitig. Menschen mit einer Phobie haben zudem oft andere psychische Erkrankungen, beispielsweise Depressionen.

Fakt 3: Das Risiko für Alkohol-, Medikamenten- oder Drogenmissbrauch ist bei Menschen mit Phobien deutlich erhöht.

Offenbar schauen wir uns unsere Phobien bis zu einem gewissen Grad ab. Indische Rhesusäffchen[5] haben große Angst vor Schlangen – zu Recht, denn die dort lebenden, hochgiftigen Exemplare stellen eine reale, tödliche Gefahr dar. In Gefangenschaft großgezogene Laboräffchen kennen diese Angst zunächst nicht. Wenn man ihnen jedoch Videos von frei lebenden Artgenossen zeigt, die verängstigt auf eine Schlange reagieren, braucht es nur wenige Darbietungen, bis auch die Laboräffchen Verhaltensweisen zeigen, die man als Schlangenphobie interpretieren kann. Ohne je eigene schlechte Erfahrungen mit giftigen Schlangen gemacht zu haben, reicht also die Beobachtung der angsterfüllten Reaktionen von Artgenossen aus, um eine Phobie auszulösen. Man spricht hier von Beobachtungslernen. Auch das ist mit Sicherheit ein evolutionäres Geschenk: Nicht jede schlechte Erfahrung selbst machen zu müssen, erhöht die Wahrscheinlichkeit der eigenen Unversehrtheit und des Überlebens. Vielleicht hast auch du schon in der Kindheit anhand von Beobachtungen deiner erwachsenen Modelle gelernt, wovon du dich besser fernhalten solltest. Oder hast du eine irrationale Angst »übernommen«, weil dir jemand etwas Angsteinflößendes erzählt hat? Phobien kommen familiär gehäuft vor.

Die Affenforscher wollten darüber hinaus wissen, ob sie den Laboräffchen beliebige Ängste »antrainieren« könnten. Sie manipulierten die Filme so, als hätten die frei lebenden Rhesusaffen die Angstreaktion nicht wegen einer Schlange, sondern wegen einer Blume gezeigt. Keine Chance! Die Laboraffen entwickelten keine anhaltende Blumenphobie, egal wie oft sie den gefakten Blumenfilm sahen. Hier zeigt sich, dass es offenbar eine angeborene Bereitschaft gibt, auf potenziell gefährliche Reize schnell phobisch zu reagieren – auf komplett ungefährliche Reize aber nicht. Phobien sind demnach nicht beliebig, sondern beziehen sich (wenn nicht gerade eine sehr spezielle individuelle Geschichte dahintersteckt) in der Regel auf Auslöser, die als überlebensrelevant eingestuft werden. Es ist ein uraltes gemeinschaftliches Erbe, das wir mit uns herumschleppen und das dafür sorgt, dass wir in unserem vergleichsweise sicheren Umfeld dennoch Phobien haben, die gar nicht recht in unsere Zeit und in unsere Welt zu passen scheinen. Unser archaischer Ur-Knall sozusagen.

Warum ist unser Gehirn so träge? Und warum fühlen wir immer noch so wie einst die Steinzeitmenschen? Lass uns mal eine Polonaise durch die Zeit machen: Lege in Gedanken deine Hände auf die Schultern deiner Mutter. Sie legt ihre auf die Schultern ihrer Mutter, deine Großmutter legt ihre Hände auf die Schultern ihrer Mutter und so weiter. Jede Mutter steht für ihre Generation und für einen Zeitabschnitt von 25 Jahren.

Es braucht gerade mal 170 tanzende Frauen, um am Ende der Steinzeit und am Beginn der Bronzezeit angelangt zu sein. Für eine Party ist das ganz okay, aber erdzeitgeschichtlich betrachtet bist du mit allen deinen »modernen«, nachsteinzeitlichen Vorfahren ein Wimpernschlag. Viel zu kurz jedenfalls, um evolutionär wahnsinnig viel zu bewegen. Die als Steinzeit bekannte Zeitspanne davor erstreckte sich dahingegen über mehr als zwei Millionen prägende Jahre. Um in dem Bild zu bleiben: Weit über 100 00 Urmütter haben ihre Spuren eingestanzt (oder eingetanzt?) – auch in dich.

Halten wir also fest: Dass wir keine Steckdosenphobien kennen und auch keine Zigarettenphobien, obwohl Letztere eine der Haupttodesursachen unserer modernen Zivilisation repräsentieren, wohl aber Spinnenphobien, liegt daran, dass unsere Post-Steinzeit-Polonaise, an deren Ende wir stehen, bei Weitem zu kurz für große Veränderungen im Gehirn ist. Die paar Generationen mit ihren jeweiligen Errungenschaften und Erfahrungen haben unsere steinzeitlichen Alarmsysteme noch nicht gelöscht und neuere Gefahren noch nicht integriert.

Es gibt in unseren westeuropäischen Breitengraden keine tödlich giftigen Spinnen oder Schlangen, und auch übertragbare Parasiten stellen in der Regel kein größeres Problem dar. Raubkatzen sind zum Stubentiger geschrumpft, und unsere heutigen »Wolfsrudel« treffen sich zum Freilaufen im Park. Dennoch sind Tierphobien überraschend stark verbreitet. Sie gehören zu den *spezifischen Phobien,* von denen fast 10 Prozent aller Menschen im Laufe ihres Lebens betroffen sind.

Und auch wenn uns heutzutage kein Ausschluss aus unserem steinzeitlichen Familienverbund mehr droht und Alleinsein kein Todesurteil mehr ist, haben sehr viele Menschen extreme Angst vor negativer Bewertung und einem schamauslösenden Kontakt zu anderen Menschen. Die Angaben dafür, wie hoch die Wahrscheinlichkeit ist, während einer Lebenszeit eine sogenannte *Sozialphobie* zu entwickeln, schwanken zwischen 7 und 13 Prozent.

In der Regel müssen wir keine Angriffe fürchten, wenn wir über einen großen, freien Platz laufen, der keine Deckung bietet. Auch war das Leben zu keiner anderen Zeit der Menschheitsgeschichte so sicher und Hilfe so schnell erreichbar wie heute. Dennoch leiden rund 4 Prozent aller Menschen unter *Agoraphobie,* was übersetzt »Marktplatzangst« bedeutet.

Unser Gehirn ist offenbar nicht besonders interessiert daran, ob unsere Phobien zeitgemäß oder angemessen sind. Schauen wir sie uns also etwas genauer an.

Spezifische Phobie: Pfui Spinne!

Nutzt du den Fahrstuhl oder läufst du bis in die siebte Etage? Schlägt dein Magen einen Purzelbaum, wenn jemand in deiner Gegenwart erbricht? Wird dir schummerig, wenn du Blut siehst? Das könnte eine harmlose kleine Eigenheit von dir sein. Vielleicht ist es auch eine ausgewachsene Angststörung. Lass es uns gemeinsam hier klären, okay?

Unter allen Phobien kommt die spezifische Phobie am häufigsten vor. »Spezifisch« bedeutet, dass sich die Angst auf einen sehr konkreten Auslöser bezieht und deine Befürchtung um etwas kreist, das direkt davon ausgehen könnte (beispielsweise ein Biss, ein Sturz, eine Ansteckung, ein Schmerz).

In jeder elfköpfigen Fußballmannschaft ist statistisch gesehen durchschnittlich eine Person dabei, sie nicht über Brücken fährt, nicht fliegt oder wegen der Spinnen die Garage nicht betreten kann. Klingt das ver-rückt für dich, oder ist das dein Alltag?

Man unterscheidet fünf Subtypen von spezifischen Phobien:

- Tier-Typus: beispielsweise Angst vor Hunden, Ratten, Schlangen, Spinnen, Vögeln, Katzen
- Natur-Typus: Angst vor Gewitter, Höhe, tiefen Gewässern oder Ähnlichem
- Situativer Typus: Angst vorm Fliegen, Fahrstuhlfahren, vor Brücken, Tunneln und so weiter
- Blut-, Verletzungs- und Spritzentypus
- Andere spezifische Phobien, wie beispielsweise Angst vor dem Erbrechen oder Angst vor löcherigen Oberflächen

Es ist gut möglich, dass du nicht gerade »Hurra!« schreist bei einem der genannten Auslöser. Von einer Phobie spricht man jedoch erst dann, wenn die Angst so sehr in dein Leben eingreift, dass du dich dadurch eingeschränkt fühlst und Dinge unterlässt, die entweder wirklich notwendig oder wirklich spaßig wären.

Manche Phobien entwickeln keine nennenswerte Alltagsrelevanz. Mit einer Schlangenphobie kannst du in einer westeuropäischen Großstadt recht entspannt leben. Da wäre eine Rattenphobie schon problematischer. Auch tiefen Gewässern kannst du in der Regel ausweichen, ohne dass es dein Leben gravierend einschränkt (es sei denn, du bist Käpt'n). Andere

Phobien, insbesondere, wenn der Auslöser allgegenwärtig ist, wie bei einer Hundephobie, können dahingegen einen massiven Leidensdruck auslösen.

Spezifische Phobien entwickeln sich häufig bereits in der Kindheit und Jugend. Manchmal tragen eigene schlechte Erfahrungen dazu bei, dass eine übergroße Angst entsteht. So kann eine schmerzhafte Zahnbehandlung im Kindesalter dazu führen, dass du als erwachsene Person keine Praxis betrittst, selbst wenn du massive Zahnbeschwerden hast. Auch die Angst vor dem Erröten, die Erythrophobie, nimmt oft ihren Anfang durch ein beschämendes Erlebnis in der Teenagerzeit und den hämischen Hinweis: »Du wirst ja ganz rot!«

Manchmal reicht es, beobachtet zu haben, dass Papa wegen der Maus im Wäschekeller auf die Maschine gehopst ist, um fortan auch selbst Reißaus vor Nagern zu nehmen. Spezifische Phobien schauen wir uns häufig ab.

Und auch das intensive Kopfkino, das eine Nachrichtensendung eventuell in dir auslöst, kann eine Phobie lostreten. Meine Patientin Frau Z. hat beispielsweise eine starke Angst vor Feuer und Funkenschlag entwickelt, nachdem sie einen Beitrag über einen Hausbrand gehört hatte. Insbesondere der Blut-, Verletzungs- und Spritzenangst sagt man eine starke genetische Komponente nach. Diese Phobie nimmt auch insofern eine Sonderrolle ein, als sie die einzige Phobie ist, die tatsächlich zu Ohnmacht führen kann.

Spezifische Phobien sind also teils abgeschaut, teils durch Erfahrung angeeignet und teils genetisch bedingt.

Charakteristisch für spezifische Phobien ist, dass schon der Gedanke daran, mit dem angstauslösenden Reiz in Kontakt zu kommen, ein großes emotionales und körperliches Unwohlsein auslöst. Gleichzeitig ist den meisten Betroffenen bewusst, dass ihre Reaktion unangemessen und übertrieben wirkt. Egal wie unrealistisch: Die Befürchtung, dass irgendeine Gefährdung von dem phobischen Auslöser ausgeht, etwa gebissen zu werden, abzustürzen oder Schmerzen zu erleiden, ist Anlass genug, es nicht darauf ankommen zu lassen.

Und genau hier liegt das Problem: Der Angstschaltkreis springt an, und selbst wenn das analytische Denken dagegenhält und kristallklar feststellt: »Das ist jetzt echt Quatsch, das ist ein Fehlalarm!«, gewinnt die Angst und bestimmt das Handeln. Dadurch wird der Angstschaltkreis fatalerweise gestärkt.

Menschen mit spezifischen Phobien richten meist all ihre Aufmerksamkeit auf den Auslöser und versuchen, diesen zu kontrollieren. Das ist jedoch ein bisschen so, als würdest du nachts deinen verlorenen Schlüssel unter der Laterne suchen, weil da halt Licht ist. Es ist nur *fast* logisch. Die wahre Lösung phobischer Störungen liegt nicht darin, die Auslöser und ihr Auftreten kontrollieren zu wollen. Sondern es geht darum, deine inneren Befürchtungen, deine Bewertungen und deine Reaktionen zu kontrollieren.

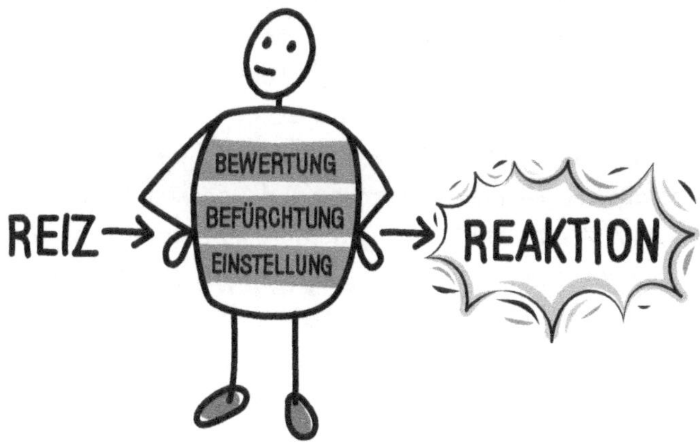

Der Reiz an sich löst nicht unmittelbar Angst aus. Stattdessen führen deine Einstellung und deine Bewertung zu der angstvollen Reaktion. Hier kannst du ansetzen!

Fallbeispiel spezifische Phobie: 101 Momente der Angst

Aus dem Nichts wurde Frau A. vom Hund ihrer Nachbarin gebissen, den sie versehentlich im Schlaf aufgeschreckt hatte. Der Biss war schmerzhaft, die Verletzung musste chirurgisch versorgt werden. Und nicht zuletzt war Frau A., bis dahin eine leidenschaftliche Hundefreundin, total geschockt von dem Vorfall. In der Folge vermied sie zunächst Begegnungen mit dem Nachbarshund und lauschte ins Treppenhaus, ob die Luft rein sei. Dann begann sie, auch anderen Hunden von ähnlicher Statur im Alltag auszuweichen. Sie wechselte die Straßenseite, was ihr früher nie in den Sinn gekommen wäre. Frau A.s Welt war plötzlich eine andere: »Überall so viele Hunde!« Bürgersteige wurden zu Slalom-Parcours. Als Sportlerin und Rennradfahrerin fühlte sich Frau A. zunehmend eingeschränkt, denn sowohl auf ihrer täglichen Joggingrunde als auch bei ihren ausgedehnten Radtouren begegnete sie frei laufenden Hunden, was sie nervös und ängstlich werden ließ. Anstatt sich nach und nach zu legen, wurde Frau A.s Angst immer mächtiger. Frau A. gab das Joggen auf und schloss ihr Rennrad im Keller ein, »für bessere Zeiten«. Ihr Alltag fühlte sich dennoch an wie ein Spießrutenlauf, denn Vierbeiner sind überall.

Frau A. nutzte schließlich selbst für kürzeste Strecken ihr Auto, weil sie jegliche Fortbewegung ohne »Schutzkäfig« um sich herum zu riskant fand. In der Nähe ihres Ziels parkend, hielt sie dann eine Weile nach vermeintlichen Herrchen und Frauchen Ausschau, um im rechten Moment mit einem Sprint ihr Ziel zu erreichen. Zu diesem Zeitpunkt war Frau A.s Bewegungsradius auf ein Minimum geschrumpft. Sie fuhr nur noch zur Arbeit und hielt sich ansonsten in ihrer Wohnung auf. Einkäufe ließ sie sich liefern.

Frau A. isolierte sich immer mehr. Als alleinstehende Frau hatte sie ihren Freundeskreis immer gut gepflegt. Mit der ausufernden Phobie traf sie jedoch auf wenig Verständnis. Direkt nach dem Biss wurde zunächst viel Mitgefühl bekundet. Nach wenigen Monaten hieß es jedoch, sie solle sich nicht so anstellen und sich zusammenreißen. Das Verständnis wich Kopfschütteln und Genervtheit. Nach-

dem sie über einen längeren Zeitraum Ausreden erfunden hatte, um an Aktivitäten im Freundeskreis nicht teilnehmen zu müssen, wurde sie irgendwann nicht mehr eingeladen. Schließlich stellte sie sich, sozial isoliert, im Aktivitätsradius maximal eingeschränkt und zutiefst verzweifelt, bei mir in der Praxis vor. Ihr Chef hatte verkündet, demnächst seinen Hund mit zur Arbeit zu bringen. Ihr letzter sicherer Ort – abgesehen von ihrer Wohnung – drohte von einem Hund besetzt zu werden. Was würdest du Frau A. empfehlen?

Checkliste: Habe ich eine spezifische Phobie?

- ☐ Ich empfinde große Angst vor bestimmten Orten, Umständen oder Situationen, die anderen Menschen kaum Schwierigkeiten bereiten.
- ☐ Obwohl mir bewusst ist, dass es irrational und unangemessen ist, vermeide ich die entsprechenden Auslöser weitestgehend.
- ☐ Wenn ich nicht ausweichen kann, quält mich das sehr, und ich gerate in einen unangenehmen emotionalen und körperlichen Ausnahmezustand.

Hast du hier zu allen Punkten Ja gesagt? Wenn nicht: Höchstwahrscheinlich bist du nicht von einer spezifischen Phobie betroffen. Falls ja: Red Flag!

Dann beantworte die nächste Frage: Was fühlst du, wenn du mit deiner spezifischen angstauslösenden Situation konfrontiert bist?

- ☐ Mein Herz rast oder wummert spürbar, manchmal fühlt es sich an, als würde es stolpern.
- ☐ Mir bricht der Schweiß aus.
- ☐ Meine Hände und/oder meine Knie zittern.
- ☐ Mein Mund wird trocken und klebrig.

Hast du in der phobischen Situation mindestens eines dieser Symptome? Wenn nicht, handelt es sich in deinem Fall möglicherweise um ein gewisses Unbehagen, aber höchstwahrscheinlich nicht um eine spezifische Phobie. Falls ja: Red Flag! Dann lies hier weiter:

Gleichzeitig spüre ich auch noch Folgendes:

- ☐ Mir wird sehr heiß oder sehr kalt, manchmal im Wechsel.
- ☐ Ich fühle Kribbeln oder Taubheitsgefühle, zum Beispiel im Gesicht oder in den Fingerkuppen.
- ☐ Es fühlt sich an, als würde ich schwer Luft bekommen.
- ☐ Ich fühle mich eingeengt und empfinde ein Druckgefühl in der Brust.
- ☐ Mir wird übel, mein Magen-Darm-Trakt rumort.
- ☐ Mir wird schwindelig, ich fühle mich benommen und bekomme weiche Knie.
- ☐ Ich fühle mich wie in einem Film, als sei das alles nicht ganz real.

Konntest du mindestens zwei Symptome aus dieser Liste an dir feststellen, wenn es um die Konfrontation mit deinem spezifischen Angstauslöser geht? Dann stell dich bitte zur diagnostischen Abklärung bei einer fachkundigen Person mit Expertise in Psychiatrie und/oder Psychotherapie vor. Es ist möglich, dass du unter einer spezifischen Phobie leidest. Zeig ihr/ihm diese Liste.

Offene Fragen und ehrliche Antworten zur spezifischen Phobie

Was sind die häufigsten spezifischen Phobien?
Am verbreitetsten ist die Angst vor Krabbeltieren wie Spinnen, gefolgt von Höhenangst, Angst vor Zahnbehandlungen und Angst vor Schlangen.[6]

Sind spezifische Phobien eine echte Krankheit oder Anstellerei? Menschen mit spezifischen Phobien werden häufig ein bisschen belächelt. Charakteristisch für diese Art von Phobien ist nun mal, dass der Auslöser bei anderen Menschen kaum Emotionen hervorruft. Das Ausmaß an Angst und der dringende Wunsch, die auslösenden Umstände zu vermeiden, kommt den Betroffenen selbst oft irrational und übertrieben vor. Und dennoch: Spezifische Phobien fußen auf biologischen Grundlagen und können den Alltag und die freie Entfaltung von Menschen massiv beeinträchtigen. Sie haben Krankheitswert. Oft leiden Menschen unter mehreren Phobien, sodass sie sich durch ihre konstanten Ängste und durch das Bemühen, all dem auszuweichen, sehr eingeschränkt fühlen. Nicht selten kommt es zu Komorbiditäten, zum Beispiel zu einer depressiven Störung oder einer Suchtentwicklung. Es gibt keinen Grund, Phobien nicht ernst zu nehmen. Spezifische Phobien sind zwar sehr häufig, die Inanspruchnahme des Gesundheitssystems ihretwegen fällt jedoch nicht so sehr ins Gewicht. Das könnte zum einen daran liegen, dass die meisten Phobien das Leben nicht allzu sehr einschränken und daher von den Betroffenen eine Behandlung nicht für notwendig erachtet wird. Es könnte allerdings auch sein, dass die Betroffenen zwar sehr gequält sind, ihnen die Therapie mittels Konfrontation jedoch so viel Angst macht, dass sie dennoch lieber ihre Symptomatik und die damit verbundene Lebenseinschränkung in Kauf nehmen. Die eher geringen Behandlungszahlen bedeuten also nicht zwangsläufig, dass spezifische Phobien »nicht so schlimm« sind.

Was spezifischen Phobien vielleicht besonders den Ruf von eher harmlosen, wenn nicht gar amüsanten kleinen Marotten eingebracht hat, ist sicherlich die Darstellung in nicht ganz zeitgemäßen Filmen, in denen kreischige Menschen (meist Frauen) ihre Hilflosigkeit demonstrieren, bis die starke (meist männliche) Hauptfigur sie rettet. Und tatsächlich ist das auch nicht ganz ausgeschlossen: Manche Menschen übertreiben ihr Unbehagen und schrauben sich selbst ein bisschen in die Angst rein, vor allem im Beisein anderer Menschen.

Es mag biografische Gründe haben, warum jemand überdramatisiert, beispielsweise weil auf Angst und starke Gefühle immer besonders interessiert oder liebevoll reagiert wurde. Wenn man positive Effekte durch seine Symptomatik erzielt, nennt sich das sekundärer oder äußerer Krankheitsgewinn. So ein Gewinn könnte auch darin bestehen, dass man bestimmte Dinge nicht tun muss oder eine Entschuldigung parat hat, wenn man keine Lust auf etwas hat. Diese Prozesse sind den Betroffenen oft nicht bewusst, sondern wirken »hinter den Kulissen«.

Hand aufs Herz – bemerkst du eine Tendenz an dir, deinen phobischen Ängsten stärker Ausdruck zu verleihen, wenn andere Personen anwesend sind? Selbst wenn nur wenige Prozentpunkte deiner Angst auf Übertreibung beruhen: Tu es besser trotzdem nicht. Denn auch dadurch trainierst und stärkst du deinen eigenen irrationalen Angstschaltkreis, und die Angst kann sich verselbstständigen.

Kann man vor allem eine Phobie entwickeln?

Ganz grundsätzlich kann jeder Reiz, dessen Auftreten an eine starke Angstreaktion gekoppelt wird, zum phobischen Reiz werden. Unser Gehirn merkt sich vermeintliche Zusammenhänge. Immer wenn eine starke Emotion gemeinsam mit eigentlich neutralen Reizen auftritt, kann es zu einer Kopplung kommen. Vielleicht kennst du es von dir, dass dir beim Geruch von Krankenhäusern augenblicklich flau wird, weil du eine schlimme Erinnerung mit diesem Ort verbindest. Oder es gibt eine bestimmte Musik, die sofort einen alten Herzschmerz in dir aktiviert und die du deshalb nicht hören magst. Es kann auch sein, dass du Marienkäfer überhaupt nicht niedlich findest, seit dir einer in den Gehörgang gekrochen ist. Das sind zwar keine Phobien im engeren Sinne, aber diese Beispiele zeigen, wie ehemals neutrale oder sogar positive Reize zu Triggern werden können, die wie ein Schalter bestimmte Gefühle bei dir anknipsen. Man spricht hierbei von Konditionierung. Vollständig ungefährliche Reize, wie Blumen, haben jedoch zumindest in dem Experiment mit den Rhesusaffen keine anhaltenden Phobien ausgelöst.

Wovor haben Menschen mit Phobien in Wirklichkeit Angst?

Wenn du eine Phobie hast, fürchtest du dich vor einer »Gefahr«, die vom phobischen Reiz ausgehen könnte – obwohl das bei näherer Betrachtung oft weder realistisch noch wahrscheinlich ist. Über Genetik und »falsch« gelernte Angst hast du bereits einiges gelesen. Hier kommt ein weiteres Erklärungsmodell: Aus Sicht der Psychoanalyse tragen Menschen mit einer Phobie eine Angst oder einen inneren Konflikt in sich, was ihnen nicht bewusst ist. Weil sie dieser Angst oder diesem Konflikt nicht ausweichen können, wird sie/er auf etwas anderes »verschoben«.

Supervereinfachtes Beispiel: Du hast unbewusst Angst (und vielleicht eine Menge anderer »schlechter« Gefühle) im Hinblick auf deinen Vater, den du aber täglich pflegen musst. Die dauernde Begegnung mit ihm ist unausweichlich. Daher »verschiebt« die Psyche dein Dilemma lieber auf eine Angst vor Schlangen oder Spinnen. Denen kannst du ausweichen, und darum kannst du dich kümmern. Für deine Seele ist das eine gute Lösung: Eine Angst kann bleiben, aber nicht die, die dein Leben verunmöglicht.

Ein grausames Experiment: Der kleine Albert

John B. Watson, US-amerikanischer Psychologe und Gründervater des Behaviourismus, wollte 1920 den Beweis für seine Theorie antreten, dass Ängste erlernbar seien. Zudem vermutete er, dass die Angstreaktion, wenn sie einmal gelernt wäre, auch bei anderen, ähnlichen Reizen gezeigt würde. Zu diesem Zweck ließ er den elf Monate alten Albert eine weiße Ratte anfassen. Ratten hatte Albert bereits in einer Vorstudie kennengelernt. Er hatte sich hier interessiert und neugierig gezeigt. Ratten an sich lösten bei dem Jungen also keine negativen Emotionen aus. Diesmal jedoch donnerte Herr Watson, während er die Ratte präsentierte, außerhalb von Alberts Sichtfeld mit einem Hammer auf eine Eisenstange. Das Kind erschrak heftig. Watson koppelte also einen Reiz (die Ratte) mit einem heftigen Schreck. Diese Prozedur aus Rattendarbietung und lauten Geräuschen wiederholte Watson mehrfach. Schon beim dritten Durchlauf weigerte sich Albert, die Ratte anzufassen. Nach sieben Durchgängen zeigte das Kind schließlich heftigste Angstsymptome. Watson hatte also bewiesen, dass man Ängste lernen kann. Und, ganz gemäß seiner Theorie, zeigte Albert tatsächlich in der Folge auch bei anderen, rattenähnlichen Reizen Angstsymptome. Er reagierte phobisch auf weiße Kaninchen, Hunde, Baumwollbüschel und sogar Bärte. Es heißt, Alberts Mutter sei mit ihrem Sohn weggezogen, bevor Herr Watson mit der Gegenkonditionierung beginnen konnte. Wer könnte es ihr verdenken. Ziemlich sicher wird ihr Albert aber ein Leben lang an wenigstens einer spezifischen Phobie gelitten haben.

Kann ich wirklich nicht in Ohnmacht fallen?

Hm, doch. Die einzige Phobie, bei der die Betroffenen wirklich in Ohnmacht fallen können, ist die Blut-, Injektions- und Verletzungsphobie[7], von der 2 bis 4 Prozent aller Menschen betroffen sind. Diese Phobie beginnt meist früh im Leben, vor dem 18. Lebensjahr, ausgelöst durch eine negativ verarbeitete

Schmerz-, Angst- oder Ekelerfahrung. Bei Kontakt mit dem auslösenden Reiz (oder der intensiven Vorstellung) in Ohnmacht zu fallen, unterscheidet diese Phobie von allen anderen. Aus evolutionspsychologischer Sicht mag es einen Überlebensvorteil dargestellt haben, angesichts von Blut blitzschnell in die Waagerechte zu sinken und sich nicht weiter zu bewegen (sprich: ohnmächtig zu werden). Zudem erscheint es logisch, dass Menschen, die schon im Frühsteinzeitalter eine starke Aversion gegen alles entwickelt haben, was potenziell Blutverluste verursachen könnte, mehr Gelegenheit hatten, ihre Gene in die nächste Generation zu tragen. Sie sind aufgrund ihrer Phobie sicherheitshalber lieber in der kuscheligen Höhle geblieben, als sich irgendwelchem Blutvergießen auszusetzen. Und das hat die Wahrscheinlichkeit des Fortpflanzens gegenüber der Wahrscheinlichkeit des Sterbens offenbar erhöht.

Die Blut-, Injektions- und Verletzungsphobie gilt als die Phobie mit dem größten »Vererbungspotenzial« und kommt familiär deutlich gehäuft vor. Voilà, hier stehen wir nun, wir modernen Menschen, mit unserem leicht ver-rückten vasovagalen Steinzeitreflex, der uns aus den Socken haut, wenn's blutig wird. Leider ergibt sich daraus heutzutage kein Überlebensvorteil mehr. Ganz im Gegenteil: Notwendige medizinische Versorgung und Prävention, die nun mal auch mit Injektionen oder Blutentnahmen einhergehen, werden von den Betroffenen häufig vermieden, was ein erheblicher Überlebensnachteil ist. Während es bei allen anderen Angststörungen wichtig ist, sich zu entspannen und das Nervensystem zur Ruhe kommen zu lassen, ist hier »Anspannung« das Zauberwort. Falls du betroffen bist: Spann deine Beine und deinen Po an, die Bauchmuskeln, und den Arm, der gerade nicht mit einer Spritze gepikt wird. Presse ihn an deine Seite. Schlag deine Beine übereinander und mach dich in pumpenden Bewegungen immer wieder kurz hart wie ein Brett. Ruhig atmen nicht vergessen!

Wie kann ich als Mutter oder Vater verhindern, meine Phobie an meine Kinder weiterzugeben?
Kinder lernen nicht das, was du sagst, sondern das, was du tust. Untersuchungen zeigen, dass schon drei Monate alte Babys besonders stark auf erschrockene Gesichtsausdrücke von Erwachsenen reagieren[8] und ihre Aufmerksamkeit dem Objekt zuwenden, von dem der Schreck der Erwachsenen ausgelöst wurde. Ganz wie die kleinen Rhesusäffchen. Hier scheint wiederum die Evolution am Werk zu sein, die uns gar nicht früh genug beibringen kann, wovor wir uns in Acht nehmen sollen. Etwas, das negative Emotionen auslöst, ist potenziell gefährlich.

Mit zunehmender Reife und Mobilität »suchen« Kleinkinder in unbekannten Situationen regelrecht in den Gesichtern ihrer erwachsenen Bezugspersonen nach Signalen, wie sie sich verhalten sollen. Wenn Kleinkindern ein unbekanntes Spielzeug präsentiert wird, auf das zuvor Erwachsene mit Ekel oder Angst reagiert hatten (beispielsweise eine Plastikspinne), halten auch die Kinder Abstand. Zeigen die Erwachsenen dahingegen zugewandtes und neugieriges Verhalten, übernehmen die Kinder auch diese Reaktion und erkunden das Spielzeug ohne Scheu.[9] Das zeigt, dass vor allem die Körpersprache und das Verhalten der Erwachsenen einen großen Einfluß auf die Gefühle der Kinder haben. Es nützt also nichts, wenn du deinen Kindern erzählst, dass Wauwaus lieb sind, aber gleichzeitig mit angespannter Miene die Straßenseite wechselst und einen großen Sicherheitsabstand zu jedem Vierbeiner einhältst. Wenn du eine Phobie nicht weitergeben möchtest, gelingt dies am besten, wenn du sie in dir selbst löst. Womöglich durchbrichst du damit eine sehr lange Kette an phobischen Familienmitgliedern vor dir und ermöglichst Angstfreiheit für viele Familienmitglieder nach dir. Durchbrich den paläolithischen Fluch!

Was wurde aus Frau A. mit der Hundephobie?

Als Frau A. zum ersten Mal in die Praxis kam, war sie sehr gequält und nahm buchstäblich am Leben nicht mehr teil. Gemeinsam steckten wir ihre Ziele fest: Sie wollte sich wieder frei bewegen können, wieder unbefangen zur Arbeit und zum Sport gehen und ihr Hobby, das Radfahren, wiederaufleben lassen. Das verhaltenstherapeutische Vorgehen bei spezifischen Phobien nennt sich Konfrontations- oder Expositionstherapie. Kurz gesagt geht es, nach einer gemeinsamen Vorbereitungsphase, direkt »ran an die Buletten« und rein in die angstbesetzte Situation.

Frau A. und ich erstellten eine Angsthierarchie: Auf ein großes Flipchart-Papier schrieben wir gestuft auf, welche Situationen sie mit viel Kraft und Überwindung gerade noch bewältigen könne, welche wünschenswert, aber aktuell nicht machbar seien, bis hin zu ihrer maximalen Angstvorstellung, nämlich direkt neben einem großen Hund auf dem Fußboden zu sitzen und ihn zu streicheln. Es entstand also eine beschriftete »Angsttreppe«, an der wir uns gemeinsam orientierten.

Frau A.s erste, gerade noch machbare Angststufe bestand darin, sich aus der Sicherheit ihres Autos heraus vorbeigehende Hunde anzuschauen. Hier schlug ihr inneres Alarmsystem bereits an, jagte ihren Puls in die Höhe und forderte sie auf, nicht hinzuschauen und schnell wegzufahren. Ihr Angstniveau auf dieser Stufe, ausgehend von einer Skala zwischen eins und zehn, pendelte zwischen fünf und sieben, je nachdem, wie nah der Hund ans Auto kam. Entsprechend hatte sie bisher bei jeder Konfrontation mit dem Auslöser »Hund«, sobald ihre Angst unangenehm anflutete, ihre Handlungen unterbrochen und die Flucht ergriffen. Dadurch sendete sie ihrem Angstalarm das Signal: »Danke für die Warnung! Deiner Empfehlung gemäß bin ich geflohen, und schau: Dadurch lebe ich noch!« Was natürlich den Alarm »bestätigte« …

Hier setzten wir an. Unser Motto lautete: »Der Alarm ist ein Fehlalarm! Wir tun es trotzdem!« Unser erster Weg führte uns auf den Parkplatz eines Hundesportvereins. Zunächst wollte Frau A. kaum hinschauen. Auf einer Skala von eins bis zehn empfand sie Angst der Stärke acht. Ich bat sie dennoch, die Angst kommen zu lassen, ruhig weiterzuatmen und keine Ausweichmanöver zuzulassen, also auch nicht wegzuschauen oder sich abzulenken. Stattdessen sollte sie mir genau beschreiben, was sie sah, worauf sie achtete, welche Nuancen am Verhalten der auf dem Parkplatz spielenden Hunde ihren Puls beschleunigten, welche Gedanken ihr dabei kamen und was sie fühlte. Nach etwa einer Viertelstunde bemerkte Frau A., dass sie ruhiger wurde. Nach einer Stunde fühlte sie sich ruhig, ihr Anspannungsniveau lag bei zwei. Als sie schließlich begann, sich zu langweilen, beendeten wir die Übung für den Tag. Wir modifizierten die Angsthierarchie noch ein wenig, weil Frau A. festgestellt hatte, dass springende Hunde problematischer waren als liegende und dass die Entfernung zum Hundemaul eine große Rolle spielte.

In weiteren zehn Stunden gingen wir Stufe für Stufe gemeinsam durch Frau A.s Angstsituationen. Jedes Mal ließ sie die Angst kommen, stand sie tapfer durch – und wartete geduldig, bis sie sich vollständig wieder beruhigt hatte. Zwischen unseren gemeinsamen Sitzungen übte sie alleine. Es war ein bewegender Moment für uns beide, als sie den Therapiehund, den wir für die letzten Sitzungen eingeladen hatten, nicht nur selbst an der Leine führte, sondern sogar streichelte und mit Leckerchen versorgte. Heute fährt Frau A. wieder mit dem Rad zur Arbeit und hat sich mit dem Hund des Chefs gut angefreundet.

Soziale Phobie: So'n Scheiß to meet you!

Stell dir vor, du würdest Tennis spielen. Am Rande des Platzes sitzt, auf seinem hohen Stuhl, der Schiedsrichter. Sein Job besteht darin, Regelverletzungen und Linienübertretungen anzuzeigen. So weit, so okay. Was wäre aber, wenn dieser Schiedsrichter plötzlich total gemein wäre? Was, wenn er überkritisch jede deiner Gesten bemängeln würde? Wie würdest du dich fühlen, wenn er sogar dein Aussehen, deine Mimik und deine ganze Erscheinung kommentieren und abwerten würde? Was ginge in dir vor, wenn er ständig mit dem Finger auf deine verwundbarsten Punkte zeigen würde? »Hey, alle Augen sind auf dich gerichtet! Wehe, du verzappelst den Aufschlag! Zittern jetzt etwa deine Hände? Du machst dich vor aller Welt lächerlich!« Das würde dir das Tennisspielen wahrscheinlich ganz schön vermiesen. Vermutlich würde dir der Schiedsrichter Angst einjagen und deine Befürchtung schüren, dass alles falsch, unangemessen oder peinlich ist, was du machst. »Mit diesem Aufschlag hast du dich nicht nur disqualifiziert, deine hektischen Flecken zeigen der ganzen Welt auch noch, was für ein nervöses Hemd du bist! Warum denkst du, dass du hier mitspielen kannst?«

Die ständige Angst vor Beschämung und Kritik würde dich wahrscheinlich auch körperlich belasten: Du würdest zittrig und schwitzig werden, weich in den Knien und obendrein puterrot im Gesicht. Es ist schwierig, unter diesen Bedingungen locker aufzuspielen. Du hättest wahrscheinlich irgendwann Angst, den Platz auch nur zu betreten. Gut vorstellbar, dass du vor dem nächsten Tennisspiel sogar eine Panikattacke erleidest und fortan das Tennisspielen vollständig vermeidest. Ver-rückte Vorstellung? Leider nicht.

So ungefähr kannst du dir eine soziale Phobie vorstellen: Jeder Kontakt zu anderen Menschen, jede alltägliche Interaktion fühlt sich an wie eine hoch stressige Testsituation unter den Augen kritischer Beobachter. In der Öffentlichkeit zu sprechen oder zu essen oder auch öffentliche Toiletten zu benutzen, wird zur Herausforderung. Vielleicht kennst du es von dir, dass du errötest oder schwitzige Hände bekommst, wenn die Aufmerksamkeit auf dich gerichtet ist. Möglicherweise vermeidest du Beurteilungssituationen, weil du befürchtest, für ungeschickt, dumm oder peinlich gehalten zu werden? Das ist – in Maßen – nicht ungewöhnlich. Ab wann wir hier wirklich von einer psychischen Störung sprechen, klären wir im Folgenden.

Soziale Phobien stehen nach den spezifischen Phobien auf Platz zwei der häufigsten Angststörungen.[10] Die Schätzungen belaufen sich auf bis zu 13 Prozent Betroffene in der Bevölkerung. Damit gehört sie zu den häufigsten psychischen Erkrankungen überhaupt. Vor allem junge Erwachsene gehören zu den Leidtragenden.[11] Stell dir vor: In einer 26-köpfigen Berufsschulklasse sitzen durchschnittlich zwei betroffene Personen! Falls du nicht selbst dazugehörst und dich fragst, woran du diese Mitschülerinnen und Mitschüler hättest erkennen können: Es sind diejenigen, die sich niemals in den Mittelpunkt gestellt, jegliche Form von Aufmerksamkeit vermieden und lieber gar nichts als etwas Falsches gesagt haben. Blickkontakt zu halten, fiel ihnen schwer. Wenn sie gezwungen waren, ein Referat zu halten, hast du ihnen ihre Not wahrscheinlich angesehen. Sie sind zu Partys nicht erschienen oder haben, festgeklammert an ein Getränk, in ihrem Kopf Textpassagen für Small-Talk-Situationen geprobt. Vielleicht hast du sie für schüchtern gehalten. Eine soziale Phobie ist jedoch weit mehr als Schüchternheit. Wenn Schüchternheit Cola ist, ist die soziale Phobie eine Cola, in die jemand ein Minzdrop hat fallen lassen ...

Menschen mit einer sozialen Angststörung empfinden einen außerordentlichen Druck, wenn sie in zwischenmenschlichen Kontexten funktionieren sollen. Leider greifen nicht wenige auf Helferlein aus dem Spirituosenregal zurück, um (vermeintlich) lockerer, mutiger und geselliger zu werden. Über 10 Prozent aller sozialphobischen Menschen sind alkoholabhängig. Die Zahl derjenigen, die Alkohol zwar nicht suchtartig, aber dennoch missbräuchlich und als eine Art

»Selbstmedikation« konsumieren, dürfte noch wesentlich höher sein. Achte mal darauf, wie oft sich Stars in Filmen und Serien »Mut antrinken« oder »zur Beruhigung« erst mal einen Schnaps einschenken. Kein tolles Vorbild, denn in letzter Konsequenz steht man bei dieser Praxis irgendwann mit zwei psychischen Erkrankungen da: einer Angst- und einer Suchterkrankung.

Ängste mit Alkohol zu bekämpfen, gleicht dem Versuch, den Teufel mit dem Beelzebub auszutreiben. Besonders gefährlich an dieser Kombination ist darüber hinaus, dass Alkohol und andere Substanzen zu einer körperlichen und mentalen Destabilisierung beitragen und dich insgesamt spürbar zittriger, schreckhafter, wackeliger auf den Beinen und vernebelter machen. Das sind nicht gerade günstige Ausgangsbedingungen, um sich mutig den Herausforderungen des sozialen Miteinanders zu stellen. »Hanxiety« hat sich im englischsprachigen Raum als Begriff eingebürgert, um den Zusammenhang zwischen dem verkaterten Hangover-Gefühl und der Angst (»Anxiety«) zu beschreiben.

Als Mensch mit einer sozialen Phobie befürchtest du, negativ bewertet und abgelehnt zu werden. Im Beisein anderer Menschen befällt dich die Sorge, etwas Peinliches zu tun oder zu sagen und dafür ausgelacht oder beschämt zu werden. Insbesondere gegenüber Autoritätspersonen oder im Kontakt zu einer relevanten Bezugsgruppe empfindest du einen sehr hohen Druck, dich keinesfalls unangemessen zu verhalten. Häufig gibt es entsprechende prägende Erfahrungen in deiner Biografie, die diese Angst nahelegen. Fast jeder Mensch mit einer Sozialphobie weiß von einem familiären Klima der ständigen Bewertung zu berichten oder einem Moment, als die ganze Grundschulklasse lachte. Erfahrungen mit Hänseleien sind nachweislich mit einem höheren Angstniveau assoziiert.[12]

Vielleicht erinnerst auch du dich an solche Momente, die dich noch heute wie ein heißer Blitz der Scham durchzucken. Alltägliche soziale Situationen, die anderen Menschen sogar Vergnügen bereiten, erzeugen in sozialphobischen Menschen größte Angst. Die daraufhin auftretenden körperlichen Stressreaktionen wie Schwitzen, Erröten oder Zittern nehmen eine besondere Rolle ein: Die Sichtbarkeit dieser Symptome befeuert die Furcht, unangenehm aufzufallen. Rot zu werden oder stark zu schwitzen, so eine typische Sorge von Menschen mit Sozialphobie, könnte beispielsweise von Außenstehenden als unsouverän, verunsichert oder gar als Zeichen von Unaufrichtigkeit gedeutet werden. Der eigene Körper wird zum Verräter, der dich bloßstellt und im Stich lässt. In der Folge kommt es häufig zu selbstabwertenden Gedanken oder, schlimmer noch, zu regelrechtem Selbsthass.

Und nochmals zurück zum Bild des Schiedsrichters beim Tennis: Sozialphobische Menschen übernehmen nämlich beide Rollen. Zum einen die Rolle der gequälten Person, die nicht mehr locker aufspielen kann und das Tennisspielen am liebsten komplett vermeiden würde. Und gleichzeitig die Rolle der von oben herab unbarmherzig und kritisch maßregelnden Instanz. Richtig gelesen: Die Abwertung und Verurteilung, die Menschen mit einer sozialen Phobie so angestrengt versuchen zu verhindern, übernehmen sie im eigenen Kopf selbst – und häufig um ein Vielfaches kleinlicher und gemeiner, als sich je eine reale Person aus dem sozialen Umfeld äußern würde. Das Unbewusste lässt grüßen! Als würdest du als Hauptperson durch dein Filmset marschieren, während eine Stimme hinter den Kulissen dich runterputzt, was für eine miese Figur du dabei abgibst.

Scham ist eine Emotion, die du dann empfindest, wenn dein Verhalten gegen die Regeln und Standards deiner Bezugsgruppe verstößt und du dadurch drohst aus dem Rahmen zu fallen. Das will – wieder mal – vor allem der Steinzeitmensch in dir verhindern. Ein Rausschmiss aus dem Familienverbund aufgrund von Fehlverhalten hat über die längste Zeit unserer Menschheitsgeschichte den sicheren Tod bedeutet. Da haben wir also wieder die archaische Wurzel der Angst. Wir sind zutiefst soziale Wesen. Anerkannt und gemocht zu werden und gut integriert in eine Gruppe zu sein, war für unsere hominiden Vorfahren extrem relevant und sicherte das gemeinschaftliche Überleben. Heutzutage bringt es jedoch niemanden um, blöd gefunden zu werden. Selbst sehr unangemessenes Verhalten hat in aller Regel keine bedrohlichen Konsequenzen. Dennoch wohnt das dringliche Bedürfnis, keine schamerzeugenden Begebenheiten zu durchleben, in den meisten von uns. In unserer Kindheit bekommen wir beigebracht, wie wir uns in verschiedenen Situationen zu verhalten haben und wie nicht, was »normal« ist und was nicht. »Schäm dich!« ist ein Kommando, das viele von uns im Rahmen ihrer Erziehung gehört und beherzigt haben. Irgendwann benötigen wir diese Hinweise von Außenstehenden nicht mehr, sondern unser Schamgefühl springt von alleine an und sorgt dafür, dass wir uns innerhalb der gelernten tolerablen Leitplanken bewegen.

Diese verinnerlichte, kritische (und oft unbewusste!) Instanz wurde schon von Sigmund Freud identifiziert und als »Über-Ich« bezeichnet, das das triebgesteuerte »Es« in Schach hält. Die Angst vor Beschämung bildet den Kern der sozialen Phobie. Es sind also nicht die Sozialkontakte an sich, auf die sich die Angst bezieht, sondern die Mutmaßung über das schlechte Urteil, das andere fällen könnten. Und diese Mutmaßung, die die Angst auslöst, passiert im eigenen Kopf. Alles, was du denkst, was andere denken, denkst ja eigentlich du!

Wie bei allen Phobien versuchen auch Menschen mit einer sozialen Phobie sämtliche potenziell angstauslösenden Situationen zu vermeiden. Wenn jedoch das soziale Umfeld nicht das wahre Problem ist, sondern die selbst konstruierten Gedanken über die angeblichen Meinungen und Bewertungen des Umfelds, trifft die Vermeidung nicht gerade den Nagel auf den Kopf. Zudem hat Vermeidungsverhalten weitere, gravierende Konsequenzen: Wer unter einer sozialen Phobie leidet, hat ein dreimal höheres Risiko, normalen Alltagsaktivitäten, einschließlich einer geregelten Berufstätigkeit, nicht nachgehen zu können (im Vergleich zu Menschen ohne eine psychische Erkrankung).[13] Zudem steigt das Risiko für die Entwicklung einer depressiven Störung oder einer Suchterkrankung.

Ein weiteres Problem, das sich aus der dauerhaften Vermeidung sozialer Situationen ergibt, ist das reale Kompetenzdefizit: Wenn du Small Talk stets vermeidest, stellst du dich möglicherweise tatsächlich irgendwann sperriger an, als unbelastete und dadurch geübtere Menschen. Nie ein Referat zu halten, verhindert deinen Lernzuwachs in Sachen Präsentation und trägt dadurch zu deiner Unsicherheit bei. Und wenn du Partys als Übungsfeld für entspannte Zwischenmenschlichkeit, einschließlich Flirten, Tanzen, Essen und öffentliche Toilettennutzung, auslässt, bleiben ebendiese Lebensbereiche Angst einflößend und anstrengend.

Einige Menschen mit einer sozialen Phobie wählen die Strategie, sehr einsilbig zu antworten, um nichts Verkehrtes zu sagen, oder sie vermeiden Blickkontakt. Genau das kann aber erst recht irritierend und sonderbar auf das Umfeld wirken. Manchmal tarnt sich das Vermeidungsverhalten sozialphobischer Menschen ziemlich geschickt und kommt als Perfektionismus und Einhundertprozentigkeit daher. Vielleicht gehörst du auch zu denjenigen, die mit eng beschriebenen Karteikärtchen oder einem auswendig gelernten Text klarkommen, aber aufgeschmissen sind, sobald sich Situationen spontan entwickeln. Viele Menschen mit einer Sozialphobie orientieren sich zudem an vollkommen unrealistischen und überhöhten Standards. Andere Vermeidungsstrategien beziehen sich darauf, die nach außen hin sichtbaren, »verräterischen« Körperreaktionen zu verstecken. Menschen, die bei Angst stark schwitzen, tragen häufig mehrschichtige Kleidung, die durchdringende Schweißringe auffangen soll. Leider ist der Zwiebellook nicht immer witterungsangemessen und erhöht das Hitzeempfinden und damit die Schweißbildung. Um ihre Gesichtsröte zu verdecken, wählen manche Menschen kreative Strategien. Von riesigen Sonnenbrillen über Frisuren, die das Gesicht verdecken, bis zu stark abdeckendem Make-up ist alles dabei. Auch diese Maßnahmen tragen manchmal dazu bei, erst recht Aufmerksamkeit auf sich zu ziehen.

Noch ein paar Worte zum Rotwerden: Studien belegen, dass Menschen, die leicht erröten, beispielsweise wenn ihnen in der Öffentlichkeit ein Missgeschick passiert, von Außenstehenden für authentisch und sympathisch gehalten werden. Das Erröten scheint wie ein Signal an das Umfeld zu fungieren, dass man die Regelübertretung, die Tollpatschigkeit oder die Peinlichkeit nicht absichtlich begangen hat. Wenn es evolutionär betrachtet also eine Gefahr darstellt, negative Aufmerksamkeit auf sich zu ziehen, ist das Erröten ein Schutz, der unterstreicht, dass dir die Gruppenregeln nicht gleichgültig sind und dass dir eine positive Wirkung wichtig ist. Rotwerden ist also gar nicht das Problem, als das du es vielleicht empfindest, sondern es ist eine Lösung. Es führt nicht zu Abwertung, sondern verhindert diese.

Verzerrte Wahrnehmung

Probleme im eigenen Kopf größer zu machen oder sogar erst durch die eigene Bewertung zu erzeugen, kennen wir in der Psychologie aus vielen Zusammenhängen. Das Phänomen hat einen wissenschaftlichen Namen, nämlich Wahrnehmungsverzerrung. Menschen mit starker und Menschen mit schwach ausgeprägter Errötungsangst unterscheiden sich gemäß Studien zum Beispiel gar nicht darin, wie häufig oder stark sie tatsächlich erröten. Die subjektive (Fehl-)Einschätzung spielt hier eine große Rolle. Sie ist unter Umständen so stark verzerrt, dass in der Psychotherapie Foto- und Videoaufnahmen zum Einsatz kommen, die das Selbstbild korrigieren sollen.[14]

Wenn du deine soziale Phobie in den Griff bekommen möchtest, ist das Entscheidende also nicht nur, dich deinen angstbesetzten Situationen zu stellen. Sondern ganz besonders wichtig ist, dass du dir über deine eigene, verzerrte Wahrnehmung und deine gedanklichen Filter klar wirst. Wir alle haben im Laufe unseres Lebens gelernt, wie wir selbst sind (und sein sollen), wie andere sind (und sein sollen) und wie Beziehungen zu anderen Menschen sind (und sein sollen). Das ist unsere persönliche »Normalität«, unser Standard. Diese tief sitzenden Grundüberzeugungen nennt man im allgemeinen Sprachgebrauch auch Glaubenssätze, was ein guter Begriff ist – denn sie werden geglaubt. Aber nur, weil du diese Sätze glaubst, sind sie dennoch nicht automatisch wahr.

Glaubenssätze gehören zu den Gedanken, die teilweise noch nicht mal richtig bewusst werden, sondern im Unbewussten wirken. Sie denken sich so leicht, wie du auf einer glatt asphaltierten Autobahn dahinrauschst. Über viele Jahre sind womöglich etliche synaptische Verbindungen in deinem Kopf entstanden und immer wieder verstärkt worden, die einige Gedanken besonders schnell durchflutschen lassen. Diese (automatischen) Gedanken haben direkten Einfluss auf dein Verhalten und auf dein Gefühl. Aber noch mal: Etwas »immer wieder« oder »schon immer« zu glauben, macht es dennoch nicht wahrer. Es denkt sich nur leichter und schneller.

Es kann sein, dass es in deinem Kopf recht unfair zugeht. Wahrscheinlich bist du, wenn es um dich selbst geht, auf deine vermeintlich negativen Aspekte fokussiert: »Ich bin so ungeschickt und oberpeinlich«, »Meine zitternde Stimme fällt total auf und entlarvt mich als unsouverän«, »Warum rede ich so viel dummes Zeug?« und so weiter. Und wenn etwas gut gelaufen ist, kommt maximal: »Na, das ist doch nichts Besonderes.« Im Hinblick auf andere Menschen denkst du dahingegen vielleicht vor allem über deren Vorzüge nach und hältst sie für grundsätzlich kompetenter, attraktiver, lustiger und schlauer. Und vielleicht trägt zu deiner Bewertungsangst auch bei, dass du gleichzeitig glaubst, andere Menschen seien kritisch, bewertend und gemein. Kennst du das so ungefähr aus deinem Kopf? Dann frag dich unbedingt Folgendes: Ist das alles wahr? Und was wäre, wenn das alles gar nicht zuträfe und weder du peinlich noch die anderen so toll und gleichzeitig so bewertend wären? Glaubenssätze, die dazu beitragen, dass es dir schlecht geht, bezeichnet man als dysfunktional.

Noch eine Frage, die womöglich ein bisschen pikt, deren Beantwortung aber sehr hilfreich sein kann: Bist du wirklich so wichtig? Klingt komisch, denn Menschen mit einer sozialen Phobie sind alles andere als selbstverliebt. Sie denken nicht, dass sie wichtiger sind als alle anderen. Dennoch: Sie verwenden viele Ressourcen auf die Betrachtung ihrer eigenen Person und sind ständig in Gedanken bei sich selbst, ihrem Aussehen, ihrem Auftreten, ihrer Wirkung, und dem, was andere über sie denken. Falls dir das bekannt vorkommt: Ein guter Einstieg in die Arbeit an deinen sozialphobischen Symptomen ist, deine Aufmerksamkeit, die laserfokusmäßig auf deinen eigenen »Defiziten« liegt, dorthin zu lenken, wo sie eigentlich hingehört: auf deine Gesprächspartner, die Inhalte, um die es geht, und die Situation, in der du bist. Raus aus dem eigenen Kopf, rein ins Leben.

Fallbeispiel soziale Phobie: Schwitzen und schwitzen lassen

Herr V. ist Auszubildender in der Versicherungsbranche, denkt aber darüber nach, alles hinzuschmeißen. Jeder Kundenkontakt, jedes Telefonat im Beisein anderer im Großraumbüro und insbesondere Begegnungen mit seiner Chefin bereiten ihm, wie er sich ausdrückt, »die Hölle auf Erden«. Er fühlt sich durch die anderen beobachtet, bewertet und glaubt fest, sich »wie eine Witzfigur« anzustellen. Herr V. beginnt vor Anspannung in sozialen Situationen stark zu schwitzen, sein Gesicht rötet sich, er fühlt ein Brennen bis in die Haarspitzen. Diese Körperreaktionen kennt er von sich bereits aus der Schulzeit, in der er deswegen ausgelacht und gehänselt wurde. Als Schüler trug er deshalb weite, schwarze Kapuzenpullover, in denen er sich etwas sicherer und »versteckter« fühlte. Jetzt, im Versicherungskontext, ist er gezwungen, eng anliegende Hemden zu tragen – die er sichtbar durchschwitzt. Sein Wunsch an die Therapie: das verflixte Rotwerden und das Schwitzen loswerden!

Herr V. denkt unablässig darüber nach, was andere über ihn denken und wie er sich korrekterweise verhalten soll, um nicht negativ aufzufallen. Dies führt manchmal zu bizarren Situationen. In der Berufsschule hat er beispielsweise größte Probleme, das Gebäude zu verlassen. Denn wenn er irgendwo hinter sich noch jemanden wahrnimmt, fühlt er sich verpflichtet, dieser Person die Tür aufzuhalten und erst dann durchzugehen. Er will nicht unhöflich oder gleichgültig wirken. Leider kommen aber nahezu immer neue Personen den Gang entlang, sodass er schon mal eine halbe Stunde lang »wie ein schwitzender, tomatenroter Vollidiot« allen die Tür aufgehalten hat, bevor er endlich eine Chance sah, selbst hindurch-

zuschlüpfen. Nach solchen Momenten empfindet Herr V. regelrechten Selbsthass. Um sein Rotwerden in seinem Ausbildungsbetrieb zu verbergen, legt er sich täglich eine große Tageszeitung bereit. In besonders herausfordernden Situationen, wenn sein Kopf wieder »zur Bombe« wird, hält er sie ausgebreitet vors Gesicht, um sich dahinter zu verstecken und zu beruhigen. Kürzlich hat ihn seine Chefin zum Gespräch gebeten, da sie es unangemessen findet, dass er, wann immer sie das Büro betritt, offensichtlich in die Zeitung vertieft ist. Herr V. ist kurz davor, seine Ausbildung abzubrechen. Allerdings sieht er keine mögliche andere Nische für sich, denn »Menschen sind ja leider überall«. Herr V. versteht, dass er zwischenmenschlichen Kontakten nicht dauerhaft ausweichen kann, zumal lockere und entspannte Kontakte auch eine Sehnsucht von ihm sind. Er hätte gerne eine Partnerin und einen Freundeskreis. Dafür müsste aber, so seine Theorie, zunächst das Schwitzen und Rotwerden aufhören.

Wäre das auch deine Herangehensweise?

Checkliste: Habe ich eine soziale Phobie?

- ☐ Ich habe Angst vor (kritischer) Betrachtung, deswegen stehe ich nicht gerne im Mittelpunkt.
- ☐ Soziale Situationen wie Essen oder Sprechen im Beisein anderer Menschen machen mir Angst.
- ☐ Wenn ich den für mich peinlichen Situationen nicht ausweichen kann, quält mich das sehr, und ich gerate in einen unangenehmen emotionalen und körperlichen Ausnahmezustand.

Hast du hier zu allen Punkten Ja gesagt? Wenn nicht: Höchstwahrscheinlich bist du nicht von einer sozialen Phobie betroffen. Falls ja: Red Flag! Dann beantworte die nächste Frage:

Was fühlst du, wenn du mit einer für dich unangenehmen sozialen Situation konfrontiert bist?

- ☐ Ich werde rot, bekomme sichtbare nervöse Flecken oder zittere.
- ☐ Mir wird übel, und ich habe Angst, dass ich mich übergeben muss.
- ☐ Ich muss ganz dringend auf die Toilette (oder fühle mich so).

Hast du in sozialen Situationen mindestens eines dieser Symptome? Wenn nicht, handelt es sich in deinem Fall möglicherweise um ein gewisses Unbehagen, aber höchstwahrscheinlich nicht um eine Sozialphobie. Falls ja: Red Flag! Dann lies hier weiter:

Gleichzeitig spüre ich auch noch Folgendes:

- ☐ Mir wird sehr heiß oder sehr kalt, manchmal im Wechsel.
- ☐ Ich fühle Kribbeln oder Taubheitsgefühle, zum Beispiel im Gesicht oder in den Fingerkuppen.
- ☐ Es fühlt sich an, als würde ich schwer Luft bekommen.
- ☐ Ich fühle mich eingeengt und empfinde ein Druckgefühl in der Brust.
- ☐ Mir wird übel, mein Magen-Darm-Trakt rumort.
- ☐ Mir wird schwindelig, ich fühle mich benommen und bekomme weiche Knie.
- ☐ Ich fühle mich wie in einem Film, als sei das alles nicht ganz real.

Konntest du mindestens zwei Symptome aus dieser Liste an dir feststellen, wenn es um die Konfrontation mit sozialen Interaktionssituationen geht? Dann stell dich bitte zur diagnostischen Abklärung bei einer fachkundigen Person mit Expertise in Psychiatrie und/oder Psychotherapie vor. Es ist möglich, dass du unter einer sozialen Phobie leidest. Zeig ihr/ihm diese Liste.

Offene Fragen und ehrliche Antworten zum Thema soziale Phobie

Haben Menschen mit einer sozialen Phobie vor allen Menschen Angst oder nur vor bestimmten?
Die soziale Phobie zeigt sich vor allem in Situationen, in denen Bloßstellung und Beschämung befürchtet wird. Je eher das Gegenüber als relevant oder mächtig eingestuft wird, desto gravierender ist die Symptomatik. Im vertrauten Umfeld, beispielsweise innerhalb der Familie, kann die Symptombelastung geringer sein.

Kann eine soziale Phobie von alleine nachlassen?
In vielen Fällen berichten Menschen retrospektiv über Phasen größter Verunsicherung in der Jugend, die dann nachgelassen habe. In der Regel geschieht dies aber nicht von allein, sondern durch korrigierende, positive Erfahrungen in vermeintlich unangenehmen Situationen.

Warum sind vor allem jüngere Menschen betroffen?
Die Jugend und das junge Erwachsenenalter sind Phasen, in denen unsere Rolle und unsere Positionen im Leben noch nicht gefestigt sind. Wir vergleichen uns stark mit anderen und sind besonders verletzlich, wenn wir bewertet werden. Gleichzeitig sind Lästereien, Ausgrenzung und Mobbing in dieser Altersspanne besonders häufig und können das Gefühl verstärken, nicht okay zu sein. Studien zeigen, dass etwa ein Drittel derjenigen, die während der Schulzeit unter verbalen und sozialen Formen von Ausgrenzung, Missachtung und Aggression gelitten haben, anhaltende psychische Folgestörungen entwickeln.[15]

Kann ich Schwitzen und Rotwerden nicht anders loswerden, zum Beispiel durch eine Operation?
Die Rötung, die man sieht, entsteht durch die Erweiterung kleiner Blutgefäße in der Haut. Der Nervenimpuls zur Erweiterung dieser kleinsten Äderchen kommt vom Sympathikus. Das ist ein Nerv, der neben der Wirbelsäule entlangläuft. Da kann man auf den Gedanken kommen, den einfach durchzuknipsen, und dann hat sich das mit dem Rotwerden erledigt. Diese spezielle Operation gibt es tatsächlich, sie nennt sich endoskopische transthorakale Sympathektomie (ETS). Allerdings sollte dieser Schritt intensivst überlegt sein. Medizinischerseits wird so ein Eingriff nur in absoluten Ausnahmefällen in Erwägung gezogen. Zum einen sind die Erfolgsaussichten nicht so blendend, zum anderen sind mit der Durchtrennung eines Nervs ja auch alle seine weiteren natürlichen Funktionen ebenfalls hinüber.

Wenn gleichzeitig oder unabhängig vom Erröten ein extremes, quälendes Schwitzen auftritt, gibt es eine ganz ähnliche Operation am selben Nerv. Ist der zuständige Schwitz-Nerv einmal durchgeschnitten, produziert keine Zelle dahinter mehr ein Tröpfchen Flüssigkeit. Du erinnerst dich, was für Nerven gilt? Kaputt ist kaputt! Das muss man sich wirklich sehr gut überlegen. Lieber vorher alle anderen Optionen ausloten. An erster Stelle: Psychotherapie! Es gibt zudem spezielle Cremes (allerdings oft mit Aluminium), Medikamente (Anticholinergika), Behandlung mit Strom (Iontophorese) und sogar Botox-Behandlungen.

Denke daran: Schwitzen und Erröten sind normale Körperfunktionen. Die Angst davor ist das, was ver-rückt ist.

Ist das wirklich eine Phobie oder ist das meine Persönlichkeit?
Die soziale Phobie ähnelt in vielen Gesichtspunkten der ängstlich-vermeidenden oder auch selbstunsicheren Persön-

lichkeitsstörung. Die Überlappungen sind groß, und auch diagnostisch versierte Fachleute sind sich nicht immer ganz einig. Grob kann man sagen: Soziale Phobien werden von den Betroffenen selbst weniger als Persönlichkeitszug, sondern eher als Störung erlebt, und sie beschränken sich auf enger umrissene soziale Situationen. Während Menschen mit einer Sozialphobie eher konkrete Kontexte meiden, wie in der Öffentlichkeit zu essen oder zu telefonieren, erleben Menschen mit einer selbstunsicheren Persönlichkeitsstörung eine allumfassende, tief gehende Verunsicherung hinsichtlich ihrer Kompetenz, ihrer Attraktivität und ihres Selbstwerts. Diese Selbstunsicherheit erstreckt sich auf nahezu alle Bereiche und Kontexte und ist häufig »schon immer« da.

Wie kann ich als Mutter oder Vater verhindern, meine soziale Phobie an meine Kinder weiterzugeben?

Abweisendes, kühles oder sehr bewertendes Elternverhalten kann dazu beitragen, dass Kinder ein defizitäres Selbstbewusstsein entwickeln und auch später, als Erwachsene, zutiefst überzeugt sind: »Ich bin nicht gut genug, unwert und peinlich.« Das ist allerdings nicht der einzige Weg hinein in die Sozialphobie. Wenn du selbst unter einer sozialen Phobie leidest, besteht bei dir unter Umständen der übergroße Wunsch, deinem Kind negative zwischenmenschliche Erfahrungen zu ersparen. Das kann darauf hinauslaufen, dass du dein Kind vor sozialen Kontexten schützt, warnst und auf Enttäuschungen vorbereiten möchtest. Eventuell nimmst du deinem Kind auch viel ab und übernimmst oder begleitest viele Aufgaben, damit es sie nicht alleine bewältigen muss. Dein Ziel ist sicherlich, dass dein Kind sich beschützt und gestärkt fühlt und anderen Menschen durch deine Unterstützung angstfreier begegnet. Beobachte aber mal, welche Botschaften du tatsächlich sendest und was du deinem Kind vorlebst.

Es ist gut möglich, dass du ausstrahlst, dass Kontakte zu anderen Menschen bedrohlich, stressig oder anstrengend sind. Möglicherweise gibst du deinem Kind auch das Gefühl, Dinge alleine nicht bewältigen zu können und nicht über ausreichende Kompetenzen zu verfügen. Genau das ist leider der Nährboden, auf dem soziale Phobien gedeihen. Überprotektives Elternverhalten ist daher ebenso mit höheren Angstniveaus bei Kindern assoziiert wie unterkühltes Elternverhalten. Prima, wir Eltern machen es also auf jeden Fall verkehrt? Nein! So wichtig deine Rolle als Mutter oder Vater im Leben deiner Kinder ist: Sie sind keine leeren Festplatten, und du bist nicht der einzige Mensch, der etwas »einprogrammiert«. Du »machst« deine Kinder nicht und bist auch nicht für alles verantwortlich.

Der beste Weg, sozialphobische Muster nicht an die folgenden Generationen zu transportieren, ist, sie selbst zu durchbrechen und zu einem entspannten Modell zu werden. Anregungen dazu findest du im Abschnitt »Tipps, Tools und Therapiehinweise bei Angst«.

Was wurde aus Herrn V. mit der sozialen Phobie?

Herr V. erhoffte sich von der Therapie, das Rotwerden und Schwitzen in den Griff zu bekommen, um dadurch unbefangener im Kontakt zu seinen Mitmenschen zu werden. Allerdings funktioniert das in dieser Reihenfolge nicht. Erinnerst du dich an die Metapher vom gehässigen Schiedsrichter? Herr V. glaubte, die Lösung seiner Probleme bestünde darin, es dem Schiedsrichter recht zu machen: Am besten gar nicht auffallen, stets gut performen und souverän abliefern, nicht dumm oder peinlich sein, nicht rot werden, nicht zittern, nichts Falsches sagen, einfach »normal« sein.

»Ich muss mich so verändern, dass ich gar keinen Anlass zur Beanstandung liefere«, lautete im Kern Herrn V.s bisherige Überzeugung. Er war etwas überrascht, dass ich rundweg ablehnte, ihn dabei zu

unterstützen, die Standards des grimmigen Schiedsrichters zu erfüllen. Stattdessen schlug ich vor, dass wir diese innere, kritische (und größtenteils unbewusste) Instanz gemeinsam kennenlernen und entmachten. Von außen betrachtet stimmst du mir wahrscheinlich zu, dass nicht der gequälte und zunehmend ängstliche Anteil von Herrn V. das Problem war, sondern die ungnädige und abwertende Instanz in seinem Inneren. Und vielleicht kam dir auch schon der Gedanke, dass nicht die Chefin, nicht der Kollege Müller und auch nicht die anderen Berufsschüler Herrn V. das Leben zur Hölle machten, sondern vor allem Herrn V.s Bewertung dieser Situationen.

Unser gemeinsames Therapieziel lautete schließlich: 1. Negative und überkritische Glaubenssätze aufspüren, deren Herkunft hinterfragen und überprüfen 2. Unbefangener im Kontakt werden und in Kauf nehmen, durchschnittlich, dumm, peinlich oder ver-rückt zu sein, um dem inneren Kritiker zu beweisen, dass dadurch nichts Schlimmes passiert. Ganz im Gegensatz zu seiner Erwartung bekam Herr V. also nicht die zehn goldenen Tipps gegen das Schwitzen und das Rotwerden von mir, sondern im Wesentlichen den Auftrag: »Blamiere dich täglich, benimm dich crazy, mach alles, was dir die Röte ins Gesicht treibt, und schau mal, was dann wirklich passiert.«

Nach anfänglicher Skepsis konnte Herr V. sich darauf einlassen, sich ohne jegliche Ausweichmanöver und Vermeidungsstrategien verschiedensten Situationen auszusetzen, die ihm anfangs sehr unangenehm waren. Seine Durchhalteparole lautete (ich zitiere!): »Ich mache das jetzt! Scheiß drauf!« Etwas wohlklingender formuliert: Er beendete in einem revolutionären Umsturz die Regierungszeit der sozialen Angst, setzte fortan selbst seine Ziele und mutete sich dabei zu, unangenehme Erfahrungen zu machen. Sich verletzlich zu zeigen, wurde seine neue Superpower. Und je gleichgültiger ihm wurde, dass er schwitzte und rot wurde, zitterte, »dummes Zeug« erzählte oder »peinlich« war, desto seltener passierte das.

Das ist der ganze Trick: Indem du sagst: »Komm her, Angst, ich nehme dich aus vollem Herzen in Kauf« – desto schneller verschwindet sie.

Herr V. brach seine Ausbildung übrigens tatsächlich ab. Allerdings nicht, weil er vor der Angst im Büro kapitulierte, sondern weil er sich endlich traute, seinem wahren Herzenswunsch nachzugehen und etwas richtig Großes zu wagen. Er zog in seine Lieblingsstadt, nahm ein Studium auf und bringt seither als DJ die Clubszene zum Schwitzen.

Agoraphobie: Mach Platz, Angst!

Stell dir vor, du gehst, wie so oft, in den Supermarkt. Du bist etwas in Eile, und abgesehen von zwei großen Tassen Kaffee hast du auch noch nichts im Magen. Es ist ein eher schwüler Tag, aber drinnen, vor allem vor den Kühltheken, ist es sehr kalt. Die plötzlich veränderte Temperatur bringt deinen Kreislauf ein bisschen durcheinander. Der Schweißfilm in deinem Nacken fühlt sich eiskalt an. Oh, nein!, denkst du. Nicht dass ich hier einen Kreislaufkollaps erleide und umkippe! Die Vorstellung macht dir Angst, dein Herz wummert. Du schaust dich um, nirgendwo ist ein geöffnetes Fenster in Sicht. Du hast das Gefühl, dringend frische Luft zu brauchen. Dein Brustkorb wird eng. Angstvoll richtest du deine Aufmerksamkeit auf deinen beschleunigten Herzschlag. Deine Atmung wird angestrengter, dein Kopf fühlt sich vernebelt an. Gleichzeitig rasen tausend beklemmende Gedanken durch deinen Kopf: Wirst du in Ohnmacht fallen und dich verletzen? Wenn dein Herz so wild schlägt, könnte es wegen Überlastung aussetzen? Wer wird dir zu Hilfe kommen, hier im Geschäft? Dir wird übel. Hat bereits jemand gemerkt, dass etwas nicht stimmt mit dir? Hoffentlich verlierst du nicht die Kontrolle, bloß nicht übergeben!

So viel Aufsehen willst du eigentlich nicht erregen, du musst einfach schnell raus an die frische Luft. Jetzt geduldig in der Schlange an der Kasse zu stehen, schaffst du nicht. Schweiß rinnt dir über den Körper. Kannst du einfach gehen?

Fällt das unangenehm auf? Du schiebst schließlich deinen Einkaufswagen an den Rand der Kühltheke und verlässt das Geschäft. Nichts wie weg! Draußen rufst du eine liebe Person an, die dir zu Hilfe kommt. Du hast dich inzwischen beruhigt, es geht dir wieder gut. Dennoch bist du über das Angebot erleichtert, erst mal nach Hause gebracht zu werden. Jemand anderes wird sich um die Einkäufe kümmern.

Was ist hier gerade passiert?

Kurz gesagt ist ein neutraler Reiz (der Supermarkt) zu einem Angstreiz geworden. Erinnerst du dich an das Experiment mit dem kleinen Albert? Während er unbefangen eine Ratte streichelte, wurde ihm Angst eingejagt. Sein Gehirn verknüpfte daraufhin den neutralen Reiz »Ratte« mit der Emotion »Angst«. Die Ratte hatte die Angst gar nicht ausgelöst, sondern der fiese Herr Watson mit den lauten Geräuschen. Aber da die Ratte während der Angst präsentiert wurde, ist sie (irrtümlich) in Alberts Gehirn zum angstrelevanten Reiz geworden. Das Gleiche haben wir gerade hier erlebt: Der Supermarkt hat die Angst nicht ausgelöst, sondern die Angst hat stattgefunden, während du im Supermarkt warst. Daran beteiligt waren deine körperlichen Reaktionen auf Temperaturschwankungen, zu viel Koffein, Hunger, Eile und ungünstige, angstvolle Gedanken. Dein Angstschaltkreis ist angesprungen und hat dir die Flucht aus der Situation nahegelegt, und du bist geflohen. Draußen bist du dann zur Ruhe gekommen. Dein Gehirn verknüpft daraufhin »Supermarkt« mit »Angst« und »draußen« mit »Beruhigung«. Und dein innerer Alarm klopft sich auf die Schulter, denn er glaubt, dass er dich gerettet hat, indem er dich nach draußen gejagt hat.

Was glaubst du, wie die Geschichte weitergeht? Im Fall des kleinen Albert kam es dazu, dass er fortan große Angst vor allem empfand, was annähernd rattenartig wirkte. Er zeigte deutliches Vermeidungsverhalten.

Und wie reagierst du nach der Angst im Supermarkt?

Vielleicht passiert nichts weiter, und du gehst am nächsten Tag erneut einkaufen, vielleicht ein wenig angespannt, aber der Alarm bleibt womöglich aus. Glück gehabt!

Gut möglich ist aber auch, dass du zukünftig schon beim Gedanken an diesen speziellen Supermarkt ein besorgtes, mulmiges Gefühl wahrnimmst. Die Erinnerung an die starke Angst und die Befürchtung, dass es wieder so kommen könnte, sorgen dafür, dass du diesen speziellen Supermarkt meidest und alle ähnlichen Geschäfte. Allein die Vorstellung, dass du dort Angst entwickeln könntest, macht dir wiederum Angst. Eventuell möchtest du überhaupt nicht mehr einkaufen gehen oder keinesfalls allein. Oder du gehst überhaupt nur noch mit deinem Mobiltelefon aus dem Haus, um jederzeit jemanden zur Unterstützung anrufen zu können. Wenn es so weit kommt, dass irgendwann die Angst diktiert, wohin du gehst, und vor allem, wohin du nicht (mehr) gehst, war die Geschichte im Supermarkt mit großer Wahrscheinlichkeit der Startpunkt einer Agoraphobie.

Der Begriff verrät schon, worum es bei der Agoraphobie geht: *agorá* ist das altgriechische Wort für »Marktplatz«. Menschen mit einer Agoraphobie fürchten Plätze wie Märkte, Geschäfte, Kinos oder öffentliche Verkehrsmittel. Man spricht daher auch von Platzangst. Es geht dabei also nicht um die Angst, die man bei beengten räumlichen Verhältnissen empfindet, beispielsweise im Fahrstuhl. Hierbei spricht man von Raumangst (sie gehört zu den spezifischen Phobien). Platzangst bezieht sich nicht auf das Gefühl, zu wenig Platz zu haben, sondern eher auf zu viel Platz um sich herum zu haben, wie auf einem Präsentierteller. Die Agoraphobie hat mannigfaltige auslösende Bedingungen. Die Betroffenen fürchten vor allem, hilflos zu sein, einer Situation nicht entrinnen zu können oder in der Öffentlichkeit die Kontrolle zu verlieren. Aus diesem Grund vermeiden sie häufig Alltagssituationen, die »normalerweise« zu einem autarken Erwachsenenleben dazugehören und kein nennenswertes Risiko bergen. Ver-rückt? Ja vielleicht, aber die von Agoraphobie betroffenen Menschen handeln, wie bei den anderen Angststörungen auch, aus dem Impuls heraus, keine schlechten Gefühle erleiden zu müssen. Ihre Angst kann sich bis zu einer Panikattacke steigern.

Umgekehrt kann die Agoraphobie ebenso entstehen, wenn, wie in unserem Supermarkt-Beispiel, zunächst eine Panikattacke wie aus heiterem Himmel in der Öffentlichkeit stattgefunden hat, während der sich die betroffene Person hilflos und ausgeliefert fühlte. Dann stellt die Panikattacke den Startpunkt für die Agoraphobie und die starke Vermeidung vermeintlich bedrohlicher Plätze dar. Es gibt jedoch auch Agoraphobie ohne Panikattacken. Das heißt, die Angst nähert sich nie einem maximalen Niveau an, sie reicht aber bereits aus, um das Verhalten der betroffenen Person zu lenken.

Als Mensch, der in einer westeuropäischen Industrienation lebt, hast du eine Wahrscheinlichkeit von fast 5 Prozent, im Laufe deines Lebens eine Agoraphobie zu entwickeln. Falls du dir trockene Zahlen schwer vorstellen kannst: Das entspricht ungefähr der Anzahl an Menschen, die in Deutschland Tennis spielen. Frauen sind doppelt so häufig betroffen wie Männer (von der Agoraphobie, nicht vom Tennisspielen).

Warum aber reagieren so viele Menschen ausgerechnet auf *agorá*-Situationen ängstlich und vermeidend? Das ist wiederum eine uralte Geschichte, und ich kann mich da nur wiederholen: Unsere moderne Welt mit ihren Herausforderungen trifft auf ziemlich prähistorische Strukturen im Oberstübchen. Für deine steinzeitlichen Vorfahren war es überlebenswichtig, sich nicht allzu weit von der sicheren Homebase wegzubewegen. Außerdem haben sie sich wahrscheinlich lieber mit vertrauten Personen gemeinsam durchs Gelände bewegt anstatt ganz allein. Große, freie Plätze, auf denen sie schon von Weitem ungeschützt zu sehen waren, haben sie wahrscheinlich ebenso gemieden wie Situationen, die sie nicht unmittelbar verlassen konnten. Die Agoraphobie richtet sich in der Regel nicht auf Gefahren, die von dem Ort oder der Situation an sich ausgehen könnten, sondern auf die darüber hinausgehenden Befürchtungen, die damit verknüpft sind. Da draußen in der Wildnis (beziehungsweise in der Öffentlichkeit) schutzlos, hilflos und ohne Kontrolle zu sein, ist die hinter der vermeintlichen Platzangst liegende Angst. Die uralte, in uns allen schlummernde Veranlagung, Schutz und Sicherheit zu suchen und Gefahr und Unwägbarkeit zu meiden, ist bei Menschen mit einer Agoraphobie besonders stark ausgeprägt.

Wie ist es bei dir? Vielleicht verzichtest du bereits auf vieles, was das Leben bunt und unterhaltsam macht? Vermeidest du Reisen, Ausflüge und Veranstaltungen, Menschenmengen und jegliches unbekanntes Terrain? Hast du Angst, dort in hilflose Situationen zu geraten und Angst zu bekommen?

In extremen Fällen schnurrt der Bereich, den Menschen mit einer Agoraphobie als »sicher« empfinden, auf ein Minimum zusammen, nämlich auf die Größe der eigenen Höhle (beziehungsweise Wohnung). Nicht selten verlassen sie ihr häusliches Umfeld ausschließlich mit Begleitung und unter starker Anspannung.

Die Agoraphobie kreiert regelrechte Horrorstorys für dein Kopfkino, mit dir in der Hauptrolle: »Ich breche hilfebedürftig zusammen, der Krankenwagen erreicht den Ort des Geschehens wegen der Menschenmenge nicht.« Oder: »Ich erleide einen Panikanfall, in dessen Verlauf ich einnässe und laut schreie. Fortan bin ich das Gesprächsthema Nummer eins im Ort«, sind die Klassiker auf der Playlist. Auch: »Im Urlaub komme ich in eine ernste Lage, kann mich aber wegen der Sprachbarriere nicht verständlich machen und sterbe«, ist in den Top Ten des agoraphobischen Kopfkinos. Und nicht zu vergessen: »Im Auto, eingekeilt zwischen Leitplanke und anderen Autos, erleide ich einen Angstanfall und kann nicht anhalten und nicht aussteigen.« Das wären ziemlich blöde Filme, und das Programm ist absolut nicht zu empfehlen. Und dennoch: Menschen mit Agoraphobie können sich nicht von diesen Inhalten lösen, und die Vorstellung, dass all das genauso passieren könnte, jagt ihnen eine so große Angst ein, dass zu Hause zu bleiben die vernünftigste Option zu sein scheint. Von kühler Wahrscheinlichkeitsrechnung und staubtrockenem Urteilsvermögen zeigt sich die Angst unbeeindruckt und beharrt darauf, zu Recht so viel Platz einzunehmen.

Wenn du es leid bist, dir von der Angst so viel Raum und Zeit stehlen zu lassen, sag: »Mach Platz, Angst!«, und geh dagegen an. Wie bei den anderen hier beschriebenen Phobien auch ist deine angstvolle Reaktion in Relation zu der auslösenden Situation höchstwahrscheinlich überzogen und unverhältnismäßig. Überprüfe zunächst möglichst objektiv (vielleicht, indem du andere zurate ziehst oder beobachtest), ob wirklich von dem Ort und der Situation eine akute Gefahr ausgeht. Wahrscheinlich wirst du feststellen, dass es keine hundertprozentige Sicherheitsgarantie gibt und dass das Leben, ganz grundsätzlich gesprochen, immer ein gewisses Risiko birgt. Gleichzeitig realisierst du aber bestimmt auch, dass die meisten Alltagsverrichtungen »da draußen« nur deshalb so problematisch für dich sind, weil du befürchtest, dort Angst zu bekommen. Die Angst entsteht in dir, als gedankliche Befürchtung, die du mit dem Ort verknüpfst – also liegt das wahre Problem »da drinnen«. Du erinnerst dich: Jedes Mal, wenn du der Angst stattgibst, stärkst du deinen Angstschaltkreis. Er springt an, wird »bestätigt« und wird dadurch immer stärker, wie ein gut trainierter Muskel. Sobald du das anerkennen kannst und alles, was du aktuell meidest, für grundsätzlich menschenmöglich hältst: Tu es! Und zwar so lange und so intensiv, bis die Angst abflaut und dich loslässt. Stopp das Angstmuskeltraining, trainiere stattdessen den Mutmuskel!

Natürlich sind auch die Fragestellungen, warum Hilflosigkeit und Kontrollverlust so große Themen für dich sind und welche biografischen Erfahrungen dich an diesen Punkt gebracht haben, wichtig. Aber nutze die Auseinandersetzung damit nicht, um den zentralen Punkt zu verzögern und zu verschieben: das Rausgehen auf die *agorá!* Zu viel theoretisches Getüdel und cleveres Psychologisieren über die Angst führt dich nicht da hinaus. Der Weg geht, wie du weißt, mittendurch. Das Coole ist: Angstbewältigung ist weder Hexenwerk, noch dauert sie lange. Knapp zusammengefasst kann man sagen: Egal wie viele Jahre du schon damit verbracht hast, der Angst auszuweichen und angstauslösende Situationen zu vermeiden – du wirst nur wenige Stunden inmitten der Angst verbringen müssen, bis sie dich loslässt.

Fallbeispiel Agoraphobie: Dauerhaft im Fluchtmodus

»Du bist so anstrengend!«, fluchte Herrn K.s Frau. »Ich kann dich nicht überall hinbegleiten, das musst du jetzt mal selber schaffen!« Der Schreck fuhr ihm in die Glieder, denn die meisten Dinge des Alltags – einkaufen, zu Terminen erscheinen und sogar die Freizeitgestaltung – funktionierten seit vielen Jahren nur im Tandem mit seiner Frau.

Was war passiert, und wie konnte es so weit kommen? Schon immer bevorzugte Herr K., im Kino oder im Theater ganz außen zu sitzen, in der Nähe der Ausgänge. Er hatte es nie hinterfragt, es war ihm »einfach lieber so«. Räume ohne Fenster mied er nach Möglichkeit, obwohl ihm natürlich klar war, dass dort der Sauerstoff auch ohne Fenster nicht knapp würde. Dennoch wählte er Supermärkte, Arztpraxen oder Friseursalons nach Gesichtspunkten von »Luftigkeit« und Türen in Sichtweite. Warum? Gleiches Argument: Es war ihm »einfach lieber so«. Weitere Gedanken machte er sich erst mal nicht (richtig, es war ihm un-bewusst).

Als er seine Partnerin und spätere Ehefrau kennenlernte, schmunzelte sie über seine Marotten. Dass er in den Anfängen ihrer Beziehung viel mit ihr telefonierte und sie ihn am Handy zu allen möglichen Aktivitäten »begleitete«, deutete sie als ein Zeichen ihrer großen Verbundenheit. Seinen Bitten, auch zu Terminen mitzukommen, die sie eigentlich nicht betrafen, weil es zu zweit »schöner« sei, kam sie gerne nach. Erst nach und nach verstand sie, dass hinter seinem ausgeprägten Wunsch nach Zweisamkeit und Begleitung Angst liegen könnte. Als Herr K. sich ihr schließlich offenbarte und einräumte, sich mulmig und ängstlich zu fühlen, manchmal sogar schwindelig, und dass er besorgt sei, in bestimmten Situationen in Ohnmacht zu fallen, war sie, inzwischen seine Ehefrau, gerührt. »Du brauchst keine Angst zu haben!«, beschwichtigte sie ihn. »Ich helfe dir!«

Fortan übernahm sie noch mehr Aufgaben, die ihm nicht geheuer waren, beispielsweise das Einkaufen. Sie begleitete ihn zu den allermeisten Terminen und sicherte ihm ständige telefonische Erreichbarkeit zu. Sie sah, dass ihm manche Aufgaben trotz ihrer Begleitung schwerfielen, und nahm zur Kenntnis, dass er immer unselbstständiger wurde. Für jeden Gang nach »draußen« präparierte sich Herr K. mit einer Trinkflasche, Traubenzucker und einer Papiertüte zum Atmen. Oft überkam ihn in der Öffentlichkeit das Gefühl, sein Kreislauf würde schlappmachen und er bekäme nicht genug Sauerstoff in die Lungen. Frau K. sah die Entwicklung mit Sorge, konnte ihren Mann jedoch zunächst nicht dazu bewegen, eine Therapie aufzusuchen.

Nachdem das erste Kind geboren wurde, wurde überdeutlich, wie viel Platz Herr K. inzwischen seiner Angst eingeräumt hatte. Sie dominierte seinen Alltag und nahezu jede Situation außerhalb der eigenen Wohnung. Das große Verständnis seiner Frau wich nun Gereiztheit und Anspannung. Sie wolle »keine zwei Babys«. Herr K. stellte sich schließlich bei mir in der Praxis vor und äußerte den Wunsch, endlich »normale« Sachen angstfrei machen zu können.

Hast du schon eine Idee, was Herrn K. helfen würde?

Checkliste: Habe ich eine Agoraphobie?

- ☐ Ich habe große Angst vor öffentlichen Plätzen und vermeide diese.
- ☐ Ich bin nicht gerne alleine unterwegs, schon gar nicht auf Reisen oder an weiter entfernten Orten.
- ☐ Ich bin am liebsten in meiner vertrauten Umgebung.
- ☐ Ich vermeide Menschenmengen, wo ich kann, oder ertrage sie nur mit großer, manchmal sogar panischer Angst.

Hast du hier zu mindestens zwei Punkten Ja gesagt? Wenn nicht: Höchstwahrscheinlich bist du nicht von einer Agoraphobie betroffen. Falls ja: Red Flag! Dann beantworte die nächste Frage: Was fühlst du, wenn du mit einer für dich unangenehmen agorá-*Situation konfrontiert bist und nicht ausweichen kannst?*

- ☐ Mein Herz klopft stark.
- ☐ Mein Mund wird trocken und klebrig.
- ☐ Ich beginne zu zittern.
- ☐ Mir bricht der Schweiß aus.

Hast du in der Situation mindestens eines dieser Symptome? Wenn nicht, handelt es sich in deinem Fall möglicherweise um ein gewisses Unbehagen, aber höchstwahrscheinlich nicht um eine Agoraphobie. Falls ja: Red Flag! Dann lies hier weiter:

Gleichzeitig spüre ich auch noch Folgendes:

- ☐ Mir wird sehr heiß oder sehr kalt, manchmal im Wechsel.
- ☐ Ich fühle Kribbeln oder Taubheitsgefühle, zum Beispiel im Gesicht oder in den Fingerkuppen.
- ☐ Es fühlt sich an, als würde ich schwer Luft bekommen.
- ☐ Ich fühle mich eingeengt und empfinde ein Druckgefühl in der Brust.
- ☐ Mir wird übel, mein Magen-Darm-Trakt rumort.
- ☐ Mir wird schwindelig, ich fühle mich benommen und bekomme weiche Knie.
- ☐ Ich fühle mich wie in einem Film, als sei das alles nicht ganz real.
- ☐ Ich habe Angst, verrückt zu werden, »auszuflippen« oder die Kontrolle zu verlieren.
- ☐ Ich habe Angst, dass ich in Ohnmacht fallen oder sterben könnte.

Konntest du mindestens zwei Symptome aus dieser Liste an dir feststellen, wenn es um die Konfrontation mit »Marktplatzsituationen« geht? Dann stell dich bitte zur diagnostischen Abklärung bei einer fachkundigen Person mit Expertise in Psychiatrie und/oder Psychotherapie vor. Es ist möglich, dass du unter einer Agoraphobie leidest. Zeig ihr/ihm diese Liste.

Offene Fragen und ehrliche Antworten zum Thema Agoraphobie

Kann Angst körperlich krank machen?

Ja! Allerdings ganz anders, als du vielleicht denkst. Angst beschert dir weder einen Herzinfarkt, noch macht sie dich verrückt. Stattdessen besteht offensichtlich ein Zusammenhang zwischen Diabetes und Angsterkrankungen. In einer Studie mit über 1,7 Millionen Befragten wurde herausgefunden, dass Angst ein Risikofaktor für die Entwicklung eines Typ-2-Diabetes zu sein scheint. Der genaue Zusammenhang ist noch nicht geklärt.[16] Es könnte gut sein, dass ein ständig zu hoher Kortisolspiegel (Stresshormonspiegel) seinen Anteil daran hat. Denn dass zu hohes Kortisol auf Dauer zu Diabetes führt, weiß man bereits. Die Zuckerkrankheit entwickelt sich allerdings nicht von heute auf morgen – genug Zeit also, dass du dich deiner Angst stellst und dich um dein möglicherweise entgleistes Kortisol kümmerst.

Was hat es mit der Hyperventilation auf sich, und warum kribbelt mein Körper?

Manche Menschen erleben während einer Angstattacke ein sehr unangenehmes Taubheitsgefühl oder ein Kribbeln in den Fingern, im Gesicht, auf den Lippen oder an den Beinen. Wenn deine Finger plötzlich taub und gefühllos werden oder sich anfühlen, als würden Ameisen darüberlaufen, denkst du (nachvollziehbarerweise) an einen Schlaganfall oder eine andere medizinische Katastrophe, die sich in deinem Körper abspielt. In extremen Fällen kann es sogar dazu kommen, dass deine Hände sich nach innen verkrampfen. Gruselig! Das macht die Aufregung in solch einer Situation naturgemäß nicht besser.

Das Erstaunliche ist: Lediglich dein zu schnelles Atmen führt zu diesen Symptomen. Warum ist das so? In der Umgebungsluft, die du einatmest, sind ungefähr 21 Prozent Sauerstoff und 0,04 Prozent Kohlendioxid (CO_2). In deiner Lunge selbst sind durch den ständigen Gasaustausch von Blut und Luft nur 17 Prozent Sauerstoff, aber dafür ein CO_2-Gehalt von circa 4 Prozent – also hundertmal mehr als in der Außenluft. In deiner Lunge ist also ganz schön »schlechte« Luft.

Deine Atmung passiert meist ganz unbewusst und ohne aktives Zutun, das regelt das autonome Nervensystem. Dein Körper kontrolliert ständig, wie viel Sauerstoff und wie viel Kohlendioxid (also »verbrauchter« Sauerstoff) in deiner Lunge ist. Deine Atemtiefe und die Häufigkeit deiner Atemzüge werden jeweils automatisch angepasst. Praktisch, dass wir darüber nicht nachdenken müssen und dass das sogar im Schlaf funktioniert. Du kannst aber auch willentlich in deine Atmung eingreifen und sie aktiv steuern. Wenn du beispielsweise die Luft anhältst, wird mehr Sauerstoff verbraucht – und mehr CO_2 sammelt sich an. Mehr CO_2 in der Lunge bedeutet, dass auch mehr CO_2 in dein Blut gelangt. Dein Blut wird saurer. Das Gegenteil passiert, wenn du mehr einatmest als benötigt – das nennt sich Hyperventilation (also »Überatmung«). Dann wird dein Blut basisch. Vereinfacht gesagt zieht basisches Blut Kalzium aus dem Körpergewebe. Kalzium wird aber an den Nervenzellen benötigt, damit die stabil bleiben und gut funktionieren. Wenn es in deinen Nervenzellen fehlt, haben die sensiblen Nervenfasern kleine Fehlfunktionen. Und die spürst du als Ameisenkribbeln oder als pelzig-taubes Gefühl auf der Haut.

Was kannst du also machen, wenn du versehentlich hyperventilierst? Du ahnst es bereits, oder? Richtig: in eine Tüte atmen! Dadurch wird das ausgeatmete CO_2 nämlich wieder eingeatmet, es reichert sich in der Lunge an – und voilà, das

Blut wird wieder saurer. Das Kalzium strömt zurück, und der Kribbeleffekt hört sehr schnell auf.

Was aber tun, wenn keine Tüte in der Nähe ist? Atme weniger! Benutze beispielsweise einen Strohhalm oder atme durch das Endstück eines Kulis. Wenn es auch so etwas nicht gibt, hilft es, ganz bewusst und so lange wie möglich die Luft anzuhalten. Hört das Kribbeln auf, kannst du normal weiteratmen. Solltest du ein größeres Problem mit dem Hyperventilieren haben, kannst du dir speziell angepasste Tüten kaufen, die nur für den Zweck des Rückatmens produziert werden.

Warum sind Frauen doppelt so häufig von Agoraphobie betroffen wie Männer?

Frauen sind nicht nur von der Agoraphobie, sondern auch von allen anderen Angststörungen mindestens doppelt so häufig betroffen wie Männer. Warum das so ist, ist nicht abschließend erforscht. Sind es die weiblichen Hormone? Studien zeigen, dass beispielsweise die Häufigkeit von Panikanfällen durchaus mit dem aktuellen Hormonstatus zu korrelieren scheint. Die Frequenz verändert sich während der Schwangerschaft und nach einer Geburt.[17]

Dass Hormone einen vermittelnden Einfluss auf die psychische Gestimmtheit haben, gilt als gesichert. Aber es scheint weitere Gründe zu geben, warum Frauen so viel häufiger von Agoraphobie und anderen Ängsten betroffen sind. Zum einen ist Angst bei kleinen Mädchen (und den Frauen, die sie irgendwann werden) in weiten Teilen der Gesellschaft scheinbar akzeptierter und »normaler« als bei kleinen Jungen und Männern. Mädchen werden möglicherweise weniger ermuntert, einen tatkräftigen Umgang mit ihrer Angst zu finden und diese zu überwinden, sondern werden eher beschützt und geschont. Ihr Angstschaltkreis wird durch die

Vermeidung also möglicherweise stärker trainiert. Eltern geben häufig an, mehr Angst um ihre Töchter als um ihre Söhne zu haben. Töchter werden daher vielleicht im Heranwachsen öfter begleitet, abgeholt, ihnen wird nachtelefoniert, und Rückversicherungsmöglichkeiten werden eher zur Verfügung gestellt als bei Jungen. Möglicherweise vermitteln Eltern ihren Mädchen dadurch, zu einer »bedrohten« Spezies zu gehören.[18]

Aber haben Frauen nicht auch allen Grund, Angst zu haben? Allein die durchschnittliche körperliche Überlegenheit und Dominanz von Männern scheint den Schluss nahezulegen, dass Frauen gefährdeter sind. Und das ist auch nicht falsch, tatsächlich erlebt jede dritte Frau in ihrem Leben physische Gewalt, meist durch einen männlichen Täter. Die Gefahr, Opfer von (ebenfalls meist männlicher) Gewalt zu werden, ist für Jungen und Männer allerdings noch höher,[19] sie kommt nur in anderen Kontexten vor. Laut Kriminalstatistik sind zwei Drittel der Opfer von Gewalttaten männlich.[20] Frauen erleiden dahingegen häufiger sexualisierte Gewalt und sind insbesondere in ihrem häuslichen Umfeld bedroht.

Man kann also festhalten, dass die größte Gefahr von aggressiven Männern ausgeht, und zwar für alle Mitmenschen, egal welchen Geschlechts. Gesamtgesellschaftlich wäre es daher vielleicht vernünftiger, erzieherisch auf Jungen und zukünftige Männer einzuwirken, ihre Emotionsregulation und ihren Umgang mit Aggression zu trainieren, anstatt Mädchen zu übertriebener Vorsicht (und damit vielleicht Angst) zu ermahnen. Klar, gesunde Vorsicht kann Leben retten und sorgt dafür, dass die Betroffenen sich nicht waghalsig verhalten und blindlings in gefährliche Situationen hineinstolpern. Gleichzeitig werden ängstlich wirkende Menschen mit höherer Wahrscheinlichkeit zum Opfer. Wie schon gesagt: Übermäßige Angst rettet das Leben nicht, sondern ruiniert es.

Ist das Placebo oder ernsthaft hilfreich? Bachblüten, Duftöle, Traubenzucker und Co.

Viele Menschen mit Agoraphobie haben das Bedürfnis, in angstbesetzten Situationen Hilfsmittel dabeizuhaben und – wenn sie der Situation schon nicht ausweichen können – wenigstens »gewappnet« zu sein. In den meisten Fällen handelt es sich beim Mitführen der oben genannten Präparate um eine Art symbolischen Akt, denn von einer realen Wirkung auf Rezeptorebene ist nicht auszugehen.

Vom Placeboeffekt hast du bestimmt schon oft gehört, und du weißt sicher auch, dass Placebos keinen echten Wirkstoff enthalten. Es sind Scheinmedikamente. Sie wirken trotzdem, und das manchmal sogar erstaunlich stark. Allerdings nicht so, wie die Hersteller das propagieren. Es ist tatsächlich unbedeutend, ob etwas in mikroskopischer Dosierung links- oder rechtsdrehend zum Erdmittelpunkt verklopft wurde oder bei Vollmond geerntet. Wichtig ist nur, dass du glaubst, dass das Bedeutung hat.

Das Wort »Placebo« kommt aus dem Lateinischen und bedeutet »ich werde gefallen«. Und das stimmt ja auch: Ein starker Duft, etwas Geschmackvolles, irgendwas aus einer Pipette – das kann einem gefallen und einem das Gefühl geben, etwas Mächtiges in der Hand zu haben. Das Spannende am Placeboeffekt ist: Wenn ein Placebo wirkt, ist es *keine* Einbildung! Hö? Wenn kein Wirkstoff drin ist und wir es auch nicht mit Einbildung zu tun haben – was soll es denn sonst sein? Etliche Studien konnten zeigen, dass Menschen mit den verschiedensten Schieflagen – von Depressionen über Rückenschmerzen, von ADHS bis Heuschnupfen – eindeutig davon profitieren, eine »leere« Pille zu bekommen, selbst wenn sie *wissen,* dass sie gerade nur Zucker und Stärke zu sich nehmen. Ihre Beschwerden waren dennoch deutlich messbar gelindert, im Gegensatz zu den Teilnehmenden, die gar nichts erhalten hatten. Man konnte den Effekt sogar im MRT sichtbar machen: In einer Studie wurde einer Gruppe junger Leute eine angeblich schmerzlindernde, in Wirklichkeit völlig wirkungslose Salbe aufgetragen. Anschließend wurden Schmerzreize gesetzt, während von den Gehirnen der Testpersonen Schichtaufnahmen gemacht wurden. Diejenigen, die durch die Placebo-Salbe weniger Schmerzen verspürten, zeigten eine andere Aktivierung in den für Schmerz zuständigen Hirnarealen.

Wie kann man das erklären? Bestimmt hast du schon mal eine stehende Rolltreppe benutzt. Ist dir dabei das kurze schwindelige Gefühl beim ersten Schritt aufgefallen? Ein kurzes Schwanken, eine Unsicherheit? Da hätten wir schon mal einen Teil des Placeboeffekts! Dein Gehirn kennt Rolltreppen: Wenn man auf einen sich bewegenden Untergrund steigt, schwappt es sozusagen in unserem Gleichgewichtsorgan, und wir müssen uns festhalten, um nicht hinzufallen. Die meisten von uns sind schon so oft Rolltreppe gefahren, dass unser Gehirn auf das »Schwappen« vorbereitet ist und einfach kurzerhand ein eigenes Schwanken gegenrechnet. Unser Gehirn gleicht also den erwarteten Anfahr-Schwapp mit einem eigenen Ruck aus, und wir haben kaum mehr ein wackeliges Gefühl. Wir müssen übrigens nichts dazutun. Unser Kopf macht das von ganz alleine, er lernt automatisch und für uns unbewusst. Mit solchen Einzelheiten wird unser Bewusstsein gar nicht erst belästigt.

Wenn du jetzt allerdings eine Rolltreppe betrittst, die nicht fährt, rechnet dein Hirn dennoch den »Ruck« dagegen. Da bei einer stehenden Rolltreppe jedoch der »Schwapp« in deinem Gleichgewichtsorgan ausbleibt, spürst du nun das Schwanken, das durch das Gegenrechnen in deinem Gehirn ausgelöst wird. Und das passiert, obwohl du *weißt,* dass die Rolltreppe stillsteht. Trotzdem schickt dein Gehirn den altvertrauten »Ruck«, der sonst immer in diese Situation hineingehört, und er bringt dich ins Straucheln. Es ist offenbar ziemlich schwierig, sich gegen unbewusste Prozesse zu wehren. Dieses Gefühl ist echt, nicht eingebildet! Und es entsteht, obwohl es keinen echten Auslöser im Außen gibt, sondern nur eine Reaktion im Inneren, die auf Erfahrung und Antizipation beruht.

Ein weiteres Beispiel ist dein morgendlicher Kaffee. Es gibt Studien, die zeigen, dass schon der Duft allein wacher macht. Und in anderen Studien fühlten sich Menschen sogar glaubhaft betrunken und zeigten alle entsprechenden Anzeichen – obwohl sie null Promille intus hatten. Unser Gehirn reagiert also in einer Art »vorauseilendem Gehorsam« und produziert den erwarteten Effekt. Das klappt nicht nur beim Gleichgewicht, bei der Wachheit oder bei der Trunkenheit. Erstaunlicherweise kann sogar das Immunsystem »vorauseilend« beeinflusst werden. Eine Tablette, die beispielsweise so aussieht wie das übliche antiallergische Mittel einer Testperson, kann Hirnstrukturen aktivieren, die das autonome Nervensystem stimulieren. Das wiederum beeinflusst das Immunsystem. Und zwar so, wie der echte Wirkstoff es tun würde. Nervenfasern leiten das Signal aus dem Gehirn an die Milz weiter. Von dort wird die Aktivität von Immunzellen reduziert. Dadurch lassen die allergischen Symptome nach. Echte Effekte also. Keine Einbildung!

Übrigens kann man den Placeboeffekt auch noch durch Farbe, Geschmack und Größe der Scheinmedikamente beeinflussen: Groß ist besser als klein, Kapseln sind besser als Tabletten, bitter ist besser als süß. Und wenn die Pillen ärztlich verabreicht werden, sind sie wirkungsvoller, als wenn sie vom Pflegepersonal gegeben werden. Das lässt sich sogar noch weiter steigern, wenn die Behandlungsmethode ein bisschen schmerzhaft wird. Spritzen und Infusionen haben den größten Placeboeffekt. Unsere (oft unbewusste) Erwartungshaltung hat also einen immensen Einfluss auf die tatsächlichen Vorgänge in unserem Körper. Vielleicht kannst du es auch so sehen: Dein Körper sendet dir in manchen Situationen spürbare oder sogar unangenehme Signale, damit du etwas unternimmst. Und es scheint ihm zu reichen, wenn du buchstäblich *irgendetwas* tust. Dein innerer Alarm beruhigt sich daraufhin schon ein wenig.

Ich bin trotzdem kein Fan davon, diese Art von Magie bei Angststörungen einzusetzen! Warum? Allzu oft haben mir Betroffene berichtet, dass sie sich nicht trauen, ohne ihren speziellen Duft oder ohne ihre Globuli das Haus zu verlassen. Sie haben also gar nicht gelernt, dass sie die Angst bewältigen können, sondern nur, dass sie sie mit Helferlein bewältigen können. Und das schafft gleich wieder eine erneute Einschränkung und eine emotionale Abhängigkeit von irgendwelchen Mittelchen. Angst verschwindet auf jeden Fall, auch ohne jegliches Zutun und ohne Magie!

Was wurde aus Herrn K. mit der Agoraphobie?

»Aber wenn Angst eine Krankheit ist – was ist dann falsch daran, dass ich meinem kranken Mann helfe und ihm alles abnehme, was ihm unangenehm ist?« Es stellte sich als entscheidender Knackpunkt heraus, dem Ehepaar K. zu vermitteln, dass Angststörungen durch Schonung und Vermeidung immer ausufernder werden. Die liebevoll gemeinte Unterstützung durch Frau K. hatte den Angstschaltkreis ihres Mannes so gestärkt, dass er zu »normalen« Alltagstätigkeiten nicht mehr alleine und ohne Angst in der Lage war. Seine vollständige Abhängigkeit von ihr belastete sowohl Frau K. als auch Herrn K. selbst. Er ließ sich bei seiner Hausärztin einmal vollständig durchchecken, um medizinische Ursachen für seine Unruhe und Angst, beispielsweise eine Schilddrüsenproblematik, auszuschließen, und gleichzeitig sein Sorgenthema, nämlich seinen Kreislauf, überprüfen zu lassen. Es zeigte sich, dass Herr K. kerngesund war. Einer Angstkonfrontation stand aus ärztlicher Sicht nichts im Wege.

Zur Vorbereitung stellte ich Herrn K. zuerst möglichst viel Wissen zum Thema Angst zur Verfügung. Dieser Teil der Therapie nennt sich Psychoedukation. Wir nahmen uns gemeinsam Zeit, seine »Marktplatzangst« als aus dem Ruder gelaufene Rettungsmaßnahme zu verstehen, die aber keineswegs gefährlich ist. Da er insgesamt recht unruhig erschien, übten wir die progressive Muskelentspannung. Hierbei werden nacheinander bestimmte Muskelgruppen zunächst angespannt, um danach beim Loslassen die Entspannung gut spüren zu können. Da er zu Hyperventilation neigte, trainierten wir außerdem die tiefe Bauchatmung. Diese Übungen nutzte Herr K., um insgesamt ruhiger zu werden und Vertrauen in seine Selbstberuhigungsfähigkeiten zu fassen.

Danach widmeten wir uns den biografischen Wurzeln seiner Angst, und es zeigte sich, dass er viele Verhaltensweisen, beispielsweise im Kino am Rand zu sitzen oder immer Traubenzucker dabeizuhaben, von seiner Mutter übernommen hatte. Auch die Befürchtung, in einer exponierten Lage in Ohnmacht zu fallen, die Kontrolle zu verlieren oder nur unter peinlichen Umständen Hilfe zu bekommen, hatte er bei ihr erlebt. Wohlgemerkt: Er hatte nur ihre konstante Befürchtung erlebt, nicht etwa, dass sie wirklich je in Ohnmacht gefallen wäre.

Herr K. war überrascht zu erfahren, dass Angst ein derart aktivierender Zustand ist, dass sein Kreislauf mit Sicherheit nicht »schlappmacht«. (Du erinnerst dich: Angst lässt dich nicht in Ohnmacht fallen! Dein Herz setzt nicht aus! Du wirst nicht verrückt!) Wir hinterfragten gemeinsam etliche Befürchtungen, die er im Hinblick auf agorá-*Situationen hatte, und stellten fest, dass abgesehen von dem normalen Lebensrisiko keine Gefahr darin liegt, ein Geschäft ohne sichtbare Fenster zu betreten, alleine einkaufen zu gehen oder in der Mitte eines Kinosaals zu sitzen. Und, besonders wichtig: Darin, Angst zu empfinden, liegt ebenfalls keine Gefahr, sie ist unangenehm, aber nicht gefährlich!*

Ab diesem Punkt ging es sehr schnell: Herr K. als junger Vater wollte keinesfalls zum Angstmodell für sein Kind werden und war total motiviert, sich der Agoraphobie zu stellen. Nach einer guten Vorbereitung mit Expositionskärtchen (siehe Kapitel »Tipps, Tools und Therapiehinweise bei Angst«) entschied sich Herr K., seine angstbesetzten Situationen selbstständig aufzusuchen und alleine zu bewältigen. Das war insofern sinnvoll, weil eine Begleitung durch mich, selbst in gewisser Entfernung, wiederum eine Beruhigungs- und Vermeidungsstrategie gewesen wäre.

Hast du schon mal von der Ice Bucket Challenge gehört? Da kippen sich Menschen einen Kübel Eiswasser über den Kopf. Und das war so ungefähr das, was Herr K. tat. Er ging, ohne zu zaudern und nicht gerade »gestuft«, mitten hinein in seine Angstsituationen. Man nennt dieses Vorgehen Flooding, also »Überflutung«. Im Gegensatz zur Ice Bucket Challenge machte er das allerdings nicht nur einmal, schnell und zackig, sondern (und das ist das Entscheidende!) er blieb so lange in den Situationen, bis die Angst von allein abflaute. Herr K. entwickelte einen regelrechten »Spieltrieb« und verglich seine selbst gewählten Konfrontationen mit Achterbahnfahrten: »Mittendrin ist es höllisch unangenehm, aber hinterher ist man stolz und kann darüber lachen.«

Panikstörung: Kein Blitz aus heiterem Himmel

Auf meiner Haut ist eine Menge los: hier ein Pickelchen, da ein Schüppchen, am Hintern Dellen, am Rücken Muttermale, sogar »Alterswarzen« habe ich, na toll. Meine Haut wird mal röter, mal fettiger, dann wieder käsiger oder faltiger. Sie macht insgesamt mehr oder weniger, was sie will, natürlich immer auch abhängig von den Umständen und den aktuellen Einflüssen. Ich gehe regelmäßig, im vorgesehenen Vorsorgeturnus, zu meinem Hautarzt, damit er beurteilt, ob alles okay ist. Fertig.

Warum ich in einem Kapitel über Panik auf meine Haut zu sprechen komme? Lass mich erklären, worauf ich hinauswill. Das ist halt »nur« Haut: mehr oder weniger trockene Oberfläche, nicht allzu komplex. Und dennoch ist da eine Menge Unvorhersehbares los. Und es läuft auch wahrhaftig nicht alles »glatt« (jedenfalls bei mir nicht).

Jetzt stell dir mal vor, was da erst im Inneren abgeht, wenn die Hülle schon so in Bewegung ist! Da sind Organe, Muskeln, Knochen, komplizierte Systeme, Kreisläufe und Strukturen, Blut und Sekrete, Chemie und Strom. Unvorstellbar viele Prozesse greifen in jeder Sekunde seit deiner Entstehung ineinander. Und die allermeisten bemerkst du gar nicht. Da kann man nur sagen: zum Glück! Ob da immer alles glattgeht? Höchstwahrscheinlich nicht! Dass auch in deinem Inneren mal was rumpelt, mal was aussetzt, mal ein System rumspinnt und mal was zwickt oder zwackt, ist absolut zu erwarten. Und normal ist auch, dass dein Organismus mal »unangenehm« auf sich aufmerksam macht, in etwa so wie deine Haut, wenn sie zu lange in der Sonne brutzelt und dir durch eine brennende Rötung signalisiert: »Too much!«

Bleibst du bei der Vorstellung leicht entgleisender Körpersysteme gelassen oder beunruhigt dich das? Der Gedanke an all diese unsichtbaren und komplizierten inneren Prozesse macht viele Menschen nervös. Und genau hier schlagen wir den Bogen zur Panikstörung: Wenn du einerseits eine gewisse überzogene Erwartungshaltung an die Reibungslosigkeit deines Körpers hegst und andererseits beunruhigt und angespannt auf Körperempfindungen reagierst, erfüllst du bereits zwei Faktoren, die zur Entwicklung einer Panikstörung beitragen.

Charakteristisch für die Panikstörung ist, dass die Panikattacken unvorhersehbar und abrupt auftreten und weder an bestimmte Situationen noch an bestimmte Orte gekoppelt sind. Tatsächlich haben viele Betroffene das Gefühl, die Panik treffe sie wie ein Blitz »aus heiterem Himmel«. Die Wahrscheinlichkeit, vom Blitz getroffen zu werden, ist übrigens 1:6 Millionen. Und ja, in ganz seltenen Fällen kann es sogar »aus heiterem Himmel« zu Blitzeinschlägen kommen.

Panikattacken sind sehr viel häufiger als Blitzeinschläge. 22 Prozent aller Menschen erleben wenigstens einmal in ihrem Leben einen urplötzlichen Angstanfall, mit starken körperlichen Symptomen. Bei etwa 3 Prozent entwickelt sich daraus eine Panikstörung. Das heißt, dass sie nicht nur einmal, sondern immer wieder heftige Angstanfälle erleiden, und zwar ohne (für sie) erkennbare Auslöser. Manchmal schlägt die Panik sogar nachts zu oder während einer Entspannungsübung.

Stell dir vor, über deinem Kopf hätte sich eine unsichtbare Gewitterwolke eingenistet, die mit dir mitwandert und jederzeit einen Blitz auf dich herabschleudern kann. Sehr nachvollziehbar, dass du den Impuls entwickelst, im übertragenen Sinn ständig angstvoll nach oben zu deiner imaginären Gewitterwolke zu schauen und nach Anzeichen für die nächste Entladung zu suchen (man bezeichnet das als Checking).

Wahrscheinlich bist du auch ganz grundsätzlich verängstigt, da du jeden Moment den nächsten Einschlag fürchtest und kommen siehst. »Angst vor der Angst« nennt sich das oder auch »Erwartungsangst«. Und nur zu verständlich ist dann, dass du vielleicht, da du jederzeit mit dem nächsten Einschlag rechnest, alle Orte und Situationen meidest, in denen dir eine Panikattacke besonders unangenehm wäre oder keine Hilfe erreichbar wäre. Daher haben viele Personen mit einer Panikstörung gleichzeitig eine Agoraphobie und vermeiden vermeintlich unentrinnbare Orte.

Gruselige Vorstellung, also das mit der Gewitterwolke, die aus heiterem Himmel Panikblitze schleudert, oder? Ja, und außerdem falsch, falsch, falsch! Deshalb lass uns das Bild direkt löschen! Der »Blitz aus heiterem Himmel« ist eine Metapher dafür, was die Betroffenen fühlen, aber keineswegs dafür, was tatsächlich passiert. Angst ist kein vernichtender Blitz. Vor Angst muss man keine Angst haben. Man muss sich nicht »in Sicherheit bringen«. Und Angst kommt nicht aus dem Nichts (allerdings vielleicht aus dem Unbewussten).

Tacheles über die Panikstörung

Fakt 1: Bei Menschen mit einer Panikstörung wurden signifikant mehr belastende Lebensereignisse in den zwölf Monaten vor dem ersten Angstanfall festgestellt als bei einer Kontrollgruppe ohne Panik.[21] Außerdem zeigten sich mehr biografische Belastungsfaktoren, wie Gewalt oder Alkohol im Elternhaus, Tod eines Elternteils, Trennung der Eltern oder sexueller Missbrauch.[22]
Fakt 2: Weit über die Hälfte aller Personen mit einer Panikstörung leidet gleichzeitig an einer Depression. 11,1 Prozent sind alkoholabhängig.[23]
Fakt 3: Menschen mit einer Panikstörung nehmen weit überdurchschnittlich häufig medizinische Unterstützung in Anspruch. Ihre Angstsymptome führen sie in neurologische Praxen (beispielsweise wegen Schwindel), in kardiologische Behandlung (wegen des Engegefühls in der Brust und wegen des starken Herzschlags), oder sie veranlassen gastroenterologische Untersuchungen (wegen ihrer Übelkeit und der unruhigen Magen-Darm-Gegend). Leider wird dort selten die richtige Diagnose einer Panikstörung gestellt.
Die Panikstörung kommt also oft nicht allein daher, sondern sie ist eingebettet in ein vielschichtiges Geschehen anderer Erkrankungen oder Störungen. Wohlgemerkt: anderer Erkrankungen aus dem psychologisch-psychiatrischen Bereich! Es gibt keine Hinweise darauf, dass Menschen mit Panik tatsächlich ein schwächeres Herz, einen schlapperen Kreislauf oder irgendeine sonstige körperliche »Schwachstelle« hätten.

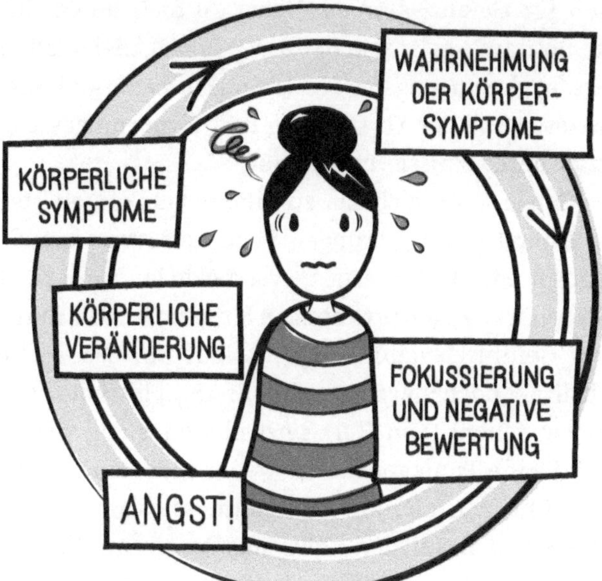

Der Teufelskreis der Angst

Dieses Erklärungsmodell besagt Folgendes: »Etwas« löst Prozesse in deinem Organismus aus, wobei dieser Auslöser bewusst oder unbewusst sein kann. Es kann sich dabei um eine leichte Kurzatmigkeit durchs Treppensteigen handeln, genauso wie um einen negativen Gedanken. Deine feinen, nach innen gerichteten Antennen bemerken eine Veränderung: Geht dein Herz schneller? Fühlst du Enge in der Brust? Rumort dein Magen? Schwitzt du? Darauf reagierst du mit einer sorgenvollen Bewertung und einer bewussten Fokussierung auf die entsprechende Körperreaktion, was diese verstärken kann.

Indem du dich beispielsweise auf deinen Herzschlag konzentrierst, beginnt dein Herz erst recht stark zu pochen, und es galoppiert vielleicht schneller. Das wiederum jagt dir noch mehr Angst ein und führt zu katastrophalen Befürchtungen: Läuft hier was aus dem Ruder? Stimmt etwas nicht? Ist das ein

Zeichen für Gefahr? Und so drehst du dich hinein in eine Panik-Spirale: Es geht also um das Wechselspiel aus Körperprozessen, deiner angstvollen (Fehl-)Bewertung dieser Körperprozesse und der Verstärkung der Körperprozesse durch die besondere Fokussierung darauf.

Das Ganze kann sich bis zu einem Panikanfall steigern (siehe Kapitel »Panikstörung«). Viele Betroffene empfinden Todesangst oder haben Angst, »verrückt« zu werden. Angstanfälle gehören zu den extremsten Situationen, die innerhalb unserer Gefühlsklaviatur möglich sind. Um das Wichtigste jedoch direkt noch mal zu erwähnen: Angst lässt dich nicht in Ohnmacht fallen! Dein Herz setzt nicht aus! Du wirst nicht verrückt! Eine Panikattacke ist weder tödlich noch gefährlich. Sie fühlt sich allerdings verdammt mies an.

Um noch mal auf den »Blitz aus heiterem Himmel« zu sprechen zu kommen: In Wahrheit nehmen Panikstörungen häufig ihren Anfang in Lebenssituationen, in denen die Betroffenen sehr belastet sind und (im weitesten Sinne) unter Stress stehen. Man könnte sagen, dass ihr Nervensystem überreizt ist und dauerhaft im Überlebensmodus festhängt. In der Einführung hast du gelesen, dass Stress eigentlich ein Wort aus der Werkstoffphysik ist, das bedeutet, ein Material einer erheblichen Belastung auszusetzen. Eine dicke Glasscheibe kann beispielsweise so unter Spannung stehen, dass es am Ende nur einen kleinen Stupser braucht, damit sie kracht. Der Stupser an sich ist nicht das Problem, sondern die Spannung in der Glasscheibe, auf die er trifft.

Menschen mit Panikstörungen spüren oft das Krachen, haben den vorangegangenen Stupser aber teilweise gar nicht bewusst wahrgenommen. Es ist hilfreich, neben dem Umgang mit der Panik an sich, das allgemeine Stressniveau zu beachten und insgesamt mehr Balance und Ruhe zu finden.

Neben der Stressbelastung gehen der Entwicklung einer Panikstörung oft Trennungs- oder Verlusterfahrungen voraus. Die Angst stellt manchmal ein Symptom eines zugrunde liegenden Konfliktes dar, beispielsweise zwischen dem Wunsch nach Bindung und gleichzeitig der Angst davor. Oder dem Wunsch nach Unabhängigkeit und gleichzeitig der Angst davor. »Panikverdächtig« sind vor allem Schwellensituationen des Lebens, in denen sich Rollen verändern, neue Erwartungen hinzukommen oder in denen eine Ambivalenz in Beziehungen besteht. Stressige Situationen also! Es lohnt sich auf jeden Fall, unbewussten innerpsychischen und zwischenmenschlichen Auslösern nachzuspüren, unterdrückte (Verlust-)Angst oder Wut zu erkennen und das »bigger picture« ins Auge zu fassen.

Fallbeispiel Panikstörung: Ein Korsett, das sich selbst schnürt

Frau B. machte gerade eine schwere Zeit durch. Sowohl beruflich als auch privat war sie mit einigen Veränderungen konfrontiert, nicht zuletzt durch den plötzlichen Tod ihres Vaters und kurz darauf die Geburt ihrer kleinen Tochter. Ihr Grundgefühl zu dieser Zeit beschrieb sie als »angespannt und unglücklich«. Als vergleichsweise junge Mutter hatte sie plötzlich einen ganz anderen Tagesablauf als ihr bisheriger Freundeskreis. Sie fühlte sich einsam und noch nicht angekommen in ihrem neuen Leben. Sie trauerte um ihren Vater und litt unter dem Verlust. Gleichzeitig empfand sie eine latente Nervosität wegen der Verantwortung für ihre Tochter, die sie aufgrund der Berufstätigkeit ihres Partners überwiegend alleine schulterte. Nachmittags machte sie häufig stramme Spaziergänge mit ihrem Baby im Tragetuch. Einerseits, weil das Kind dabei gut schlafen konnte, andererseits erhoffte sie sich, durch die schweißtreibenden Märsche ein wenig Gewicht zu verlieren. Oft verband sie diesen Weg mit notwendigen Einkäufen in der nahe gelegenen Hauptstraße.

Eines Tages, mit ihrer Tochter vor dem Körper und jeweils einem Einkaufsbeutel rechts und links, hatte sie ganz plötzlich das Gefühl, schwer Luft zu bekommen. Als würde sich ein Korsett um ihren Oberkörper legen, das immer enger wird. Von diesem Moment an sei es ganz schnell gegangen, die Angst habe binnen Sekunden Besitz von ihr ergriffen. Schweißgebadet und zitternd habe sie nur gedacht: »Nicht umkippen, nicht sterben, nicht auf meine Tochter fallen!« In der Nähe habe sie sich auf eine Bank gesetzt, eine Passantin sei ihr zu Hilfe gekommen und habe ihre Füße hochgehalten und ihren Partner sowie den Rettungsdienst verständigt. Im Krankenhaus sei sie intensiv durchgecheckt worden. Frau B. selbst war am ehesten von einem Herzinfarkt oder einem Schlaganfall ausgegangen und war auf das Schlimmste gefasst. Als ihr vonseiten der Ärzteschaft versichert wurde, sie sei völlig gesund, das sei wohl »nur« ein Panikanfall gewesen, konnte sie dies zunächst nicht recht glauben. »So was macht doch nicht die Psyche!«

Zur Sicherheit unterzog sie sich in den folgenden Wochen weiteren Untersuchungen, aber es wurde kein körperlicher Anhaltspunkt für diese nun häufiger auftretenden »Zustände« gefunden. Frau B. erlitt nun nahezu wöchentlich in den unterschiedlichsten Situationen Panikattacken, selbst nachts. Da sie weder konkrete Auslöser noch konkrete Umstände benennen konnte, die die Panikattacken begünstigen könnten, ging sie »auf Nummer sicher« und schuf sich ein »Security-Netzwerk«. Dazu gehörte beispielsweise, während der Arbeitszeiten ihres Partners über ein Headset mit ihrer Mutter verbunden zu sein – nicht um zu telefonieren, sondern damit ihre Mutter hören könne, »falls was ist«.

Frau B. verließ ihre Wohnung nicht mehr ohne Begleitung und spannte ihren Partner deutlich mehr ein. Als sie sich schließlich in der Praxis vorstellte, war sie noch nicht restlos überzeugt, keine ernsthafte körperliche Erkrankung zu haben. Sie bemerkte, dass sie ihr Leben nahezu »regungslos« in der Wohnung verbringe. Sie mache nichts Anstrengendes, auch keinen Sport, versuche Hektik zu vermeiden, trinke auch keinen Kaffee mehr und tue einfach alles, um ihren Körper nicht »aufzuregen«. Das helfe aber kaum. Gleichzeitig war sie zerrissen von einem schlechten Gewissen ihrer Toch-

ter gegenüber, der sie keinen »normalen« Alltag bieten konnte. Von der Therapie wünschte sie sich weitere Tipps, um die Panik noch besser kontrollieren zu können. Kleiner Spoiler an dieser Stelle, du weißt es sicher bereits: Das ist natürlich genau nicht der Weg aus der Panik heraus …

Checkliste: Habe ich eine Panikstörung?

- ☐ Ich habe immer wieder heftige Panikattacken in Situationen, die objektiv betrachtet nicht gefährlich oder bedrohlich sind.
- ☐ Die Panikanfälle kommen ganz plötzlich und sind meist nicht vorhersehbar für mich.
- ☐ Die Panikattacken werden nicht durch bestimmte Orte, Umstände oder Situationen ausgelöst, sondern kommen in allen möglichen Situationen vor – manchmal sogar in entspannten Momenten.

Hast du hier zu allen Punkten Ja gesagt? Wenn nicht: Lies gerne das Kapitel weiter, aber höchstwahrscheinlich bist du selbst nicht von einer Panikstörung betroffen. Falls ja: Red Flag! Dann mach hier weiter und überlege, ob das auf dich zutrifft:

- ☐ Die Angst überfällt mich ganz plötzlich.
- ☐ Die Angst flutet schnell an und erreicht ein Niveau, das ich nur schwer ertrage. Das Ganze dauert einige Minuten.
- ☐ Es handelt sich um eine umrissene Episode sehr intensiver Angst, nicht um einen tagelang schwelenden Zustand.

Hast du wiederum zu allen Punkten Ja gesagt? Wenn nicht, ist Angst ein präsentes Thema für dich, aber von einer Panik-

störung bist du wahrscheinlich nicht betroffen. Falls ja: Red Flag! Dann beantworte die nächste Frage: Was genau fühlst du während einer Panikattacke?

- ☐ Mein Herz schlägt stark und schnell, manchmal fühlt es sich wie Herzstolpern an.
- ☐ Mir bricht der Schweiß aus, mal kalt und mal heiß.
- ☐ Meine Hände oder meine Knie zittern oder auch mein ganzer Körper.
- ☐ Mein Mund wird trocken und klebrig.
- ☐ Ich habe das Gefühl, schwer Luft zu bekommen.
- ☐ Mein Brustkorb fühlt sich eingeschnürt an oder schmerzt.
- ☐ Ich habe das Gefühl, mich übergeben zu müssen, und mein Magen-Darm-Trakt gerät in Aufruhr.
- ☐ Ich fühle mich benommen, schwindelig und schwach.
- ☐ Mir kommt alles unreal vor, wie in einem Film.
- ☐ Ich habe Angst, dass ich verrückt werde, in Ohnmacht falle oder die Kontrolle verliere.
- ☐ Ich habe Todesangst.

Konntest du mindestens drei Symptome aus dieser Liste an dir feststellen, während du einen Panikanfall erleidest? Dann stell dich bitte zur diagnostischen Abklärung bei einer fachkundigen Person mit Expertise in Psychiatrie und/oder Psychotherapie vor. Es ist möglich, dass du unter einer Panikstörung leidest. Zeig ihr/ihm diese Liste.

Was hilft während einer Panikattacke?

Tatsächlich ist eine der wichtigsten Maßnahmen auch eine der schwierigsten – nämlich *nichts* zu tun. Zumindest nichts, was in Richtung Flucht, Vermeidung oder Ausweichen geht, denn dadurch – du erinnerst dich – würde sich dein überreizter innerer Feuermelder bestätigt fühlen und denken, dass er einen tollen und wichtigen Job macht. Flucht und Vermeidung stärkt den Angstkreislauf, daher ist es so immens wichtig, genau das nicht zu tun. Aber natürlich gibt es dennoch ein paar Dinge, die du berücksichtigen kannst und die dir während einer Panikattacke helfen können:

Akzeptanz: Die Angst ist nicht dein Feind. Sie will dir nicht schaden, und sie kann dir vor allem auch nicht schaden. Ganz im Gegenteil: Dein Körper bietet dir gerade das Beste an, was er kann, um dich zu retten (auch wenn du nicht um Rettung gebeten hast). Dir droht weder ein körperlicher noch ein psychischer Defekt. Eine Panikattacke lässt sich nicht wegdrücken oder abkürzen, da die dazugehörigen Botenstoffe, wenn sie einmal in deinem Organismus kreisen, eine gewisse Zeit brauchen, bis sie wieder absorbiert werden. Akzeptiere, dass dieser Zustand jetzt anflutet, ein Plateau erreicht und dich in einigen Minuten wieder verlässt.

Positives Selbstgespräch: Muskelkater kann total unangenehm und schmerzhaft sein. Dennoch ist dir wahrscheinlich klar, dass er nicht gefährlich und nicht schädlich ist. Wenn du muskelverkatert Treppen steigst, sagst du wahrscheinlich allenfalls: »Ach, Mist, da bin ich wohl etwas über meine Grenzen gegangen. Ganz schön ordentlich, der Muskelkater.« Und nicht etwa: »Mein Bein zerreißt!« (Obwohl es sich so anfühlt.) Ent-katastrophisiere die Panik, indem du beruhigende innere Gespräche führst: Anstatt »Ich ersticke!« oder »Ich werde verrückt!« versuche es mit »Das ist nur eine Panikattacke«; »Ich kann das aushalten«; »Ich bin in Sicherheit«; »Alles ist okay«; »Ich bin stark«.

Atmen: Vielleicht bemerkst du, dass deine Atmung während der Panikattacke zu schnell und zu oberflächlich wird. Versuch beim Einatmen die Luft bis tief in deinen Bauch kommen zu lassen und die Ausatmung ein klein wenig länger zu ziehen.

Ablenkung?: Klares Jein! Dich von deiner Angst »abzulenken«, fiele in den Bereich Vermeidung und trägt damit zur Aufrechterhaltung bei. Deine Gedanken von deinen eigenen angstverschärfenden Katastrophenideen wegzulenken und sie bewusst und aktiv günstiger zu gestalten, ist jedoch eine gute Idee. Wenn du beispielsweise feststellst, dass du bestimmte Körperreaktionen ungünstig bewertest und daraufhin noch ängstlicher wirst, kann eine bewusste Steuerung dieser Gedanken sehr hilfreich sein. Deine Gedanken können wie ein Brandbeschleuniger sein oder zur Beruhigung deines Nervensystems beitragen. Hier behutsam einzugreifen, ist auf jeden Fall empfehlenswert.

Offene Fragen und ehrliche Antworten zum Thema Panikstörung

Wie kann ich Angehörigen helfen, während sie eine Panikattacke erleiden?

Am besten hilfst du einer Person in Panik, wenn du Ruhe und Sicherheit ausstrahlst. Es ist nicht schön, einen Menschen in Todesangst zu sehen, und es wird dich sicherlich emotional mitnehmen. Dennoch: Euch ist beiden nicht geholfen, wenn du dich von der Panik mitreißen lässt und ebenfalls nervös oder ängstlich wirst. Sollte es häufiger zu Panikattacken kommen, habt ihr vielleicht im Vorfeld die Gelegenheit zu klären, was die betroffene Person sich wünscht: Mag sie angefasst werden und deine Hand halten? Möchte sie, dass du ihr beim ruhigen Atmen hilfst? Wünscht sie sich Zuspruch durch dich? Möchte sie reden oder lieber schweigen? Wünscht sie sich Minutenangaben, um zu wissen, dass es bald vorbei ist? Menschen empfinden verschiedene Dinge als hilfreich.

Wie kann ich eine Panikattacke von einem körperlichen Notfall unterscheiden?

Die allererste Angstattacke ist markerschütternd und schrecklich, und tatsächlich ist es schwer einzuschätzen, ob das jetzt »nur« Panik ist oder ein Notfall. Es ist also völlig in Ordnung, dich untersuchen zu lassen oder auch ganz akut in die nächste Notaufnahme zu gehen. Meist sind zum Untersuchungszeitpunkt die Angst und die ganzen körperlichen Symptome schon wieder verschwunden, aber in aller Regel wird dennoch sicherheitshalber alles abgeklärt, was annähernd zu den von dir geschilderten Paniksymptomen passen könnte. Durch eine Blutuntersuchung und ein EKG werden schon mal die relevantesten Parameter abgecheckt. In den allermeisten Fällen sind die Ergebnisse der Untersuchung unauffällig, und du kannst beruhigt nach Hause gehen.

Solltest du häufiger unter Panikattacken leiden, ist es natürlich nicht notwendig, immer wieder ins Krankenhaus zu gehen. Du wirst merken, dass deine Panik sich jeweils ähnlich anfühlt und einen typischen Verlauf hat. Deine spezielle Kombination an Symptomen (siehe Checkliste) lernst du mit der Zeit kennen. Das ist besonders wichtig, damit dir die Panik nicht jedes Mal aufs Neue vorgaukeln kann, das »jetzt aber wirklich!« etwas Bedrohliches vorgeht. Echte medizinische Notfälle machen dahingegen andere typische Symptome. In der Regel schmerzt bei Panik zwar vielleicht dein Brustkorb, aber weder dein Arm noch dein Unterkiefer (was Symptome eines Herzinfarktes sein könnten), und es treten auch keine Lähmungen auf (wie beim Schlaganfall). Also ja, auch wenn es schwer zu glauben ist: Etwas so stark Körperliches wie eine Panikattacke kann dennoch »nur« psychisch bedingt und ansonsten ungefährlich sein. Ein zuverlässiger Hinweis ist außerdem, dass die Panikattacke nach spätestens 30 Minuten ihre Wucht verloren hat und die Symptome abgeebbt sind. Das ist bei einem körperlichen Notfall normalerweise nicht der Fall.

Gibt es Erkrankungen, die Paniksymptome verursachen?

Es gibt ein paar seltene Krankheiten, die Symptome hervorrufen, die Panikattacken ähneln können. Allen voran das Phäochromozytom. Das ist ein gutartiger Tumor in der Nebenniere, der Adrenalin produziert. Wenn die Adrenalinspeicherbläschen voll sind, entleeren sie sich plötzlich und schwallartig. Das Gefühl, das die Betroffenen bekommen, ist überwältigend nah an Angst und Erschrecken. Ihr Blutdruck steigt, das Herz wummert.

Vielleicht bist du beunruhigt durch ein stark spürbares Herzrasen? Normalerweise spürt man sein Herz nicht schlagen. Wenn das aber doch mal der Fall ist und wenn du spürst, wie es rast, rumpelt oder poltert, kann dir das einen gehörigen Schrecken einjagen. Wir alle haben gelernt, dass es eine akute Lebensgefahr bedeutet, wenn etwas mit dem Herzen nicht stimmt. Es gehört schon einiges dazu, dabei ruhig zu bleiben. Das Erstaunliche ist aber mal wieder: Meistens ist das, was das aufgeregte Herz gerade macht, völlig harmlos. Dein Herz ist ein Muskel, und sich kräftig zusammenzuziehen und zu pumpen ist sein Job, genau dafür ist es gebaut. Das Beunruhigende ist also nicht, was das Herz macht, sondern dass du so fokussiert darauf bist und die Herzaktivität angstvoll als kritischen Vorgang bewertest.

Ein möglicher Umgang wäre: ruhig bleiben und abwarten, bis sich das Phänomen gelegt hat. Solltest du auch unabhängig von Angst und panischen Gefühlen, also außerhalb der anderen, sehr emotionalen Paniksymptomatik, immer mal wieder den Eindruck haben, dass dein Herz Schläge überspringt oder unregelmäßig klopft, kannst du das kardiologisch abklären lassen. Richtige Herzrhythmusstörungen kann man gut behandeln (und sollte man auch).

Es gibt eine häufige Art von Schwindel, die einem große Angst einjagen kann und die manchmal mit Panikattacken verwechselt wird: Der plötzlich und anfallsartig auftretende

Lagerungsschwindel kann dich regelrecht umhauen. Wenn es sich um eine starke Form handelt, dreht (nicht schwankt!) die Welt sich plötzlich derart heftig um dich herum, dass du womöglich hinfällst oder dich sogar übergeben musst. Abgesehen davon, dass es sich anfühlt, als würdest du unfreiwillig im Kettenkarussell festsitzen, ist dieser Schwindel völlig harmlos und kann mit einer Hin-und-her-Schleuderübung recht leicht behoben werden. Das liegt an der Ursache des Schwindels: In unserem Gleichgewichtsorgan gibt es kleine Kristalle. Wenn eines davon aus seiner Position gerutscht ist, schwindelt es uns. Nach dem Schleudermanöver sitzt es wieder richtig, und der Drehschwindel hört sofort auf.

Warum habe ich nachts Panikattacken, obwohl ich schlafe?

Manchmal fahre ich im Morgengrauen aus dem Schlaf hoch, weil ich in der Parallelstraße die Müllabfuhr höre. Nicht weil der Wagen so laut rumpeln würde, im Gegenteil, er ist noch recht weit weg. Und es ist auch nicht so, dass es das einzige Geräusch weit und breit wäre. Zwischen dem allgemeinen Straßenlärm, Vogelgezwitscher und dem Radio des Nachbarn hat mein Gehirn dieses eine Geräusch identifiziert, das wirklich relevant für mich ist. Nach dem Motto: »Ich blende alles aus, damit du schlafen kannst, aber *das* ist jetzt wichtig!« Das macht mein Gehirn natürlich nicht von alleine, sondern erst seit der wiederholten, sehr nervigen Erfahrung, mehrere Wochen mit einer randvollen Tonne zu überbrücken. Danke, Gehirn, dass du dir das antrainiert hast!

Das gleiche Phänomen kennen Eltern, die beim Fernsehprogramm in voller Lautstärke problemlos auf der Couch schlafen, aber sofort hochfahren, wenn im Nebenraum ihr Säugling muckst. Was ich damit sagen will: Schlaf ist kein reizabgeschirmter, ereignisloser Zustand, in dem wir ausgeknipst sind und nichts mitbekommen. Wir schlafen zwar, aber dennoch arbeiten unsere Wahrnehmungskanäle und Sinnesorgane weiter und schicken immer wieder Statusmeldungen ans Gehirn.

Im Gehirn von Menschen mit einer Panikstörung sind blöderweise bestimmte körperliche Veränderungen, beispielsweise ein flaches Atmen oder Schwitzen, wie es im Schlaf vorkommen kann, als absolut relevanter Reiz abgespeichert, sogar als potenziell lebensbedrohlicher Reiz! Was für ein kolossales Missverständnis! Daher ist es möglich, dass der Angstschaltkreis schon anspringt und dich in den Zustand von absoluter Wachheit, Flucht- und Kampfbereitschaft (aka: Panik) versetzt, und zwar straight aus dem Tiefschlaf. Möglich ist auch, dass durch dein Traumgeschehen der Panik-Button gedrückt wurde. Und unbewusste Prozesse, die tagsüber »wie aus heiterem Himmel« Panik auslösen, sind natürlich auch im Schlaf denkbar.

Nächtliche Panikattacken werden als besonders belastend erlebt, denn wenn man sich nicht mal mehr im Schlaf und im eigenen Bett sicher fühlen kann – wo dann? Ganz allgemein kann man sagen, dass Gefühlsqualitäten, die tagsüber, im wachen Bewusstsein, eine große Rolle spielen, nachts mit noch mehr Schmackes daherkommen. Die beste Methode, nächtliche Panikattacken loszuwerden, besteht also darin, die Panik insgesamt loszuwerden beziehungsweise sich der tagsüber vielleicht latent brodelnden Angst mal mutig zu widmen.

Was hat es mit der »Freeze«-Reaktion auf sich?

Neben der »Fight and Flight«-Reaktion, also der Aktivierung des Nervensystems für eine Flucht oder einen Kampf, die vielen Angstreaktionen zugrunde liegt, gibt es eine weitere Reaktion: das »Einfrieren«. In Momenten, in denen Kampf oder Flucht unmöglich ist, aber eine akute Gefahr besteht, reagiert unser Organismus mit einer Art Totstellreflex. Die Betroffenen können sich nicht mehr bewegen, obwohl ihre Muskeln hoch angespannt sind. Und obwohl das Bewusstsein nicht ausgeschaltet ist, findet oft keine integrale Verarbeitung mehr statt. Deshalb besteht hinterher häufig keine konkrete Erinnerung mehr. Der Freeze-Zustand wird manchmal so beschrieben, als würden bei einem Auto Gas und Bremse gleichzeitig durchgedrückt. Er löst sich erst auf, wenn ein Gefühl der Sicherheit besteht. Dieser Zustand spielt im Rahmen von Traumatisierung und Traumafolge-Störungen eine wichtige Rolle.

Muss ich wirklich »durch die Angst durch«? Gibt es nicht auch andere Behandlungsmöglichkeiten?

Die meisten Menschen mit Panikattacken möchten diese am liebsten sofort stoppen. Das ist total nachvollziehbar, allerdings: Um Panik zu stoppen, müsstest du quasi in die Vergangenheit reisen. Denn indem du sie spürst, ist es ja bereits passiert. Aufgrund unbewusster Prozesse ist die Panikkaskade losgetreten worden, Chemie und Strom tun ihr Werk. Medikamente zur Beruhigung ergeben deshalb keinen Sinn, weil sie viel zu langsam sind. Sie brauchen nach der Einnahme eine Weile, bis sie im Magen zersetzt sind und der Wirkstoff langsam ins Blut aufgenommen wird. Und je nachdem, was und wie viel du so gegessen hast und wie voll dein Magen ist, dauert das mindestens 20 Minuten. Für eine klassische Panikattacke kommt die Wirkung, wenn sie dann einsetzt, zu spät, denn die Adrenalinspeicher sind längst leer und die Panik ist schon von alleine zurückgegangen. Daher ist die Einnahme von Beruhigungsmitteln sinn- und nutzlos. Und was auch immer sich Menschen in US-amerikanischen Serien aus weißen Röhrchen lose in den Mund kippen und schlucken, um dann nach einem Kopfrucken und Seufzen weiterzumachen – so was gibt es nicht!

Manchmal bekamen Menschen mit starken Ängsten früher Betablocker verschrieben, vor allem, wenn die Kardiozeption, also die genaue Beobachtung und ängstliche Wahrnehmung des eigenen Herzens, im Vordergrund stand. Betablocker sind Medikamente, die die Herzfrequenz verlangsamen und den Blutdruck senken. Man bezeichnet sie auch betaadrenerg, weil sie bestimmte Betarezeptoren am Herzen für Adrenalin blockieren.

Weniger Adrenalin am Herzen bedeutet weniger Herzschlag. Diese Blocker wurden natürlich als Medizin für Herzkranke und Menschen mit Bluthochdruck entwickelt und nicht für den Einsatz gegen Angst. Daher erfolgte die Verschreibung in diesem Kontext »off label«, also außerhalb ihrer eigentlichen Bestimmung. Die Idee dahinter war, die körperlichen Symptome zu lindern, damit sich die Angst nicht so schlimm anfühlt und das Herz nicht so wummert. Aus therapeutischer Sicht eine eher seltsame Idee, denn wenn der Herzschlag nicht das Problem ist, sondern die angstvolle Bewertung des Herzschlags – dann ist ein Herzmedikament wohl kaum die passende Lösung. Zumal ein durch das Medikament künstlich geschwächter Blutdruck vielleicht auch keine ganz brillante Idee für Menschen mit Angst ist. Der kann nämlich beispielsweise zu Schwindel oder auf Dauer zu Potenzstörungen führen.

Da wir heute viel mehr über den Strom und die Chemie im Gehirn wissen, die unseren Ängsten zugrunde liegen, geht die neuere Forschung in diese Richtung. Ein neues Feld ist die nichtinvasive Hirnstimulation. Hierbei handelt es sich um Verfahren, die schmerzlos sind und (natürlich ohne eine Verletzung zu verursachen) durch Magnetstimulation oder Gleichstromstimulation das Gehirn und die neuronalen Netzwerkebeeinflussen. In Laborexperimenten hat sich gezeigt, dass man damit auch Angststörungen recht gut behandeln könnte, wenn gleichzeitig eine Psychotherapie erfolgt. Man spricht dabei von Furchtextinktion, also dem »Verlernen« von Ängsten. Bis solche Verfahren aber Standard in Deutschland werden, wird noch etwas Zeit ins Land gehen.[24] Bis dahin belassen wir es halt bei der Psychotherapie, die wirkt auch ohne Magnete.

Was wurde aus Frau B. mit der Panikstörung?

Frau B. wünschte sich Kontrolle über die Panikattacken. Da musste ich sie enttäuschen: Es gibt leider kein Mittel, Angst zuverlässig zu verhindern oder eine anrollende Panikattacke zu stoppen, wenn die Kaskade einmal losgetreten ist. Außerdem schien mir der reine Umgang mit der Panik nicht Frau B.s wahres Problem zu lösen.

Du hast es vielleicht schon vermutet: In der Therapie mit ihr ging es keineswegs nur um ihre Angstsymptomatik, sondern auch um die offenkundig zugrunde liegenden Konflikte. Zum einen war da der Verlust ihres Vaters, der für sie eine wichtige Bezugsperson gewesen war. Gleichzeitig war sie selbst kurz nach seinem Tod Mutter geworden. Innerhalb kurzer Zeit war sie von der Rolle des Kindes in die Rolle einer Mutter gerutscht und fühlte sich dabei haltlos und überfordert. Zudem war da ganz viel Groll auf ihren Partner, von dem sie sich allein gelassen fühlte. Eigentlich wünschte sich Frau B. Zeit und ein bisschen Hilfestellung, um sich mit der neuen Situation zu arrangieren. Stattdessen kämpfte sie sich ohne Unterstützung durch ihren Alltag. Ab und zu schlich sich auch der Gedanke in ihren Kopf, dass sie – da sie ja ohnehin nahezu alles allein mache mit ihrer kleinen Tochter – auch keine Partnerschaft bräuchte.

Die Paniksymptomatik erfüllte in diesem Kontext gleich mehrere Funktionen, die Frau B. zunächst gar nicht bewusst waren. Sie stellte Schonung, Zuwendung und Unterstützung sicher und stabilisierte gleichzeitig die Beziehung, denn in ihrem ängstlich-hilflosen Zustand würde sie sicherlich nicht die Partnerschaft beenden. Ganz wichtig: Frau B. »nutzte« ihre Symptomatik nicht manipulativ und hatte sie auch keineswegs absichtlich erzeugt. Dennoch waren die Panikattacken in gewisser Hinsicht eine Lösung, die Frau B.s Psyche ihr bereitstellte.

Nachdem ihr diese Zusammenhänge klar wurden, übte Frau B., ihre Gefühle und ihre Bedürfnisse bewusst zu spüren und transparent zu kommunizieren. Sie fragte aktiver um Hilfe nach und sortierte gemeinsam mit ihrem Partner die jeweiligen Zuständigkeiten neu, sodass es sich fairer für sie anfühlte. Um insgesamt ruhiger und entspannter zu werden, schaffte sie sich Freiräume für sich selbst und schloss sich einer Yogagruppe an.

Ich kann ehrlicherweise nicht behaupten, dass wir in der Therapie sehr viel über Panik gesprochen hätten. Das gehört zur Wahrheit dazu: Die wenigsten Menschen bringen ein klar umrissenes Störungspäckchen mit, das man rasch gemeinsam in der Therapie durcharbeitet. Stattdessen hat vieles, was sich auf der Symptomoberfläche zeigt, tiefe Wurzeln und komplexe Verwebungen. Im Fall von Frau B. war es das Wissen über die Angst an sich, das ihr half, auf Sicherheits- und Vermeidungsverhalten zu verzichten und die Panikattacken zu ent-katastrophisieren. Die »Oberfläche« war damit relativ schnell geklärt. Jedoch erst nachdem wir darüber hinaus ihre Symptomatik gemeinsam im Kontext verstanden und beleuchtet hatten und die Panikattacken nicht mehr »nötig« waren, lösten sie sich wirklich auf. Bei unserem letzten Gespräch war Frau B. seit über einem Jahr vollständig »panikfrei«.

Generalisierte Angststörung: Ein Pferd! Kein Zebra!

Ding Dong. »Guten Tag, wir sind von der Polizei. Könnten wir bitte reinkommen? Wir müssen etwas mit Ihnen besprechen. Bitte setzen Sie sich.«

Du kennst diese Szene aus Filmen. Menschen mit einer Generalisierten Angststörung kennen sie aus ihrem Kopf. Da läuft sie mehrfach täglich, und etliche andere Szenarien unter der Überschrift »Was alles passieren kann!« stehen ebenfalls auf dem Kopfkino-Programm. Was, wenn jemandem aus meiner Familie ein Unfall passiert? Was, wenn jemand krank wird? Was, wenn die Firma pleitegeht? Was, wenn ... was, wenn ... was, wenn ... Das Gedankenkreisen findet kein Ende, die Sorgen drehen sich um sämtliche vorstellbare Bedrohungen und Gefahrenszenarien. Im Gegensatz zu anderen Angststörungen ist die Generalisierte Angststörung nicht anlassgebunden, also nicht an bestimmte Auslöser oder Situationen geknüpft. Stattdessen bezieht sie sich auf den Alltagskram und die direkten Lebensbereiche der betroffenen Personen. Sie kommt auch nicht als »Attacke« daher. Stattdessen ist die Generalisierte Angst »frei flottierend«.

»Flottieren« nennt man es, wenn Bestandteile in Flüssigkeit frei schweben. Das trifft es in meinen Augen jedoch nicht ganz – die Angst der Betroffenen ist eigentlich eher wild helikopternd, anstatt frei schwebend. Sie rotiert durch den Kopf und landet mal hier und mal da. Die Betroffenen sind also nicht ver-rückt in dem Sinne, dass ihr Organismus heftige Fluchtimpulse angesichts eigentlich ungefährlicher Auslöser sendet. Vielmehr leiden sie unter einer andauernden Anspannung und einer übertriebenen Ausprägung von dem, was man als Realangst bezeichnen könnte.[25] Denn ja: Jemand aus deiner Familie könnte einen Unfall haben. Ja, jemand könnte krank werden. Ja, die Firma könnte pleitegehen. Das sage ich nicht, weil ich grausam bin und dich ängstigen möchte, sondern weil es Fakt ist: All das ist potenziell möglich. Es gibt keine absoluten Sicherheiten, es gibt keine hundertprozentigen Garantien.

Mit dieser Ungewissheit leben viele von uns ganz gut. Menschen mit einer Generalisierten Angststörung allerdings nicht: Das Problem ist, dass sie systematisch das Risiko, mit dem Katastrophen eintreten, überschätzen. Gleichzeitig unterschätzen sie ihre Kompetenzen und Fähigkeiten, mit Unwägbarkeiten und Problemen souverän umzugehen. Und das ist eine ziemlich unglückliche Kombination: ein konstantes Gefühl von Bedrohung, Gefahr und Verunsicherung bei gleichzeitiger Überzeugung, dem nichts entgegenzusetzen zu haben: Stress pur!

Mehr als vier Millionen Menschen in Deutschland haben eine ausgeprägte Unsicherheitsintoleranz und sind von dieser sogenannten Sorgenkrankheit betroffen. Das Ver-rückte ist: Sehr viele dieser Menschen haben gar keine Ahnung davon, dass ihre Art zu denken, zu empfinden und zu handeln störungswertig sein könnte. Vielmehr glauben sie, so zu denken sei »normal« oder im Rahmen des Erwachsenwerdens sogar verantwortungsbewusst oder richtig. Was sie täglich in ihrem Kopf erleben, würden sie vielleicht gar nicht explizit als Angst benennen. Oft finden Betroffene Begriffe wie »Beunruhigung«, »Sorge« oder »Nervosität« passender.

Wenn du von einer Generalisierten Angststörung betroffen bist, ist es gut möglich, dass du dich die meiste Zeit des Tages gedanklich mit latenten Befürchtungen quälst. Man spricht hier auch von Sorgenketten, die sich nahtlos aneinanderreihen. Vielleicht ist es auch typisch für dich, dass du bei kleineren Irritationen im Alltag gleich vom Schlimmsten ausgehst, anstatt naheliegende Erklärungen in Betracht zu ziehen. So ging es jedenfalls meiner Patientin Frau S., die mehrfach nachts ihren erwachsenen Sohn anrief, um sich zu versichern, dass er noch lebte. Sie hatte genau im Blick (um nicht zu sagen: sie überwachte), wann er auf verschiedenen Social-Media-Plattformen online war. Sobald er einige Stunden offline war, wurde Frau S. nervös und rastlos und befürchtete, dass ihr Sohn in Not sei. Dass er einfach nur schlief, kam ihr gar nicht in den Sinn. Etwas salopp könnte man sagen: Sie hörte Hufgetrappel. Aber sie dachte nicht an ein Pferd, sondern an ein Zebra! Menschen mit einer Generalisierten Angststörung haben manchmal Schwierigkeiten, zwischen *Möglichkeiten* und *Wahrscheinlichkeiten* zu unterscheiden.

Das zermürbende »Und was ist, wenn …« setzt eine Kaskade aus Stressreaktionen in Gang, die von gereizter Grundstimmung bis zu anspannungsassoziierten Schmerzen oder Schlafstörungen führen können. Wenn du von einer Generalisierten Angststörung betroffen bist, spürst du das wahrscheinlich vor allem körperlich, in Form von Herzrasen, Zittern, Rastlosigkeit oder einem Reizdarmsyndrom. Diese Symptome tragen zur allgemeinen Erschöpfung bei. Statistiken zeigen, dass Menschen mit einer Generalisierten Angststörung überproportional häufig Hilfe suchend ihre hausärztliche Praxis konsultieren. An zweiter Stelle rangiert eine Behandlung bei Magen-Darm-Spezialist*innen. Zur Linderung der Symptome mag das eine gute Idee sein. Die Ursache jedoch, nämlich Ängste und Sorgen, wird häufig weder erkannt noch diagnostiziert. Das liegt allerdings nicht daran, dass diese Facharztgruppen diagnostisch schlecht ausgebildet wären. Stattdessen ist es so, dass die Betroffenen selbst eine Menge (körperlicher) Symptome aufzählen und ihre Beschwerden schildern, aber nicht den Begriff »Angst« verwenden. Man muss daher vermuten, dass die Dunkelziffer der von der Sorgenkrankheit Betroffenen hoch ist und dass viele davon nie die richtige Diagnose und nie die richtige Behandlung bekommen.

Womöglich steckst du mittendrin in dem Teufelskreis aus allgemeiner Unruhe, ständiger Anspannung, schlechtem Körperbefinden und dem Gefühl, dass dir das alles zu viel wird und eine Lawine aus nicht zu bewältigenden Problemen auf dich zurollt. Oft kommen noch »Metasorgen« hinzu, also Sorgen über das Sorgen. Darunter versteht man beispielsweise die Angst, dass die ganzen negativen Gedanken Schaden anrichten könnten, etwa in Form eines Magengeschwürs oder weil sie »verrückt« machen könnten. Die Sorgen selbst können also zum Sorgenthema werden. Vielleicht hast du dir auch angewöhnt, dich durch häufige Telefonate oder Gespräche bei deinen Angehörigen ständig zu versichern, dass alles in Ordnung ist, um dir so ein bisschen Beruhigung zu verschaffen? Das ist sehr, sehr typisch für Menschen mit einer Generalisierten Angststörung. An dieser Stelle sei schon mal gesagt: Die Ruhe und Entspannung, die du suchst, liegen in dir, nicht im Außen.

Tacheles über die Generalisierte Angststörung

Fakt 1: Die Wahrscheinlichkeit, im Laufe eines Lebens unter einer Generalisierten Angststörung zu leiden, beträgt etwa 5 Prozent.

Fakt 2: Fast 80 Prozent aller Menschen mit einer Generalisierten Angststörung leiden zusätzlich an einer Depression, fast die Hälfte darüber hinaus an einer somatoformen Störung[26] (das bedeutet, sie leiden unter körperlichen Symptomen, für die keine zufriedenstellende körperliche Erklärung gefunden werden kann).

Fakt 3: Die Generalisierte Angststörung ist die häufigste Angsterkrankung in hausärztlichen Praxen – wo sie jedoch in fast zwei Drittel der Fälle nicht als solche erkannt wird.[27]

Fakt 4: Bei allen anderen Angststörungen sinkt das Erkrankungsrisiko nach dem 40. Lebensjahr. Die Generalisierte Angststörung beginnt jedoch häufiger erst danach. Insbesondere Personen, die überwiegend familiäre Care-Arbeit leisten und keine außerhäusliche Tätigkeit haben, haben ein um 2,5-fach erhöhtes Risiko, daran zu erkranken.[28]

Als Stress bezeichnen wir alle möglichen Belastungen des Alltags, mit denen wir fertigwerden müssen. In der Theorie sieht die optimale Reaktion auf Stress so aus: Dein Gehirn bemerkt eine Anforderung und aktiviert deinen Organismus, indem es ihn in einen adäquat aufmerksamen und angespannten Zustand versetzt. Du nimmst die bereitgestellte Energie und löst damit das Problem. Sobald die Herausforderung bewältigt ist, sinkt das Erregungsniveau wieder, und die Anspannung lässt nach. Der Stress ist vorbei, du legst dich in die Sonne und machst ein Mittagsschläfchen. Schön wär's!, denkst du jetzt vielleicht, und tatsächlich läuft das mit dem Stressempfinden und der Anspannungsregulation bei vielen Menschen ganz und gar nicht so easy. Mit folgenden Problemen haben wir es nämlich zu tun:

1. Dein Gehirn kann leider nicht besonders zuverlässig unterscheiden, welche Herausforderungen du tatsächlich *hast* und welche du dir gerade *ausdenkst*. Dein Gehirn reagiert also auch auf den »virtuellen« Stress, den du auf deine innere Kopfkino-Leinwand projizierst, und sendet dir Energie für Kampf oder Flucht, die du gar nicht brauchst.
2. Viele Sorgen und Probleme, über die du nachdenkst, sind zwar real und sogar prinzipiell lösbar – aber vielleicht nicht durch *dich* oder nicht *jetzt*. Die Beziehungsprobleme deiner Nichte wirst mutmaßlich nicht du lösen und jedenfalls nicht nachts um 3:00 Uhr. Dein Gehirn schickt dir also Energie für die Bewältigung von Aufgaben, die nicht deine sind. Und das Ganze noch zur Unzeit.
3. Deine heutigen, modernen Probleme wie Steuererklärung oder Feierabendstau lassen sich nicht durch einen ordentlichen Kortisol- und Adrenalinschub lösen. Der uralte Botenstoffcocktail hat sich für die meisten steinzeitlichen Herausforderungen bewährt – heutzutage sind Kampf oder Flucht jedoch fast nie die passende Antwort auf eine Herausforderung.
4. Das Denken vieler Menschen mit Generalisierter Angststörung kreist um Sorgen, aber nicht um Lösungen. Tatsächlich ist es vielmehr so, dass eine Sorge aufploppt, die innerlichen, unangenehmen Stress bereitet und begleitet ist von schlechten Gefühlen. Da willst du nicht weiter-

gehen. Um dich innerlich von dieser Sorge abzulenken, braucht es einen neuen, starken Gedanken. Und der hat in der Regel keinen schönen oder entspannenden Inhalt. Stattdessen kreiert dein Geist die nächste Katastrophe, die passieren könnte, bis du von dieser wieder abspringst, hin zur nächsten und so weiter. So entstehen Sorgenketten, die von einem dauerhaft angespannten, gestressten Gefühl begleitet sind.

5. Das Stresserleben vieler Menschen mit Generalisierten Ängsten ist chronisch, weil sie eine Lawine an Schwierigkeiten auf sich zurollen sehen und gleichzeitig sicher sind, diese nicht bewältigen zu können. Das erzeugt Hilflosigkeit und Ohnmacht. Diese Emotionen sind wiederum der Nährboden, auf dem depressive Stimmungslagen gedeihen.

Vielleicht magst du mal zurückblättern und dir die Grafik mit den Personen A, B und C und deren Stresspäckchen anschauen: Menschen mit einer Generalisierten Angststörung packen sich selbst ständig Stresspäckchen drauf, und zwar durch ihr sorgenvolles Grübeln und die (streng genommen) fantasierten Probleme, die sie bekommen könnten. Dadurch empfinden sie sich auch dauerhaft an (oder sogar jenseits) ihrer Belastungsgrenze. Aber hey, das ist eine gute Nachricht! Am eigenen Denken kannst du schließlich etwas ändern.

Kennst du True-Crime-Formate? Sie erfreuen sich größter Beliebtheit, wobei bis heute nicht richtig erforscht ist, woher dieser Hype kommt. Es wird gemutmaßt, dass sich die Fans durch das lebhafte Hineinversetzen in die Kriminalgeschichten der Illusion hingeben, im Falle des Falles besser vorbereitet und gewappnet zu sein. Ein bisschen scheint die Logik dahinter zu sein, zumindest gedanklich schon mal eine »Trockenübung« vollzogen zu haben. Als könnte einem das, was man im Kopf schon durchgegangen ist, in der Realität weniger anhaben.

So ähnlich ist das bei Personen mit einer Generalisierten Angststörung auch. Hier wird es manchmal sogar richtig »magisch«: Einige Betroffene schildern das Gefühl, sich sorgen zu müssen, als würde dies die Wahrscheinlichkeit des Eintretens der vorgestellten Katastrophe verringern. Und für manche Menschen gehört das angstvolle Grübeln auch einfach selbstverständlich dazu, beispielsweise in ihrer Rolle als Mutter, Opa, Freund oder Ehefrau, nach dem Motto: »Was würde es über meine Liebe zu der Person aussagen, wenn ich mich nicht um sie sorgen würde?« Sie empfinden »Sich-Sorgen« als liebevollen Akt, der sich wie ein schützender Mantel um die Person legt, der die Sorge gilt.

Fakt ist allerdings: Die meisten deiner Angehörigen hätten dich wahrscheinlich lieber weniger nervös, ängstlich und besorgt, zumal sie womöglich sogar das Gefühl bekommen, dass sie schuld sind an deinem Zustand. Und Fakt ist auch: Egal wie viel du im Stillen grübelst und leidest – das beeinflusst nicht die realen Ereignisse. Nachweislich kommen beispielsweise die allermeisten Kinder dreckig, aber glücklich und unversehrt von ihren Klassenfahrten zurück – völlig egal ob die Eltern in dieser Zeit vor Sorge fast vergangen sind oder nicht.

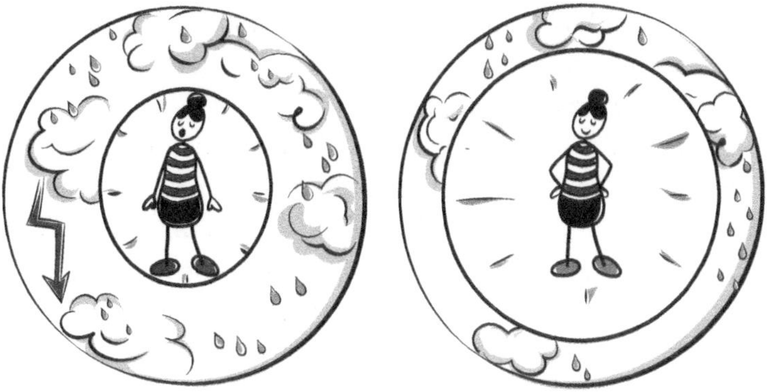

Sorgenkreis vs. Einflusskreis

Um noch mal auf die True-Crime-Fans zurückzukommen: Sie lauschen den ganzen gruseligen Details, lassen sich emotional auf die Handlung ein und hören sich auch das Ende der Geschichte an. Genau das tun Menschen mit einer Generalisierten Angststörung jedoch nicht. Es ist, als würden sie im Kopf von Gruseltitel zu Gruseltitel hopsen, die Geschichten manchmal kurz anreißen, aber bis zum Ende kommen sie nie. Sie zappen im Kopf durchs komplette »Was wäre, wenn ...«-Überschriften-Programm, ohne die Katastrophe zu Ende zu denken: Ja, was, verdammt noch mal, wäre denn, wenn ...? Dieses oberflächliche gedankliche Anstupsen einer Sorge, um dann schnell weiterzuspringen, verhindert das Aufkommen von Emotionen (abgesehen von dem latenten, körperlich spürbaren Stress). Sorgenketten sind also, bei näherer Betrachtung, tatsächlich eine Vermeidungsstrategie. Und Vermeidung stärkt die Angst.

Moment, denkst du vielleicht jetzt, bedeutet das etwa, dass ich mich, um meine Generalisierte Angst loszuwerden, erst recht auf meine Sorgen einlassen soll? Genauso ist es. Auch hier lautet die Message: Mittendurch geht der Weg! Gedanken unterdrücken zu wollen, macht sie nachweislich noch aufdringlicher.[29] Die Angst kommen zu lassen und zu spüren, dass du das kannst – ohne Rückversicherung durch andere, ohne Vermeidung –, das ist der Weg. Dann lässt sie dich los. Das Gleiche gilt für all die Dinge, die du aktuell unterlässt, weil sie dir zu riskant erscheinen.

Gleichzeitig wäre es allerdings auch wichtig, die mutigen, zuversichtlichen und optimistischen »Stränge« in deinem Nervensystem zu stärken. Vielleicht fällt es dir schwer, aus dir selbst heraus Ruhe, Sicherheit und ein grundsätzliches Vertrauen in die Welt zu spüren. Dafür gibt es sicherlich auch biografische Gründe. Vielleicht hast du bisher das Gefühl, dass dir die Signale wie »Alles ist gut« und »Du bist in Sicherheit« von außen gegeben werden müssen, weil in dir drin nur

Verunsicherung und Angst sind. Für Menschen mit Generalisierter Angststörung hat es sich als besonders hilfreich erwiesen, Entspannungsverfahren zu lernen und zu nutzen, wenn die Anspannung groß wird.

Fallbeispiel Generalisierte Angststörung: Risikoanalyse at its worst!

Frau I. beschrieb sich als »ängstliches Kind von ängstlichen Eltern«. Sie sei überbehütet groß geworden, mit der ständigen latenten Botschaft: »Die Welt da draußen ist groß und gefährlich. Du musst stets auf der Hut sein.« Insbesondere ihr Vater habe sie immer ermahnt, an alle möglichen Konsequenzen ihres Handelns zu denken und sich nie »zu früh zu freuen« oder »in falscher Sicherheit zu wiegen«. Dass tatsächlich jederzeit etwas Schlimmes passieren könne, habe sich gezeigt, als in Frau I.s 17. Lebensjahr ihre Mutter nach kurzer, heftiger Erkrankung plötzlich verstarb. Eigentlich habe sie lange geglaubt, diesen Schicksalsschlag gut verwunden zu haben. Aber seit sie selbst Mutter geworden sei, werde sie immer nervöser und gestresster. Mit jedem Schritt der Verselbstständigung, den ihr siebenjähriger Sohn gehe, habe sie das Gefühl, noch mehr »auf dem Radar« haben zu müssen. Eigentlich habe sie in Teilzeit wieder arbeiten gehen wollen, wenn er die Schule besuche, aber daran sei wegen ihres Reizdarmsyndroms nicht zu denken.

Frau I. nahm immer den frühestmöglichen Termin morgens in der Praxis wahr. Während andere Menschen um diese Uhrzeit den ersten Kaffee trinken und langsam in den Tag starten, war sie bereits völlig aufgelöst und »fertig mit den Nerven«. Der Weg von der Wohnung zur Schule ihres Sohnes und dann zur Therapie barg unzählige Gefahren, die sie Tag für Tag gedanklich durchging – und alles, was daraus erwachsen könnte. Was wäre, wenn im Kreisverkehr jemand ausscheren und in die Seite krachen würde, auf der ihr Sohn sitzt? Wenn ihm etwas passieren würde – nicht auszudenken. Aber selbst wenn es nicht zum Äußersten käme: Auch ein Blechscha-

den wäre im Moment nicht zu verschmerzen, denn wenn dann noch die Waschmaschine kaputtgehen würde, könnte sie vielleicht die Miete nicht mehr zahlen. Würde sie mit einem Kind aus ihrer Wohnung herausgeklagt werden? Den Stress würde sie nicht bewältigen. »Irgendwann klappe ich zusammen oder bekomme ein Magengeschwür.«

In diesem Stil sprang Frau I. gedanklich von Katastrophe zu Katastrophe. Eine endlose Aneinanderreihung von Sorgen und Befürchtungen durchzog ihren Kopf. Und ihr Körper reagierte auf den nicht abreißenden Horrorfilm im Kopfkino mit Stresssymptomen. Zittrig und mit unruhigem Bauch saß Frau I. bei mir in der Praxis und wünschte sich vor allem eines: Beruhigung, dass alles nicht so schlimm kommen wird. Versicherung, dass sie und ihr Sohn und ihr Auto und die Waschmaschine vermutlich noch eine Weile überstehen werden. Einschätzungen, ob sie von den ganzen Sorgen nicht krank oder verrückt werde und trotzdem eine gute Mutter sei. Sie wünschte sich, durch die Therapie »entstresst« zu werden und zur Ruhe zu kommen. Spoiler-Alert: Garantiescheine für Sicherheit und Unversehrtheit gibt es nicht, und ich konnte während der Therapie leider auch keine ausstellen.

Checkliste: Habe ich eine Generalisierte Angststörung?

- ☐ Ich bin ständig angespannt und besorgt, auch in alltäglichen Situationen, in denen andere ganz locker sind.
- ☐ Das Wohlbefinden meiner Familie und meines Umfelds beschäftigt mich stark, ich habe oft den Gedanken, dass etwas Schlimmes passieren könnte.
- ☐ Die Unruhe und Besorgtheit quälen mich seit wenigstens sechs Monaten.

Hast du hier zu allen Punkten Ja gesagt? Wenn nicht: Höchstwahrscheinlich bist du nicht von einer Generalisierten Angststörung betroffen. Falls ja: Red Flag! Dann beantworte die nächste Frage: Was beschreibt am ehesten dein Körpergefühl?

☐ Mein Herz rast oder wummert spürbar, manchmal fühlt es sich an, als würde es stolpern.
☐ Mir bricht der Schweiß aus.
☐ Meine Hände und/oder meine Knie zittern.
☐ Mein Mund wird trocken und klebrig.

Kennst du mindestens eines dieser Symptome als täglichen Begleiter? Wenn nicht, handelt es sich in deinem Fall möglicherweise um ein gewisses Unbehagen, aber höchstwahrscheinlich nicht um eine Generalisierte Angststörung. Falls ja: Red Flag! Dann lies hier weiter:

Gleichzeitig spüre ich auch noch Folgendes:

☐ Es fühlt sich an, als würde ich schwer Luft bekommen.
☐ Ich fühle mich eingeengt und empfinde ein Druckgefühl in der Brust.
☐ Mir wird übel, mein Magen–Darm-Trakt rumort.
☐ Mir wird schwindelig, ich fühle mich benommen und bekomme weiche Knie.
☐ Ich fühle mich wie in einem Film, als sei das alles nicht ganz real.
☐ Ich habe Angst, die Kontrolle zu verlieren oder »verrückt« zu werden.
☐ Mir wird heiß und kalt, manchmal im Wechsel.
☐ Manche Körperpartien werden gefühllos, manchmal auch kribbelig.
☐ Ich bin so verspannt, dass ich Schmerzen habe.
☐ Ich bin rastlos, angespannt und kann nicht zur Ruhe kommen.

- ☐ Ich habe Schluckbeschwerden und ein Kloßgefühl im Hals.
- ☐ Ich bin übertrieben schreckhaft.
- ☐ Ich kann mich nicht konzentrieren.
- ☐ Ich bin reizbar und dünnhäutig.
- ☐ Ich habe Schlafstörungen.

Konntest du mindestens drei Symptome aus dieser Liste an dir feststellen? Dann stell dich bitte zur diagnostischen Abklärung bei einer fachkundigen Person mit Expertise in Psychiatrie und/oder Psychotherapie vor. Es ist möglich, dass du an einer Generalisierten Angststörung leidest. Zeig ihr/ihm diese Liste.

Offene Fragen und ehrliche Antworten zum Thema Generalisierte Angststörung

Mein Hauptproblem ist Nervosität. Kann ich nicht einfach Tabletten nehmen, die mich ruhiger machen?

Klar, es gibt Beruhigungsmittel, und die machen, wie der Name schon sagt – ruhig. Klingt perfekt! Wäre damit das Problem nicht einfach vom Tisch? Die sogenannten Benzodiazepine (oder Benzos, wie sie von vielen genannt werden), beispielsweise Diazepam oder Lorazepam, werden in psychiatrischen Kliniken in seelischen Notsituationen relativ oft eingesetzt, weil sie so schnell und so stark wirken. Zur Behandlung einer Angststörung sind sie trotzdem keinesfalls geeignet. Sprich mir nach: Benzos sind keine Lösung und machen abhängig!

Schauen wir uns ganz kurz an, was Benzodiazepine an der Nervenzelle machen. Über Botenstoffe im Gehirn hast du hier schon öfter gelesen. Einer davon nennt sich GABA (Gamma-Aminobuttersäure; englisch: gamma-Aminobutyric acid).

Davon haben wir haufenweise. GABA fährt die Aktivität von Nervenzellen runter. Es beruhigt sie. Wenn viele GABA-Moleküle an die Rezeptoren einer Nervenzelle andocken, feuert diese einfach weniger oder gar nicht. Stell dir GABA als unser körpereigenes Chillymilly-Molekül vor. Benzodiazepine verstärken die Wirkung von GABA. Sie sorgen dafür, dass GABA länger am Rezeptor angedockt bleibt, als es das eigentlich tun würde. In aufgeregten und ängstlichen Zuständen reguliert dich dein durch Benzos »getuntes«, länger haftendes GABA also einige Stufen runter. Und da diese Wirkung an allen möglichen Neuronen im Gehirn passiert, entsteht ein Gefühl von Ruhe oder Schläfrigkeit. Super!, denkst du vielleicht. Benzos unterstützen also bloß meine eigenen Körperprozesse. Her mit dem Rezept!

Gemach. Das wäre doch wirklich zu schön. Die GABA-Rezeptoren entwickeln eine Toleranz für die Benzos, das bedeutet, dass sie sich daran gewöhnen. Auf Rezeptorebene findet nach einiger Zeit des Gebrauchs sogar ein Umbau statt. Irgendwann reicht dein körpereigenes GABA ohne den Wirkverstärker Benzo nicht mehr, um ganz normal entspannt zu sein. Innere Unruhe, Ängstlichkeit und eine sehr unangenehme Nervosität sind die Folge. Und worauf greifen unruhige, nervöse und ängstliche Menschen zurück, da sie das Schächtelchen ja nun schon zu Hause haben? Genau, auf *mehr* Benzos. Der Teufelskreis fängt an, sich zu drehen.

Diese Art beruhigender Medikamente macht also abhängig, und Absetzversuche erzeugen genau die Symptomatik, wegen der sie ursprünglich genommen wurden. Klingt doch nicht so spitze, oder? Und eine Erfahrung aus der Praxis: Auf Dauer und über die Jahre enthöhlen Benzos die Persönlichkeit. Das ist ziemlich unschön für die Betroffenen und die Angehörigen.

Trotzdem sind Benzodiazepine nicht nur Teufelszeug. Sie sind bei sehr sporadischer Gabe recht sicher, haben wenig

Wechselwirkungen mit anderen Mitteln und auch nicht so viele sonstige Nebenwirkungen. In Situationen, wo größte Angst dich unfähig macht zu handeln, aber unbedingt gehandelt werden muss, kannst du dir nach medizinischer Abklärung damit behelfen. Aber bitte nur im Notfall, punktuell und mit chirurgischer Präzision.

Neuerdings wird im Internet oder auch in Drogerien GABA als Pille verkauft und damit geworben, dass es eine beruhigende Wirkung haben sollte. Yeah – unser Chillymilly-Molekül aus dem Supermarkt, direkt zum Einwerfen? Tja. Tatsächlich kann GABA die Blut-Hirn-Schranke (eine Gefäßwand, die unser Hirn vor schädlichen Stoffen schützt) gar nicht überwinden. Zum Glück! Und GABA im Blut ist kein GABA im Hirn. Es handelt sich also um einen Werbetrick. Würde das tatsächlich funktionieren, dass du dir GABA in beliebigen Mengen von außen zuführst und in dein Nervensystem jagst, wäre das krass gefährlich. Denn wenn ganz viele GABA-Rezeptoren besetzt wären und die Nervenzellen gar nicht mehr richtig erregt werden könnten, würdest du nicht nur einschlafen, sondern auch aufhören zu atmen.

Können mir die Sorgen wirklich nicht schaden?

In gewisser Weise schaden dir die Sorgen schon – indem sie dir deine Leichtfüßigkeit und deine Gelassenheit nehmen. Jede Sorge, die du unnötig wälzt, ist wie ein Stresspäckchen, das du dir selbst bastelst und draufpackst. Und wenn du denkst, dass Sorgen dir schaden, kann es sogar sein, dass sie dir schaden, einfach weil du einen schädlichen Effekt erwartest. Insofern wäre es ein riesiger Gewinn für dich, diese Art des Sorgens über die Sorgen abzustreifen und hinter dir zu lassen. Gedanken sind nur Gedanken. Punkt. *Du* gibst ihnen eine Bedeutung, und das heißt, dass auch *du* das ändern kannst.

Manche Menschen haben jedoch eine fast »magische« Angst vor ihren eigenen Gedanken, vielleicht betrifft das auch dich. Sprüche wie »Achte auf deine Gedanken, denn sie werden zu Taten« oder auch die Idee, dass das »Universum« dir zurückschickt, was du aussendest, sind für Menschen mit Angststörungen eine große Belastung – denn das würde ja bedeuten, dass sie unbeabsichtigt »manifestieren«, was sie fürchten. In vielerlei Hinsicht ist dieser aktuell modische Trend hochproblematisch. Wenn es linear so laufen würde, dass gute und stets positive Gedanken zu einer entsprechenden Realität führen – sind Menschen in grauenhaften Situationen demnach selbst schuld an ihrem Schicksal? Haben sie sich einfach nicht fest genug eine erfreuliche Zukunft herbeimanifestiert?

Positives Denken ist großartig. Angstvolle Gedanken zu bemerken, zu prüfen und neue Blickwinkel einzunehmen, ist ebenfalls super. Genau darum geht's. Es geht aber *nicht* darum, sich vor den eigenen negativen Gedanken zu ängstigen oder zu glauben, man hätte sich dadurch ein Damoklesschwert selbst über den Kopf gehängt. Und es ist keinesfalls hilfreich, angstvolle, negative Gedanken unterdrücken zu wollen und sich dem Druck auszusetzen, immer positiv zu sein. Spiritualität kann eine kraftvolle Stütze sein, wenn sie stärkt und hilfreich ist. Wenn du jedoch spirituell, aber angstvoll in den Sternenhimmel starrst und befürchtest, dass dir das Universum aufgrund deiner Sorgen demnächst ein entsprechendes Paket liefert, lass uns diese Perspektive getrost verlassen und lieber zurückkommen in dein eigenes Inneres, dein überreiztes Nervensystem und die Angstschaltkreise, die in dir wirken. Anstatt auf Sorgen mit weiteren Sorgen zu reagieren, die mit irgendwas da draußen zu tun haben, versuche es lieber mit Akzeptanz und Selbstmitgefühl und einer liebevollen Zuwendung nach innen.

Ich bin ständig besorgt um meine Gesundheit – ist das auch eine Generalisierte Angst?

Wenn deine Sorgen sich explizit auf die eigene Gesundheit beziehen und du vor allem überzeugt bist, dass ein oder mehrere Organsysteme unerkannt erkrankt seien, liegt mutmaßlich eine Somatisierungsstörung oder eine hypochondrische Störung vor. Die Generalisierte Angst ist thematisch breiter gefächert und bezieht sich in der Regel auf die Sorge um Alltägliches. Sie geht meist über die eigene Person hinaus und schließt die Familie und den Freundeskreis mit ein.

Wie kann ich bei Entscheidungen wissen, ob das mein Bauchgefühl ist, auf das ich hören sollte – oder Angst?

Lass uns mal annehmen, du würdest alle drei Minuten eine Entscheidung treffen. Das ist gar nicht so unrealistisch, denn du entscheidest nicht andauernd Weltbewegendes, sondern auch so was wie: »Ich kratze mich jetzt am Arm« oder »Ich schaue jetzt mal aus dem Fenster«. Nicht allen diesen Entscheidungen gehen bewusste Prozesse voran, vieles davon wird im Unbewussten abgehandelt ohne deine aktive Beteiligung. Du bekommst nur den Zuruf aus der Kulisse mit, was du jetzt tun sollst. Das ist energieeffizient für dein Gehirn und schont Ressourcen, die du für andere Dinge brauchst. Wir agieren also ohnehin in weiten Teilen und die meiste Zeit des Tages eher halb automatisch anstatt voll bewusst und achtsam.

Unsere tiefen Hirnstrukturen regeln vieles an der Aufmerksamkeit des Kortex vorbei. Bei wichtigeren Entscheidungen versuchst du vielleicht gezielt, dieses Unbewusste namens Bauchgefühl oder Intuition mit einzubeziehen. Denn das Unbewusste fußt auf deinen Erfahrungen, Erinnerungen und sämtlichen Lebenseinflüssen, denen du je ausgesetzt warst. Intuitive Entscheidungen greifen auf einen riesigen, unbewussten inneren Wissensschatz zurück, der sich in dir angelagert hat. Auch unbewusste Wünsche und Motive spielen in dein Bauchgefühl hinein. Viele Studien zeigen, dass Bauchentscheidungen nicht unbedingt schlechter sind als sehr rationale Kopfentscheidungen und dass sie teilweise glücklicher machen. Also, eigentlich ist unser Bauch ein toller Ratgeber.

Aber Obacht! Menschen mit Angststörungen, insbesondere wenn sie diese schon lange haben, haben natürlich auch ihre unbewussten Strukturen mit Angst gefüttert und einseitig geprägt. Dein Bauchgefühl als sehr persönliche, in dir geronnene Erfahrung meldet demnach vielleicht ein mulmiges Gefühl, weil es schon immer deine Art war, in diesem Kontext ängstlich zu reagieren. Das macht es aber deshalb nicht zu einer gut unterfütterten oder weiseren Entscheidung. Das Problem ist also: Die Intuition ängstlicher Menschen ist oft ebenfalls sehr ängstlich und daher nicht unbedingt eine Quelle für wertvolle Ratschläge. Wenn du deine Ängste angehen willst, kommt es tatsächlich darauf an, dass du dich »kontra-intuitiv« verhältst!

Vielleicht hilft dir Folgendes: Atme tief, lass Ruhe einkehren, schließ die Augen und stell dir vor, du könntest dein uraltes, weises, kluges Selbst um Rat fragen. Dein älteres Ich kennt dich wie niemand sonst. Es hat alles erlebt, was du erleben wirst, es schaut liebevoll auf dich – und es lässt sich nicht veräppeln. Die psychotherapeutische Arbeit bezieht sich oft auf das sogenannte »innere Kind«. Lass uns die Blickrichtung wechseln, und mal lieber die »innere Oma/den inneren Opa« einbeziehen. Stell deine Frage an dein älteres Ich. Vielleicht erhältst du einen wertvollen Hinweis, ob du durch deine Angst hindurchgehen oder auf sie hören solltest. Und im Zweifelsfall- mach lieber, was Oma und Opa dir empfehlen, als das, was ein ängstlicher, kindlicher Anteil fordert.

Was wurde aus Frau I. mit der Generalisierten Angststörung?

Frau I. kam in der Hoffnung zur Therapie, beruhigt zu werden. Sie stellte sich vor, dass sie während unserer Termine ihre Sorgen schildern und ich ihr gut zureden und ihr Sicherheit geben würde. Der Wunsch war nachvollziehbar, nur: Diese anhaltende Rückversicherung konnte ich natürlich nicht übernehmen. Stattdessen schlug ich vor, dass sie lernen solle, sich selbst zu beruhigen beziehungsweise gar nicht erst so aufgebracht zu werden aufgrund der eigenen Gedanken. Denn faktisch passierte ja gar nicht so viel Dramatisches im Leben von Frau I., das allermeiste war tatsächlich nur als Worst-Case-Szenario in ihrem Kopf.

Zunächst schauten wir uns Frau I.s Denken über das Denken und auch das Denken über ihre Sorgen an. Es zeigte sich, dass sie, die es von ihren Eltern nie anders gezeigt bekommen hatte, tatsächlich glaubte, »sich Sorgen machen« sei gleichbedeutend mit Liebe. Im Grunde erwartete sie von sich selbst als Mutter und Partnerin, ständig in Aufregung um ihre Angehörigen, insbesondere um ihren Sohn, zu sein. Genauer gesagt empfand sie entspannte und eher sorglose Menschen sogar als »larifari«, nachlässig und oberflächlich. Es gab also intern sehr gute Gründe für Frau I.s Psyche, an ihrer sorgenvollen Art festzuhalten, denn für sie war das gleichbedeutend mit »fürsorglich«, »aufmerksam« und »liebevoll«.

Neben diesen positiven Annahmen, die sie mit dem Sich-Sorgen verband, hatte sie gleichzeitig auch Angst davor und erlebte ihre Sorgenketten als intrusiv und unkontrollierbar. »Diese Gedanken überrollen mich einfach.« Insbesondere ihr ständiges Stresserleben, ihre häufigen Durchfälle und ihre Schlaflosigkeit gaben ihr ein Gefühl von Ohnmacht, als sei sie sich selbst ausgeliefert. Sie befürchtete, sich letztlich durch ihre vermeintlich unkontrollierbaren Sorgen krank zu machen.

Wir stellten also erst mal Frau I.s bisherige Bewertungen und Einstellungen über das sorgenvolle Denken auf den Kopf. Sie begann einerseits, die Grundvoraussetzung für mehr Gelassenheit zu erarbeiten: nämlich dass sie unbesorgt sein darf, ohne dadurch zur schlechten Mutter oder gleichgültigen Partnerin zu werden. Zudem empfand sie es als hilfreich, Gedanken auch mal einfach nur Gedanken sein lassen zu dürfen und sich innerlich davon zu distanzieren. Sie hatte, insbesondere durch das Modell ihrer Eltern, stark verinnerlicht, dass sie Sorgen ernst nehmen müsse. Dementsprechend fiel es ihr zunächst nicht leicht, ihre Gedankengänge zu beobachten und Abstand davon zu gewinnen, anstatt darauf anzuspringen. Kontrolle über Gedanken zu gewinnen bedeutet nicht, sie zu unterdrücken, sondern sie unbeeindruckt ziehen zu lassen.

Wir etablierten gemeinsam eine Beobachterposition, einen Frau-I.-Anteil, der wie aus der Vogelperspektive von oben auf ihr Denken, ihre Gefühle und ihr Verhalten draufschaute und aus dieser Distanz sagen konnte: »Jetzt galoppierst du wieder in den Sorgentunnel. Das musst du nicht. Folge diesen Gedanken nicht! Dass sie da sind, bedeutet nicht, dass sie wichtig oder wahr sind.«

Einen weiteren Fokus legten wir auf die schiere Unwahrscheinlichkeit ihrer Sorgen – tatsächlich traf nicht einmal ein Bruchteil der Ereignisse, die Frau I. befürchtete und gedanklich im Stil von »Was, wenn …« umriss, tatsächlich ein. Und umgekehrt, die Ereignisse, die tatsächlich passierten, hatte sie weder kommen sehen, noch hätte sie deren Eintreten durch Grübeln und Sorgen verhindern können. Dies machte ihr einmal mehr deutlich, dass von ihren Gedankenketten überhaupt keine planerische oder vorbereitende Qualität ausging. Frau I. bemerkte, dass sie in den meisten Alltagsbegebenheiten ohnehin aus dem Bauch heraus reagierte, und zwar durchaus vernünftig. Dies zeigte ihr, dass sie keine gedankliche »Vorbereitung« für das echte Leben brauchte. Sie notierte eine Zeit lang alle Situationen, in denen sie »freestyle« auf Unvorhergesehenes reagiert hatte, in einem Tagebuch und stärkte so ihr Vertrauen in ihre eigenen spontanen Handlungskompetenzen.

Frau I., die sich besonders viele Gedanken um ihren Sohn machte, kam nicht umhin zu bemerken, dass sie, selbst Tochter ängstlicher Eltern, ein ebenso ängstliches Modell für ihr Kind abgab. Durch ständige Ermahnungen wie: »Pass auf!« und »Vorsicht!« versuchte sie, sich selbst zu beruhigen, und hoffte, dadurch eine erhöhte allgemeine Achtsamkeit bei ihrem Kind zu erzielen. Auch hier fiel es ihr nicht ganz leicht, die Beunruhigung in ihrem Inneren wahrzunehmen und auszuhalten, ohne etwas zu tun (beispielsweise unnötig lenkend in das Verhalten ihres Sohnes einzugreifen, der gerade fröhlich spielte).

Da Frau I. ihre Sorgenketten im Laufe der Therapie als nicht wertvoll, nicht wichtig und nicht nützlich einsortiert hatte, konnte sie sie nach und nach unbeeindruckt vorbeiziehen lassen. Manchmal entschied sie auch, die sorgenvollen Grübeleien zu »verschieben«, indem sie eine Zeit und einen Ort speziell fürs Sorgen reservierte. Besonders aufdringliche Gedanken vertröstete sie, indem sie sagte: »Dich nehme ich mir später auf dem Sorgenstuhl vor.« Dort verbrachte sie bewusst Zeit damit, die gefühlten Gefahren und Problemlagen konsequent zu durchdenken. Sie löste sich von den mentalen »Weiterhopsbewegungen« und blieb beharrlich dabei, sich sowohl geistig als auch emotional auf einzelne Szenarien wirklich einzulassen. Einige immer wiederkehrende Hits aus ihrem inneren Top-Ten-Horrorkino brachte sie sogar ausführlich zu Papier. Dabei fiel ihr auf, dass sie häufig recht vage und dennoch Furcht einflößende Gedankengänge hatte. Beispielsweise: »… und dann klappe ich zusammen!« Oder: »Und dann ist alles zu spät!« Was genau sie damit meinte, was genau passieren würde, war ihr eigentlich selbst gar nicht richtig klar.

Im Zuge der schriftlichen Konkretisierung verloren diese Phrasen ihren Schrecken. Wo sie normalerweise gedanklich abgebrochen hätte, ging sie nun weiter – und entdeckte darüber Bewältigungsstrategien, die ihr vorher nicht in den Sinn gekommen waren. Beispielsweise meldete sie ihren Sohn in einem Turnverein an, um seine Geschicklichkeit zu schulen, anstatt ihm körperliche Betätigung zu verbieten. Frau I. wurde zunehmend gelassener im Umgang mit ihren sorgenvollen Gedanken und dadurch insgesamt viel entspannter. »In mir steckt eigentlich eine ganz coole Socke«, sagte sie zum Abschied und schenkte mir eine Tasse, auf der steht: »Angst beginnt im Kopf. Mut auch!«

Tipps, Tools und Therapiehinweise bei Angst

Wie dein Gehirn und dein Nervensystem jetzt funktionieren, hat maßgeblich damit zu tun, wie du es bisher benutzt hast. Um mit Ängsten besser umgehen zu können, kommt es vor allem darauf an, dass du nach und nach ein neues, alternatives Netzwerk spinnst und festigst, das irgendwann parallel und gleichberechtigt neben dem alten Angstnetzwerk steht. Was du dafür tun musst? Dieses Netzwerk kannst du »bauen«: Indem du möglichst oft achtsam wahrnimmst, dass du in Sicherheit bist und dass alles okay ist – im Hier und Jetzt. Indem du deine Gedanken und deine Gefühle wahrnimmst, aber nicht darauf anspringst und sie auch nicht unbedingt für »wahr« hältst. Indem du dich deinen Ängsten stellt und eine korrigierende Erfahrung zulässt. Indem du dich übst, unangenehmen Gefühlen nicht auszuweichen. Das bedeutet nicht, dass du jetzt jeden Tag in Angst leben musst. Aber die Bereitschaft, auch unangenehme Gefühle in Kauf zu nehmen und willkommen zu heißen, ist der Schlüssel zu einem selbstbestimmten, ausgeglichenen Leben. Mutig wirst du, indem du dir Dinge zu-mutest! Hier kommen einige Tipps:

Tu es trotzdem!

Eigentlich lässt sich die effektivste Therapie von Ängsten in drei Worten zusammenfassen: Tu es trotzdem!

Hattest du was anderes gehofft? Oder denkst du jetzt: »Na super, wenn das mal so einfach wäre!« Keine Sorge, hier findest du Tipps und Hilfestellungen. Lass uns den grundlegenden Gedanken dennoch festhalten: Wenn dein Angstschaltkreis zu Fehlalarmen neigt und immer wieder übertrieben und irrational auf Reize anspringt, dann sind nicht die Auslöser das Problem, sondern dein überempfindliches Alarmsystem.

Erinnerst du dich an das Beispiel vom sensiblen Feuermelder? Lass uns daran exemplarisch durchgehen, wie die Angsttherapie grob abläuft: Es ergibt keinen Sinn, die Küche zu räumen, um den Feuermelder nicht zu reizen und dadurch den (Fehl-)Alarm zu verhindern. Worum es bei der Therapie von Ängsten geht: Der Feuermelder muss neu kalibriert werden! Er muss in einer Generalüberholung lernen, was wirklich eine Gefahr ist und was nicht. Du willst deinen Feuermelder natürlich nicht loswerden, denn für den Fall einer echten Rauchentwicklung brauchst du ihn natürlich weiterhin. Zum Glück ist dein Feuermelder, wie wir ja wissen, lernfähig. Was kannst du also tun? Alles, was du vorher vermieden hast! Du lüftest beispielsweise die Küche: Wie zu erwarten, springt der Alarm an, die Sirene jault. Du rennst aber nicht – wie sonst – raus. Sondern du bleibst wie festgetackert stehen und sagst: »Schau, lieber Alarm, das ist nur ein Luftzug. Keine Lebensgefahr. Beruhige dich bitte.« Sei geduldig, liebevoll, verständnisvoll, aber beharrlich. Ansonsten tust du nichts.

Der Alarm wird sich nach ungefähr zwölf Minuten beruhigen. Klar, das ist nicht angenehm, wer steht schon gerne so lange mitten im heulenden Alarm. Das ist der wirklich anstrengende Part – aber es gibt keinen anderen Weg der Neukalibrierung. Du bleibst genau da, wo du bist, bis der Alarm vollständig (!) abgeklungen ist. Dadurch zeigst du deinem Feuermelder, dass er sich geirrt hat und dass die Situation vollkommen ungefährlich ist (es ist schließlich nur ein Luftzug!). Du hast es unversehrt überlebt, das muss dein Feuermelder verstehen. Seine gut gemeinte Warnung war also gar nicht nötig. Nach ein paar Übungen im Lüften hat der lernfähige Feuermelder das begriffen und wird an dieser Stelle keinen Alarm mehr auslösen.

Und dann? Als Nächstes kochst du Nudeln und produzierst ordentlich Wasserdampf. Wie zu erwarten, geht wieder die Sirene los. Aber du weißt, was zu tun ist: nichts! Nimm abermals deine ruhige, geduldige und abwartende Haltung ein. Unter keinen Umständen rausrennen, denn das würde den Alarm bestätigen. Stattdessen kochst du weiter, bis der Feuermelder sich beruhigt. Stell dir bildlich vor, wie der Alarm hochschießt, ein Plateau erreicht und dann abflauen wird. Und so weiter.

Also noch mal, das Motto im Umgang mit Ängsten lautet: Alarm? Tu es trotzdem!

Und genauso wenig wie ein überempfindlicher Feuermelder bestimmen sollte, was du in deiner Küche machst und was nicht, sollte deine Angst bestimmen, was du in deinem Leben machst und was nicht. Das ist übrigens auch die Definition von Mut: nicht Angstfreiheit, sondern trotz Angst weiterzugehen. So lange, bis sich in deinem Gehirn das empfindliche Angstnetzwerk beruhigt und sich daneben ein weniger irritierbares und klares Netzwerk gefestigt hat.

Die wirksamste Therapie: Exposition

Anhand der Checklisten und der Red Flags konntest du einschätzen, ob du eventuell Therapiebedarf hast. Als wirksamste Behandlungsform bei allen Arten von Angst gilt die Verhaltenstherapie, wie ich sie in den Fallbeispielen beschrieben habe. Angst verschwindet, wenn man sich dem Auslöser aussetzt (daher der Begriff »Exposition«) und die korrigierende Erfahrung zulässt, dass tatsächlich nichts Schlimmes passiert. Du hast hier schon mehrmals den Spruch gehört: »Der Weg raus aus der Angst führt mitten durch sie durch.« In der Regel wird in der Verhaltenstherapie ein gestuftes Vorgehen gewählt, sodass Sitzung für Sitzung gemeinsam eine weitere Stufe der Angsttreppe erklommen werden kann.

Ein anderer Begriff für die Expositionstherapie ist Konfrontationstherapie. Es geht also um das genaue Gegenteil von Angstvermeidung: Wir gehen frontal darauf zu. Wenn aus verschiedenen Gründen eine Konfrontation »in echt« nicht möglich ist, beispielsweise weil medizinische Hinderungsgründe bestehen, kann auf eine Konfrontation »in sensu« (»im Sinn«) ausgewichen werden. Hierbei stellst du dir die angstauslösenden Situationen maximal realistisch und unter Einbeziehung aller deiner Sinne sehr intensiv vor. Und zwar wiederum so lange, bis dir die Vorstellung nichts mehr ausmacht. Neuere Forschungen zeigen, dass auch Konfrontationsbehandlungen mit Virtual-Reality-Brillen sehr gut funktionieren.

Flooding: Hier kommt die Flut

Eine andere Möglichkeit der Exposition besteht darin, auf das gestufte Vorgehen zu verzichten und direkt in Situationen hineinzugehen, in denen dein Angstniveau recht hoch ist. Du stellst dich also sinnbildlich nicht erst mit den Füßen ins kalte Wasser, um dich dann langsam über die Beine bis zum Rumpf tröpfchenweise vorzuarbeiten, sondern du springst direkt mitten rein in die Flut. Diese »Konfrontation ohne Zaudern« hat hohe Erfolgsquoten. Herr K. aus dem Fallbeispiel zur Agoraphobie »flutete« sich selbst. Entscheidend ist, nicht nur reinzuspringen ins kalte Wasser und gleich wieder raus, sondern drinzubleiben, bis es angenehm wird. Ob langsam und vorsichtig oder »Augen zu und durch« ist eine Typ-Frage. Beides funktioniert. Welcher Typ bist du?

Aushalten-Können als Superpower

Angst existiert in verschiedensten Farbverläufen, von ganz blass bis ganz ausgeprägt, von sanft bis ultrakrass. Es gibt wohligen Schauer, angenehmen Grusel und lustige Schocker. Auf dem Spiel mit der Angst fußen ganze Industrien, von Freizeitparks bis Kinowelt. Bis zu welcher Ausprägung von Angst sich Menschen wohlfühlen, ist sehr individuell. Wo eine Person noch kreischt vor Freude und Aufregung, steigt eine andere bereits aus. Diesen Punkt auszuloten und eine gewisse Angsttoleranz zu entwickeln, scheint uns in die Wiege gelegt worden zu sein. Insbesondere jüngere Menschen erfinden Mutproben und testen, wer sich mehr traut. Und tatsächlich gibt es kaum einen größeren Schub fürs Selbstbewusstsein, als etwas geschafft zu haben, was man sich vorher nicht (zu-)getraut hatte. Etwas auszuhalten macht stark! Dennoch verlegen sich die meisten von uns aufs gemütliche Einkuscheln in der Komfortzone.

Aushalten ist nicht beliebt, obwohl es uns in jeder Hinsicht weiterbringen kann! Falls du unter Ängsten leidest, ist das eine einmalige Gelegenheit, daraus viele individuelle Mutproben zu stricken, die dich selbstbewusster und stärker machen und dir ganz viel Energie geben. Und zur Inspiration für alle anderen kannst du auch werden: Als meine Patientin Frau W. in der Angst-Gruppe stolz berichtete, dass sie heute alleine mit dem Bus gekommen sei, gab es erst Applaus und Freudentränen – und in der Woche darauf hatten sich fast alle ebenfalls ihren eigenen Mutproben gestellt und waren einen riesigen Schritt weitergekommen.

»Bei mir klappt das nicht! Ich kann das nicht!«

Du hast schon mal einen Turm erklettert, und danach war deine Höhenangst nicht kuriert? Oder du hast schon mal tapfer eine Spinne nach draußen befördert, und dennoch bekommst du immer wieder weiche Knie? Das ist gut möglich. Leider reicht es nicht aus, deine angstbesetzten Situationen einmal kurz hinter dich zu bringen. Das Ziel ist ja auch nicht, dass du »Aufgaben schaffst«, egal wie, sondern dass du dein Selbstbewusstsein stärkst, Angst aushalten zu können und nicht vermeiden zu müssen.

Es geht also darum, dass du dich so lange und so oft mit

deinem spezifischen angstauslösenden Reiz beschäftigst, bis dein überempfindlicher Feuermelder im Kopf sich daran gewöhnt hat und eine Reaktion nicht mehr notwendig findet. Diese Gewöhnung nennt sich auch Habituation. Allerdings kommst du von totalem Alarm im Kopf zu Gelassenheit meist nicht in nur einem Durchgang. Außerdem ist es entscheidend, die Konfrontation nicht schnell durchzustehen, sondern so lange in der Situation zu verharren, bis sich dein innerer Tumult komplett gelegt hat. Vorschnell abzubrechen, während dein Organismus noch flirrt und in Alarmbereitschaft ist, hätte wiederum – du weißt es schon – den Angstschaltkreis gestärkt.

Falls du denkst: Fein, ich kann das aber trotzdem nicht, möchte ich dir gerne Folgendes mitgeben: *Nichts,* was du jetzt kannst, konntest du schon immer. Buchstäblich gar nichts, abgesehen von deinen Körperfunktionen, die dein autonomes Nervensystem steuert. Etwas nicht zu können, ist kein statischer und unveränderlicher Zustand. Die Wahrheit ist entweder: Du kannst es nicht *mehr.* Dann kannst du es wieder lernen. Wahrscheinlich sogar recht schnell, denn die synaptischen Verbindungen waren ja mal gebahnt. Oder du kannst *noch nicht.* In diesem Fall kannst du es lernen, indem du durch Wiederholungen und immer neue Versuche die entsprechenden Synapsen aufeinander zutreibst.

Das gilt für jede Fähigkeit und Fertigkeit, die du je erwerben willst: Aus dem Zustand des »Noch-nicht-Könnens« gehst du über »Üben und Wiederholen« zu »Yes! I can!« Und noch etwas: So hochindividuell wir Menschen einerseits sind – so »baugleich« sind wir andererseits. Das bedeutet, was ein Mensch kann, kann mutmaßlich auch jeder andere Mensch. Es kommt nur auf die Übung und die Anzahl der Wiederholungen an. Von »spaßig« und »schnell« ist dabei leider nie die Rede gewesen.

Die zentrale Frage und eine einfache Übung

Dass es sich bei Angststörungen eigentlich um eine Verkettung von Missverständnissen handelt, hatten wir bereits besprochen. Der größte Irrtum liegt darin, dass dich dein Gehirn auf Gefahren vorbereiten möchte, die in der Realität nicht existieren. Eine der wichtigsten Fragen, die du dir stellen kannst, ist daher: Bin ich wirklich in Gefahr? Ist Überlebenskampf das, was jetzt dran ist? Brauche ich die ganze Energie, die mein Körper mir gerade zur Verfügung stellt? Schau dich genau um: Wo bist du in diesem Moment? Was tust du jetzt, in dieser Sekunde? Was kannst du um dich herum sehen, hören, riechen und fühlen? Schmeckst du etwas Bestimmtes? Gib deinem Gehirn die Gelegenheit, mit allen Sinnen zu erfassen, dass jetzt und hier alles in Ordnung ist, dass du in Sicherheit und an einem guten Ort bist. Erzähle es dir notfalls laut: Was *ist* gerade um dich herum?

Eine kurze, aber sehr kraftvolle Übung lautet »ICH – JETZT – HIER«. Zieh deine gesamte Aufmerksamkeit auf den Punkt, an dem du gerade bist. Sperre das »da und dort« aus. Sei jetzt, sei hier. Das fällt dir vielleicht zunächst gar nicht leicht. Wir Menschen haben es uns regelrecht angewöhnt, dass unsere Gedanken in der (möglichen oder unmöglichen) Zukunft oder in der Vergangenheit verweilen, aber selten in dem Augenblick, der gerade ist. Ich stelle mir das vor wie bei einem Video, bei dem die Bild- und die Tonspur verrutscht sind, und du hörst Text, der gar nicht zu den Bildern passt. Wie ätzend, so einen Film würdest du mit Sicherheit nicht anschauen.

In deinem Kopf passiert aber genau genommen etwas ganz Ähnliches. Lass uns also die verrutschten Spuren wieder parallelisieren. Ein tief empfundenes »ICH – JETZT – HIER«, vielleicht begleitet von einem ruhigen Atemzug, kannst du dir vielfach am Tag sagen und dich dadurch sicher im Hier und Jetzt verorten. Diese Übung dauert wenige Sekunden. Eine bestimmte Sitz- oder Liegeposition ist nicht notwendig, du musst auch nicht die Augen schließen. Es geht nur darum, dir jeweils, so oft wie nötig – besser noch: so oft wie möglich – uneingeschränkt mit allen Sinnen bewusst zu machen, was gerade *wirklich* los ist. Oft genug wirst du feststellen: nichts! Was für eine schöne kleine Auszeit für den Kopf.

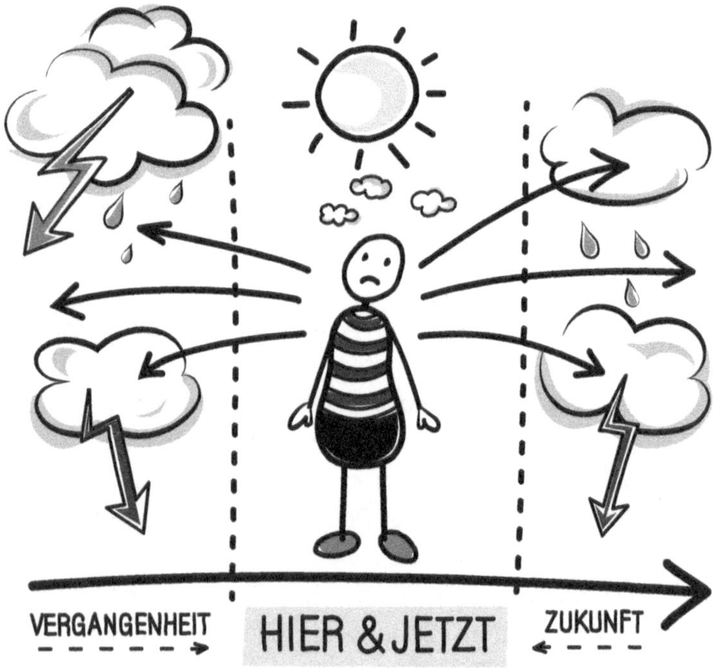

Da und dort, jetzt und hier. Durch die bewusste, achtsame Wahrnehmung deines aktuellen Zustands stärkst du ein neues, stabiles Netzwerk und ziehst Energie aus deinem Angstschaltkreis ab.

Denken, Fühlen und Verhalten: Wo fangen wir an?

Das Denken, das Fühlen und das Verhalten ist die »therapeutische Dreifaltigkeit«. Darum dreht sich alles – und alle drei Instanzen stehen in Wechselwirkung zueinander. Bei seelischen Schieflagen geht es den meisten Menschen darum, dass sie sich besser fühlen möchten. Logisch. Tatsächlich ist das Gefühl *an sich* aber ziemlich schwierig direkt zu beeinflussen. Du kannst es über schöne Vorstellungen und Erinnerungen versuchen, mit guten Düften, angenehmen körperlichen Reizen oder mit etwas richtig Leckerem. Eine weitere Möglichkeit besteht darin, dass du dein Verhalten veränderst: Manchmal sind es nur kleine Schritte, von denen du ahnst, dass sie in die richtige Richtung führen könnten. Der Trick besteht darin, etwas anders zu tun, als du es bisher getan hast. Du kennst bestimmt den Spruch: »Wenn du das machst, was du immer machst, bekommst du das, was du immer bekommst.« Im Hinblick auf Ängste könnte verändertes Verhalten bedeuten, dass du ein Vermeidungsverhalten aufgibst oder dich traust, in der einen oder anderen Situation über deinen Schatten zu springen. Kleine Schritte sind besser als keine Schritte!

Auf die dritte Instanz, das Denken (zumindest den bewussten Teil davon), kannst du ebenfalls Einfluss nehmen. Häufig liegen negativen und belastenden Gefühlen ebenso negative und belastende Gedanken zugrunde. In den Falldarstellungen hast zu bereits Beispiele für Gedankengänge lesen können, die sich negativ auf die Gefühlslage auswirken. Angelehnt an den oben zitierten Spruch könnte man sagen: »Wenn du das denkst, was du immer denkst, fühlst du das, was du immer fühlst.« Die meisten Menschen halten alles, was in ihrem Kopf abgeht, für vernünftig, begründet und realitätsnah. Das ist jedoch keineswegs der Fall! Oft hilft ein Realitätscheck dabei, dysfunktionale Gedanken zu entlarven.

Realitätscheck: Wie du deine Gedanken hinterfragen kannst

Hier sind einige Anregungen, wie du deine Gedanken überprüfen kannst:

- Ist dieser Gedanke wahr? Weiß ich das genau?
- Ist er nützlich oder hilfreich?
- Lerne ich durch diesen Gedanken etwas über mich?
- Hat dieser Gedanke die Macht, mich zu beschützen?
- Löst dieser Gedanke Probleme und bringt er mich weiter?
- Von wem habe ich gelernt, so zu denken?
- Würde jeder diesen Gedanken teilen, oder kann man das auch anders sehen?
- Könnte auch das Gegenteil dieses Gedankens wahr sein?
- Wirkt sich dieser Gedanke positiv auf mich aus?
- Kann ich einen Gedanken formulieren, mit dem ich mich besser fühlen würde?

Erst pfui, dann hui: Du kannst es!

Als ich das erste Mal als Fahrschülerin in einem Auto saß, habe ich gezittert und geschwitzt. Ich fand es nicht nur überfordernd, die Verkehrsregeln und die Ansagen meiner Fahrlehrerin zu berücksichtigen und meine Motorik zu koordinieren, ich konnte außerdem nicht fassen, dass man mich mit dieser riesigen Todesmaschine wirklich auf die Straße lässt, wo echte Menschen unterwegs sind. Mein innerer Steinzeitmensch ist fast durchgedreht und hat mir einen Vogel gezeigt. Gut, dass ich nicht auf ihn gehört habe! Heute fahre ich gerne und richtig entspannt Auto. Das hätte ich seinerzeit nie-mals für möglich gehalten!

Vielleicht hast du ähnliche Erfahrungen gemacht? Etwas hochgradig Angsteinflößendes kann zunächst neutral und dann sogar regelrecht angenehm werden. Mach dir das immer wieder bewusst: Angst kann sich ins Gegenteil wenden. Insbesondere vor herausfordernden Situationen ist es hilfreich, dich an deine eigenen erfolgreichen Bewältigungserfahrungen zu erinnern: Das stärkt deine Zuversicht und deine Selbstwirksamkeitsüberzeugung. Hol dir alles ins Bewusstsein, was du je – trotz Angst – geschafft und gemeistert hast. Das gibt Rückenwind für den nächsten Angang!

Die Kraft der positiven Selbstgespräche: Auf Du und Du mit dir selbst

Welche Art der inneren Selbstgespräche, beispielsweise während einer Panikattacke, hältst du für hilfreicher: »Ich sterbe!« – »Ich klappe zusammen!« – »Ich kann gleich nicht mehr!« – »Ich werde eingeliefert und komme nie wieder raus!« Oder: »Dein Körper will dich schützen. Er ist dafür gebaut.« – »Du schaffst das. Gleich hat deine Angst ihr Plateau erreicht, es dauert nur wenige Minuten.« – »Fühlt sich scheiße an, aber du kommst da durch! Atme ruhig weiter.«

Wahrscheinlich liegt es auf der Hand, welche Art des inneren Monologs eher beruhigend wirkt und welche wie ein Brandbeschleuniger. Welches Netzwerk wird wohl durch welche Ansprache aktiviert? Lass uns die Unterschiede dennoch mal genauer betrachten: Variante zwei ist weniger dramatisch und beschreibt realistisch den Verlauf der Angst. Gleichzeitig suggeriert sie Sicherheit, gibt eine zeitliche Perspektive und eine Orientierung fürs Verhalten. Und noch etwas: Studien zeigen, dass es hilfreich ist, mit sich selbst in der Du-Form zu sprechen, als sei man ein außenstehender Beobachter. Einen gedanklichen (und verbalen) Schritt aus dem ganzen wilden Geschehen herauszutreten, ist entlastend und stärkt das Gefühl, nicht hilflos zu sein. Vielleicht hast du schon mal die Aussage gehört: »Du bist mehr als das Gefühl, das du gerade hast«? Genau darum geht es. In jedem Moment steht dir die Möglichkeit zur Verfügung, von außen auf das Geschehen zu schauen wie ein Beobachter. Das »Du« hilft bei dieser sogenannten Defusion. Als »kognitive Fusion« bezeichnet man den Umstand, dass sich viele Menschen zu stark mit ihren Gedanken verbacken fühlen, sich über sie definieren oder sie für wahr halten. Den eigenen Gedanken ein wenig mit Abstand zu begegnen – klingt das ver-rückt für dich? Tatsächlich macht dich diese Fähigkeit zum Boss in deinem Kopf und hilft dir enorm, auch heftigere mentale Turbulenzen zu regulieren.[30]

Gedanken sind wie Sushi

Hier noch eine weitere Idee, wie du dich von deinen belastenden Gedanken distanzieren kannst: Stell dir vor, sie würden in einem stetigen Strom durch deinen Kopf ziehen, so wie Sushi-Teller auf dem Fließband im Restaurant. Wie im Lokal kannst du entscheiden, worauf du anspringst und was du weiterziehen lässt. Du kannst dir jeden Gedanken/jedes Sushi kurz betrachten, aber es gibt keinen Grund, dir etwas reinzuziehen, das du nicht magst. Gedanken sind nichts als mentale Ereignisse. Kein Grund zur Aufregung. Angstgedanken, mutlose Gedanken und Sushi aus ollem Fisch: Let it go!

Zu den Ursachen deiner Angst

»Wenn ich nur wüsste, *warum* ich diese Angst habe ...« Dazu Folgendes: Natürlich ist Ursachenforschung sinnvoll und erhellend. Insbesondere der Blick hinter die Kulissen, ins Unbewusste, hält das eine oder andere Aha bereit. Und dennoch: Viel wichtiger als die Fragestellung, was die Angst initial ausgelöst hat, finde ich die Frage nach den Bedingungen, die die Angst aktuell aufrechterhalten. Frau A. mit der Hun-

Wie du dich selbst deiner Angst nähern kannst (Expositionsplan)

Datum: ______________________________

Heute möchte ich Folgendes testen und überprüfen:

____

Das werde ich dafür tun:

____

Das werde ich dafür lassen:

____

Im Unterschied zu meinem sonstigen, ängstlichen Verhalten werde ich dieses Mal:

____

Schlimmstenfalls befürchte ich, dass

____

Bestenfalls halte ich für möglich, dass

____

Und jetzt: Action!

Wie lief es?

Das hat gut funktioniert:

____

Das hat mir Schwierigkeiten bereitet:

____

Mein höchstes Stresslevel lag bei:

____

Mein niedrigstes Stresslevel war:

____

Das nehme ich daraus mit:

____

dephobie wusste ja beispielsweise sehr genau, woher ihre Angst kam – das Wissen alleine hat ihr aber keineswegs geholfen. Auch Herr K. erkannte zwar, dass er viele Verhaltens- und Erlebensweisen von seiner Mutter übernommen hatte – aber das löste die Angst nicht auf. Und nicht zuletzt sind manche Ängste vielleicht in einer Zeit entstanden, für die gar keine Erinnerung mehr besteht. Das macht nichts! Woher auch immer dein stark irritierbares Angstnetzwerk ursprünglich kam, du kannst heute daran arbeiten, es zu besänftigen und ein starkes Mutnetzwerk zu etablieren, das an seiner statt den Job übernimmt.

Warum du Angst nicht »bekämpfen« musst

Viele Menschen verstehen Angst als eine Krankheit, die sie befallen hat, sie einschränkt und behindert und die sie überwinden, ausmerzen und hinter sich lassen müssen. Sie fühlen sich vollständig erdrückt von ihrer Symptomatik und nutzen fast »kriegerische« Vokabeln, beispielsweise »Kampf gegen die Angst«.

Ich möchte dich ermuntern, deiner Angst mit einer Haltung zu begegnen, die getragen ist von Neugier, Interesse, Aufmerksamkeit und Mut: Das System, das da in dir gewachsen ist und sich verfestigt hat, verfolgt die besten Absichten und meint es gut mit dir. Es ist ein Teil von dir! Sich innerlich mit eigenen Anteilen in Kampfhandlungen zu verstricken, ist aus therapeutischer Sicht keine günstige Idee. »Danke, liebe Angst – aber nein danke« ist vielleicht ein gutes Motto. Du kannst die gute Absicht deines Alarmsystems anerkennen, dich interessiert den Vorgängen zuwenden und dich dennoch nicht in den Strudel hineinziehen lassen. Vielleicht hilft es dir auch, wenn du neue und weniger negativ konnotierte Worte für deine altbekannten Phänomene findest: Eine Panikattacke ist eigentlich eine Schutzattacke! Angst ist bereitgestellte Energie! Oder wie einer meiner Söhne mal nach einem ordentlichen Schreck sagte: »Hui! Das war viel Adrenalin!«

Die Botschaft deiner Angst

Das Besondere an manchen Angststörungen ist, dass die Auslöser eben sehr individuell sind, sodass die eigene, hoch belastende Angstgeschichte nicht unbedingt von der breiten Mehrheit der Menschheit nachvollzogen werden kann. Viele Menschen mit Angst werden belächelt und nicht ganz ernst genommen, sodass sie beginnen, Ausreden zu erfinden oder das wahre Ausmaß ihres Leidensdrucks zu verschleiern. Sie schämen sich für ihre Angst und fühlen sich schwach oder inkompetent.

Deine Angst sagt nichts *über* dich aus. Aber vielleicht sagt sie etwas *zu* dir? Viele Menschen, die einen positiven und gesunden Umgang mit ihrer Angst gefunden haben, nutzen sie wie eine Art Botschafterin. Für manche ist sie ein klares Signal, dass sie sich zu viele Stresspäckchen draufgeladen haben, und sie verwenden diesen Hinweis konstruktiv, um Belastungen und Anforderungen zu reduzieren. Für andere ist sie ein willkommenes Signal: »Achtung, hier sind die Ränder deiner Komfortzone«, und sie gehen genau da noch ein Stückchen weiter.

Wie du Adrenalin abbauen kannst

Bei Angst spielen verschiedene Botenstoffe eine Rolle, vor allem aber Adrenalin. Du kannst deinen Körper unterstützen, das (überflüssigerweise) bereitgestellte Adrenalin loszuwerden, indem du rennst, hopst, tanzt oder dich schüttelst. Außerdem ist Sport grundsätzlich eine sehr gute Idee.

Was, wenn die Angst nicht das Problem ist, sondern die Lösung?

Die Fallgeschichte von Frau B. zeigt, dass ihre Angst – in einem größeren Kontext betrachtet – in gewisser Weise eine Lösung für Probleme darstellte, die ihr gar nicht wirklich bewusst waren. Nicht nur übernahm es die Angst, an Frau B.s Stelle zu kommunizieren und für Unterstützung aus dem Umfeld zu sorgen. Sie stabilisierte außerdem ihre Beziehung. Was löst deine Angst für dich? Was stellt sie sicher? Was würde passieren, wenn du keine Angst mehr hättest? Und wenn die Angst eine Lösung ist – wie lautet dann das Problem?

Neue Situation – alte Angst?

Durch die hohe Inanspruchnahme ist dein Angstnetzwerk trainierter, vernetzter und dichter als das neue »Mutnetzwerk«, das wir gerade erst aufbauen. In unbekannten Situationen ist es wahrscheinlich, dass dein Gehirn erst mal auf das (noch) stärkere System zurückgreift. Ich stelle mir das vor wie einen Traktor, der über lange Zeit tiefe Furchen ins Feld gegraben hat und immer wieder in diese eingefahrene Rille rutscht, selbst wenn er eigentlich einen anderen Weg fahren möchte. Förderlich ist es, ein paar bewusste Gedanken in diese Richtung zu schicken und dein neues Netzwerk zu aktivieren, indem du beispielsweise an erfolgreiche Situationen denkst und positiv mit dir selbst sprichst. Dadurch ist das Mutnetzwerk schon mal »aufgewärmt«. Außerdem hilft es, deinen angstauslösenden Reizen in möglichst vielen neuen und verschiedenartigen Situationen zu begegnen und immer wieder die positive Erfahrung sacken zu lassen: »Mir passiert nichts!« Zieh also möglichst viele frische Treckerspuren in deine Hirnrinde, damit nicht nur die eine eingefahrene zur Verfügung steht.

Die chinesische Fingerfalle

Die chinesische Fingerfalle ist ein kleines Röhrchen aus geflochtenem Stroh. Der Durchmesser ist so, dass die Finger in jedes Ende leicht hineinschlüpfen können. Wenn man sie jedoch wieder hinausziehen möchte, schnappt die Falle zu: Das Röhrchen schmiegt sich immer enger um die Finger. Je stärker man reißt, desto weniger gibt die Fingerfalle nach.

Die Lösung erscheint total kontraintuitiv: Anstatt die Finger rauszuziehen, heißt es: lockerlassen – und weiter reingehen! Sofort löst sich das Röhrchen und gibt die Finger frei. In der Psychotherapie kommen die Fingerfallen zum Einsatz, weil sie verdeutlichen, dass vermeintlich naheliegende Lösungen nicht immer funktionieren oder sogar das Problem verschlimmern können. Der Weg raus aus der Fingerfalle ist einzig möglich, indem man die Finger weiter hineindrückt. Und der Weg aus der Angst heraus geht ebenfalls nur, indem man hineingeht. Dann lässt sie los.

Wie du deinen Ruhenerv stimulierst (What happens in Vagus, stays in Vagus …)

Der *Nervus vagus* gilt als Ruhenerv. Er läuft in der Nähe der Halsschlagader entlang, vorbei an deiner Speise- und Luftröhre bis zu deinen inneren Organen. Über diese lange Nervenleitung werden viele Funktionen gesteuert, die wir nicht willentlich beeinflussen können, zum Beispiel die Verdauung oder der Herzschlag. Hier kommt Trick 17: Wenn du den Vagusnerv ein bisschen reizt, tut er seinen Job und sorgt für Ruhe im Karton, beispielsweise verlangsamt er deinen Herzschlag.

Das ist erstaunlich einfach:

1. Trinke (sehr) kaltes Wasser, am besten mit Kohlensäure. Bitte mach das nicht in kleinen Schlucken, sonst würde das

Wasser warm in der Speiseröhre ankommen. Nimm ein paar ordentliche Züge.

2. Drück deine Zunge rhythmisch gegen deinen Gaumen, so wie ein Baby seine Zunge bewegt, wenn es an einem Schnuller nuckelt.
3. Singe! Sing etwas mit vielen tiefen Tönen und versuche dabei so tief zu singen, wie du kannst. (»O Tannenbaum« ist super!) Die Vibrationen können sich nämlich auf den Vagus auswirken und ihn »kitzeln«.
4. Atme tief und zieh deine Ausatmung in die Länge. Bau mit den Lippen einen kleinen Widerstand auf, über den der Ausatemstrom hinweg muss. Stimmhaftes, brummendes Ausatmen verstärkt den Effekt.

Das Worst-Case-Szenario: Denk die Katastrophe zu Ende

Angst haben wir meist vor dem Unbekannten. Wir fürchten uns letztlich, keine Kontrolle zu haben. Als Kind haben wir auch mehr Angst vor der Dunkelheit gehabt als vor Dingen, die wir sehen und beurteilen konnten. Nimm deine Taschenlampe und leuchte voll auf die Angst, anstatt dich unter der Decke zu verstecken! Frage dich: Was kann jetzt schlimmstenfalls passieren? Also, wirklich im *schlimmsten* Fall. Ignoriere die kleinen Lästigkeiten, die im Bereich unendlicher Möglichkeiten liegen. Geh mit deiner Fantasie direkt und geradewegs zum Super-GAU. Was wird passieren? Wie wirst du reagieren? Stell es dir realistisch vor. Nimm alle Emotionen wahr, die hochkommen. Geh gedanklich weiter! Lass dich richtig darauf ein und überlege, wie du die Situation meistern könntest. Wo wirst du sein, wen wirst du um Hilfe bitten? Wie lange wird das anhalten? Gab es Menschen, die aus dieser Situation schon mal rausgekommen sind? Wie haben die das gemacht? Wenn du das alles exakt und bildlich vor Augen hast, weißt du, was im allerschlimmsten Fall auf dich zukommt.

Die Übung klingt brutal für dich? Na ja, eigentlich ist sie in gewisser Weise eine Abkürzung: Wenn du dich gleich mutig mit dem Schlimmsten konfrontierst, sparst du dir eine ganze Menge »Und was ist, wenn …«-Gedanken. Denn wenn du den Worst Case kennst und beherrschst, ist alles andere kalter Kaffee.

Miese Gefühle sind nicht automatisch gefährlich

Ängste, die sich bis zu einer Panik steigern, fühlen sich verdammt ekelhaft und bedrohlich an. Kein Wunder, dass viele Menschen Angst vor der Angst haben. Etwas, was sich so krass anfühlt, kann man wohl kaum auf die leichte Schulter nehmen!, magst du vielleicht denken. Es kommt darauf an! Ob du einen körperlichen Zustand bedrohlich findest oder nicht, hängt davon ab, wie du ihn dir erklärst und wie du ihn bewertest. Muskelkater hatte ich an anderer Stelle schon angeführt – kaum jemand würde ihn als dramatisch oder gefährlich bewerten. Wie sieht es aus mit Seitenstechen? Autsch, autsch, autsch! Aber würdest du mit dem Laufen aufhören, um niemals Seitenstiche zu riskieren? Eine Sauna ist sehr, sehr heiß und bringt ihre Besucher ordentlich ins Schwitzen. Die meisten würden das aber eher als gesund und nicht als bedrohlich deklarieren. Und nicht zu vergessen: Hirnfrost! Wer Slush-Eis liebt, weiß, was ich meine. Höllisch unangenehm. Aber deshalb auf Eis verzichten? Niemals!

Menschen mit ausgeprägten Ängsten haben jedoch einen Hang dazu, Körperreaktionen misstrauisch und ängstlich zu beäugen und letztlich auch zu vermeiden. Deshalb kann es in der Psychotherapie schon mal vorkommen, dass wir unsere Patientinnen und Patienten auf Bürostühlen drehen, bis ihnen schwindelig ist, oder Treppen hinauf- und hinunterjagen, bis das Herz ordentlich bollert. Das dient sozusagen als vertrauensbildende Maßnahme: Dein Körper reagiert *normal!*

Er kann das! Dir passiert nichts Schlimmes! »Mies« ist nicht automatisch »gefährlich«, und selbst extreme Angst schadet dir nicht.

Das Spiel mit deinen inneren Bildern

Du hast bereits erfahren, dass dein Gehirn nicht besonders exakt unterscheidet zwischen dem, was *ist,* und dem, was du dir gerade *ausmalst.* Das ist ein Fluch, weil es dadurch zu unnötigen Stressreaktionen kommt, wann immer du an etwas Belastendes denkst. Aber Moment – kann das nicht auch ein Segen sein? Na klar! Vielleicht bist du schon einmal einer akustischen Fantasiereise gefolgt, in der dir jemand für einige Minuten eine blumige Wiese oder einen Strand auf deine

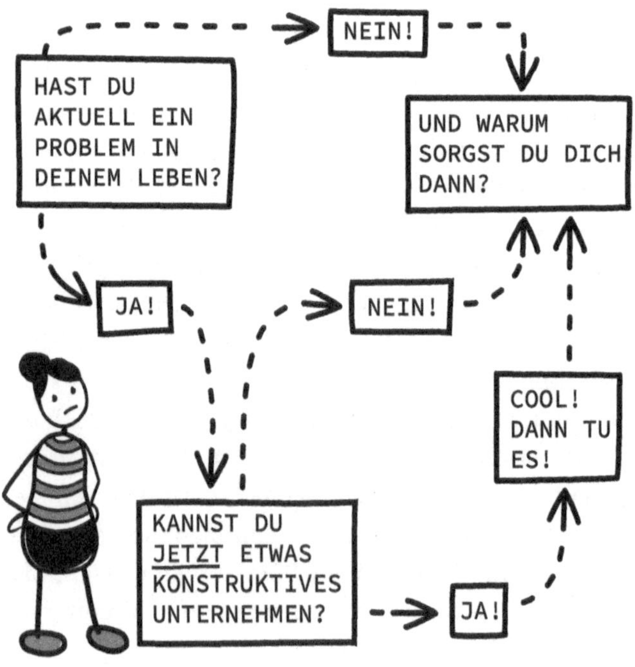

Why worry (Nach Gizem Kuru)

innere Kinoleinwand gezaubert hat. Viele Entspannungsverfahren basieren darauf, dass sie dich, während du eine relaxte Körperhaltung einnimmst, in schöne Welten entführen. Und dein Gefühl danach ist: »Wow! Als wäre ich wirklich dort gewesen!«

Was kann ich tun, um Angehörigen mit Angst zu helfen?

Da du das hier liest, machst du schon etwas sehr Wichtiges: Du informierst dich und bemühst dich um Verständnis. Das ist toll! Was du ansonsten tun kannst: Gesprächsbereitschaft zeigen, auf Hilfsangebote hinweisen – und auf dich selbst aufpassen! Vielleicht bist zu einer starken Entlastung für jemanden geworden, dadurch aber selbst sehr belastet? Wenn jemand von sich selbst sagt, Angst zu haben oder etwas nicht zu können, ist es eine zutiefst menschliche und mitfühlende Reaktion, darauf Rücksicht zu nehmen. Es erscheint uns ganz logisch, diese Person zu schonen und zu unterstützen, bis sie das, was sie aktuell vermeidet, selbst wieder kann. Allerdings ist Angst nicht wie ein Knochenbruch, der ausheilt. Die Belastbarkeit ist nicht nach einer gewissen Zeit der Schonung wieder da. Daher ist das Warten darauf, dass der ängstliche Mensch von allein irgendwann sagt: »Danke für deine Unterstützung, jetzt geht's wieder!«, leider vergebens.

Ängste können immer extremer und ausufernder werden. Und deswegen ist es ganz wichtig, dass die betroffene Person selbst etwas für ihre Gesundung unternimmt. Ermuntere sie zur Therapie, zur Selbsthilfe, zur Aktivität im eigenen Interesse. Ganz grob kann man sagen: Wenn du das Gefühl hast, mehr zu tun als die ängstliche Person selbst, läuft irgendwas nicht richtig. Vielleicht hast du bisher unwissentlich zur Stärkung des Angstschaltkreises beigetragen, indem du etwa Flucht- oder Vermeidungsimpulse unterstützt hast. Wenn du Fahrdienste, Begleitungen und andere Dinge übernommen hast, die Erwachsene »normalerweise« alleine schaffen, bist du eine große Stütze – und zwar für die Angst! Bitte such das Gespräch mit der betroffenen Person und macht gemeinsam einen Plan, wie du ihr Schritt für Schritt Aufgaben zurückgeben kannst. Deine Rolle ist idealerweise die, deinen Lieben nicht bei der Vermeidung der Angstauslöser zu helfen, sondern sie bei der Bewältigung der Angst zu unterstützen.

DEPRESSION: »NICHT MEIN TAG – SEIT EINEM JAHR«

Bereits in der antiken Medizin finden sich etliche Beschreibungen des Seelenleidens, das als »Trübsinn«, »Melancholie« oder »Schwermut« Rätsel aufgab und gerade die großen, genialen Geister ihrer Zeit zu befallen schien. Als Erklärung wurde mal eine Unausgewogenheit der Körpersäfte, mal die Sternenkonstellation zum Zeitpunkt der Geburt und mal ein Plan des Teufels zur Vernichtung der Menschheit in Betracht gezogen. »Ein melancholischer Kopf ist ein Badehaus des Teufels«, zitierte Martin Luther eine gängige Redewendung. Depression ist also keineswegs eine neumodische Erscheinung. Die Frage nach den Ursachen und nach den Heilungsmöglichkeiten beschäftigt Menschen seit Jahrtausenden. Den aktuellen Erkenntnisstand findest du in diesem Kapitel.

Wie fühlt sich eine Depression an?

»Ich funktioniere. Niemand sieht, dass ich innerlich leer bin und gar nichts fühle.«

»Ich laufe wie durch gegossenen Zement, der langsam immer fester wird.«

»Nichts hat Sinn, nichts hat Wert, nichts hat Bestand. Ich kann es direkt lassen.«

»Ich schaue aus dem Fenster und denke: Wie können die

da alle so normal leben und ihre Dinge geregelt kriegen? Ich schaffe es noch nicht mal, meine Post zu öffnen.«

»Ich will schlafen, schlafen, schlafen. Ich will meine Ruhe. Nicht mehr aufwachen wäre auch okay.«

»Ich denke jeden Tag: Heute ist nicht mein Tag – seit einem Jahr!«

Diese Zitate stammen von Patientinnen und Patienten aus meiner Praxis. Findest du dich darin wieder? Das zeigt: Du bist nicht allein! Der Begriff »Depression« geht auf das lateinische Wort *deprimere* zurück, das »niederdrücken« bedeutet. Und tatsächlich ist die Empfindung von Schwere, Druck und Last ein charakteristisches Merkmal. Allerdings ist es nur eines von vielen. Eine Depression kann verschiedene Gesichter annehmen, einige möchte ich dir hier vorstellen. Wobei »Gesichter« gar nicht stimmt. Depression ist unsichtbar – du kannst niemandem ansehen, was hinter der Stirn passiert. Du hast vielleicht schon von Fällen gehört, wo Menschen »so fröhlich« wirkten und »alles hatten«, und dann kam eine schockierende Suizidnachricht.

Die Uneinschätzbarkeit und Unsichtbarkeit machen es teilweise verdammt schwer, mit dieser Erkrankung umzugehen. Für die Betroffenen selbst und auch für das Umfeld. Zumal der Begriff nicht ganz trennscharf, manchmal sogar inflationär genutzt wird – eine gedrückte, traurige oder sonst wie gedämpfte Stimmungslage wird schnell mal als »depressiv« bezeichnet. Fakt ist aber: »Gestern war ich voll depressiv!« gibt es nach psychologischem und medizinischem Verständnis nicht. Hier kommen wir direkt zum wichtigsten Kriterium, an dem du festmachen kannst, ob du nur einen miesen Tag oder eine traurige Phase hast oder ob tatsächlich ein depressives Geschehen eine Rolle spielt:

☐ Meine niedergedrückte Stimmung begleitet mich seit wenigstens zwei Wochen jeden Tag, die meiste Zeit des Tages, in einem Ausmaß, das für mich sehr untypisch ist.

Trifft das auf dich zu? Falls ja, schicke ich dir eine imaginäre Umarmung an dieser Stelle und danke dir dafür, dass du diese schwere Zeit mit mir verbringen magst. Falls dein aktuelles Tief auf eine Trennung oder einen Verlust zurückgeht, ist es übrigens natürlich möglich, weitaus länger als 14 Tage belastet und am Boden zu sein. Du hast in diesem Fall dennoch wahrscheinlich keine Depression, sondern erlebst eine ganz »normale«, angemessene Trauer.

Allerdings kann auch lang anhaltende Traurigkeit in eine depressive Störung übergehen. Neben der schlechten Stimmung sind bei Menschen mit Depression noch weitere Funktionsbereiche in Mitleidenschaft gezogen. Hier kannst du dich grob orientieren, ob etwas davon auf dich zutrifft:

☐ Es fällt mir schwer, mich zu freuen, selbst wenn etwas richtig Gutes passiert.

☐ Ich kann einfach kein Interesse für irgendwas aufbringen. Im Moment bin ich schwer hinter dem Ofen hervorzulocken.

☐ Ich kann mich kaum motivieren und sehe oft keinen Sinn in Dingen. Mein Alltag wächst mir über den Kopf.

☐ Mein Schlaf hat sich verändert: Ich schlafe entweder viel zu wenig oder viel zu viel – erholt bin ich jedenfalls nicht.

Wenn du dich hier ebenfalls wiederfindest: Es ist gut möglich, dass du unter einer depressiven Störung leidest. Dieses Kapitel ist für dich!

Tacheles über Depressionen

Fakt 1: Depressionen gehören weltweit zu den häufigsten psychischen Erkrankungen. Etwa jeder fünfte Erwachsene in Deutschland ist im Laufe seines Lebens von einer Depression betroffen.[1]

Fakt 2: Depressionen kommen in allen Kulturen, gesellschaftlichen Schichten und Altersgruppen vor. Die WHO zählt Depression zu den wichtigsten Volkskrankheiten.

Fakt 3: An Suiziden sterben laut Statistischem Bundesamt jedes Jahr mehr Menschen als an Verkehrsunfällen, Drogen, Mord und den Folgen von AIDS zusammen.[2] Je nach Studie gehen zwischen 30 und 90 Prozent aller Suizide auf schwere depressive Stimmungslagen zurück.[3] Für unter 30-jährige Menschen ist Suizid die zweithäufigste Todesursache.[4]

Fakt 4: Über 70 Prozent der von einer schweren Depression betroffenen Personen entwickeln Suizidgedanken.[5]

Fakt 5: Einige Menschen bilden im Rahmen ihrer depressiven Symptomatik unrealistische und wahnhafte Gedanken aus, beispielsweise, dass die Erkrankung eine Bestrafung für Fehlverhalten sei, dass sie verarmen oder besondere Schuld auf sich geladen hätten. In diesem Fall spricht man von einer »Depression mit psychotischen Symptomen«.

Fakt 6: Ein Drittel aller Personen mit Depression weist einen missbräuchlichen Substanzmittelkonsum auf. Fast die Hälfte derjenigen, die depressiv sind, erfüllen gleichzeitig die Kriterien für die Diagnose einer Angststörung.[6]

Depression ≠ Depression

Die sogenannte unipolare Depression ist dadurch gekennzeichnet, dass die Stimmung ausschließlich zum negativen Pol hin verschoben und gedrückt ist. Bei etwa einem Fünftel aller Menschen mit Depression kommt es zusätzlich zu Phasen überhöhter und manischer Stimmung, also zu einer Pendelbewegung von einem Extrem in das andere. Hier spricht man von einer bipolaren Störung, auch bekannt unter dem Stichwort »manisch-depressiv«.[7]

Unipolare Depressionen verlaufen in Episoden. Manche Menschen erleiden nur einmal in ihrem Leben eine emotionale Talfahrt, andere rutschen immer wieder hinein. Und während sich einige Betroffene vollständig erholen und auf ihr vorheriges Stimmungs-Aktivitäts- und Leistungsniveau zurückkehren, kommt es bei anderen zu einer dauerhaften Einschränkung.

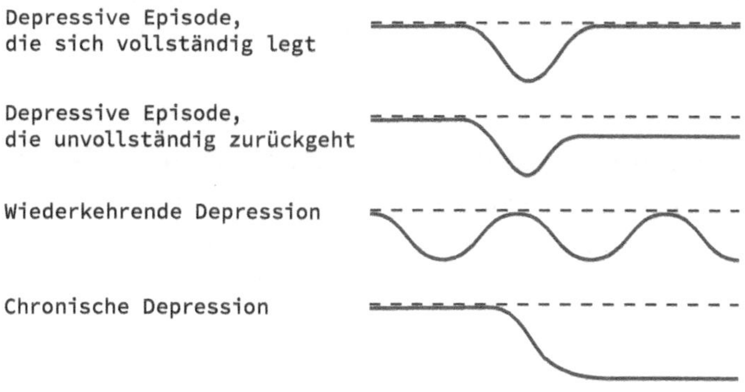

Depressive Episoden sind von Mensch zu Mensch verschieden häufig, verschieden lang und verschieden tief. Eine solche Episode klingt, wenn sie nicht behandelt wird, bestenfalls nach sechs bis acht Monaten von alleine wieder ab. In diesem Kontext kann »watchful waiting« ausreichend sein, also »aufmerksames Abwarten«. Bei der Abschätzung, ob du unter Depression leidest und – falls ja – ob unter einer leichten, einer mittleren oder einer schweren Ausprägung, hilft dir die Checkliste. Grundsätzlich muss man aber sagen: Eine Depression ist keine schlechte Laune und keine Befindlichkeitsstörung, sondern eine unter Umständen tödliche Erkrankung. Ich will dich nicht erschrecken, aber es gehört zur Wahrheit dazu, dass der schlimmste mögliche Ausgang einer schweren Depression ein Suizid ist.

Falls sich dir die Depression wie ein schwerer, nasser Flokati um die Schultern gelegt hat, ist dein Leben wahrscheinlich gerade richtig schrecklich. Nichts ist gut, nichts ist richtig. Dein Alltag wird zum Berg, der sich unüberwindbar vor dir auftürmt, deine Lieben werden zur Belastung, Lust auf Sex gehört der Vergangenheit an, Essen ist kein Genuss, deine Zukunft jagt dir Angst ein und dein Selbstbewusstsein ist so klein, dass es unterm Teppich spazieren gehen kann. Du fragst dich möglicherweise, wie es so weit kommen konnte. Vielleicht kannst du einen konkreten Startpunkt benennen – vielleicht nicht. Es gibt nicht immer die eine, gravierende Stresssituation als Auslöser. Vielleicht hast du deine Belastungsschwelle erreicht oder bereits überschritten, weil sich die Stresspäckchen schleichend aufgetürmt haben. Die Frage nach dem »Warum ich?« und dem »Wieso jetzt?« ist nicht immer zu beantworten. Auch die Forschung hat keine absoluten Antworten darauf. Meist ist im Zusammenhang mit Depressionen von einem »multifaktoriellen Geschehen« die Rede. Betroffene haben auch oft das Gefühl, dass sich die Symptome »einfach so« und »ohne Grund« gezeigt haben. Bis heute müssen wir hinnehmen, dass es manchmal einfach keine zufriedenstellende Erklärung gibt. Die Wissenschaft hat sich aber viele Gedanken gemacht und fleißig geforscht.

Hier kommen ein paar Ideen, woher Depressionen eigentlich kommen.

Die genetische Grundlage von Depression: Ein Erbe, das du nicht ausschlagen kannst

Genau wie Angst »normal« ist und dennoch in ihrer übersteigerten Form krankheitswertig werden kann, sind depressive Muster in gewisser Weise »normal«. Erst ab einem bestimmten Punkt werden sie zur Erkrankung. Depressives Erleben gehört – im Gegensatz zur Angst – nicht zu den Grundemotionen, die unmittelbar anspringen und dein Leben retten.

Aber lass uns mal folgendes gedankliches Modell anschauen: Ebenso wie bei der Angst könnten Reaktionsmuster, die charakteristisch für eine Depression sind, einst einen Überlebensvorteil für die Gattung Mensch dargestellt haben. Stell dir vor, wie wir in der Steinzeit in größeren Verbünden zusammengelebt und uns gegenseitig unterstützt haben. Diese Gemeinschaften waren vor allem dann stark, wenn eine möglichst große Bandbreite an Eigenschaften, Persönlichkeitsstilen und Temperamenten zusammenkam. Bei jeder neuen Herausforderung gab es dadurch ein ganzes Spektrum an Herangehensweisen: mutig oder zögerlich, forsch oder zurückhaltend, laut oder still, unbesorgt oder nachdenklich, begeistert oder kritisch. Für das einzelne Individuum ist die eigene persönliche Ausprägung vielleicht nicht gerade vergnügungssteuerpflichtig, für die gesamte Population braucht es aber eine möglichst breite Varianz. Und so sind wir alle mit Sicherheit die Nachfahren von steinzeitlichen Ahnvätern und -müttern, von denen einige depressiv waren. Im Genpool von uns heutigen Menschen hat Depression weiterhin ihren Platz. Man schätzt, dass der Anteil an einer Depression, der auf Veranlagung und Vererbung zurückgeht, bei etwa 50 Prozent liegt.

»Prima, soll mich das aufbauen?«, fragst du dich vielleicht.

Na ja – vielleicht ein bisschen. Zumindest darfst du dir sehr sicher sein, dass eine Depression nichts mit »Willensschwäche« zu tun hat und dass du sie weder selbst »entwickelt« noch etwas »falsch gemacht« hast! Depressionen sind kein Social-Media-Trend und keine Lifestyle-Diagnose. Sie sind einfach schon immer da, sie werden nur immer mehr thematisiert und wahrgenommen. Das Wechselspiel zwischen deiner genetischen Veranlagung und dem Stress in Form von aktuellen Belastungen und Lebensereignissen, die Spuren in deinen neuronalen Netzwerken hinterlassen haben, führt zu deiner aktuellen Symptombelastung. Daran ist nichts Schickes, aber auch nichts Verkehrtes.

Neben diesem Vulnerabilitäts-Stress-Modell gibt es noch andere erhellende Erklärungsmodelle zur Depression. Lass gerne mal auf dich wirken, welches davon zu deiner Situation passen könnte:

Das Verstärker-Verlust-Modell: I love you berry much!

Der US-amerikanische Psychologe Peter M. Lewinsohn bediente sich 1974 einer grundsätzlichen verhaltenstherapeutischen Idee: Verhalten, das belohnt beziehungsweise »verstärkt« wird, wird häufiger gezeigt. Verhalten, das bestraft wird und negative Konsequenzen hat, wird weniger gezeigt. Und Verhalten, das überhaupt keine Konsequenzen erzielt und keine Effekte hat, wird »gelöscht« und nach und nach ebenfalls weniger gezeigt. Dabei geht es immer um den direkten, kurzfristigen Effekt, der unmittelbar auf ein Verhalten folgt – nicht um die Folgen in drei Wochen oder drei Jahren.

Wenn du beispielsweise gut Witze erzählen kannst und dein Umfeld lacht darüber, ist das wie eine kleine Belohnung fürs Witzeerzählen – du wirst es mutmaßlich häufiger tun. Wenn du stattdessen negative Reaktionen erntest, wie Buhrufe oder Kopfnüsse, wirst du das Witzeerzählen wahrscheinlich sofort einstellen. Und wenn deine ursprünglich beliebten Witze langsam einen Bart bekommen und wirklich niemand mehr lacht, weil du sie so oft erzählt hast, wirst du das Witzeerzählen ebenfalls nach und nach aufgeben. Wer redet schon gerne gegen Wände. Unsere Interaktion mit unserem Umfeld und die Reaktionen unserer Umwelt auf uns formen also gewissermaßen unser Verhalten, indem sie es verstärken, bestrafen oder löschen.

Stell dir vor, jede kleine freundliche Interaktion mit deinen Mitmenschen, jedes Lächeln, jeder wohlwollende Blickkontakt, jeder Erfolg, jedes Interesse, einfach alles, was sich kurz gut anfühlt, wäre eine saftige, rote Verstärker-Beere, die du, wie in einem Computerspiel, im Vorbeigehen einsammelst. Du wirst also dafür belohnt, dass du rausgehst, unterwegs bist, Dinge tust, kommunizierst, Probleme löst und so weiter. Du spielst dich von Level zu Level, und dein Verstärker-Beerenkorb füllt sich und sorgt dafür, dass du mehr von dem machst, was dir Beeren einbringt. Diese Beeren sind so etwas wie dein Elixier, das dich antreibt. Sie geben dir Energie.

Was wäre aber, wenn du durch irgendwelche Umstände aufhörst, die Dinge zu tun, für die es sonst immer Elixier-Beeren gab, indem du beispielsweise stehen bleibst? Oder wie würde ein Level in deinem Computerspiel laufen, in dem es einfach viel zu wenige Beeren gibt, egal wie sehr du dich anstrengst? Oder stell dir ein Level vor, in dem es zwar Beeren gibt, aber nur für spezielle Skills, die du nicht beherrschst? Für Nichtstun erhältst du keine Beeren. Irgendwo zu sein, wo keine Beeren sind, lässt dich ebenfalls leer ausgehen. Und nicht über die notwendigen Fertigkeiten zu verfügen, um Beeren zu ernten, ebenso. Blöde Situation, denn das Beeren-Körbchen wird immer leerer, und irgendwann befindest du dich in einer Abwärtsspirale: Ohne Elixier-Beeren wird es schwer, weiterzuspielen.

Übertragen aufs echte Leben postulierte Herr Lewinsohn: Depressive Menschen haben entweder zu wenige verstärkende Ereignisse in ihrem Leben, oder es existiert zu wenig verfügbare Verstärkung in ihrem Umfeld, oder sie verhalten sich auf eine Art und Weise, die Verstärkung verhindert. Und entsprechend der Theorie vom »Löschen« hören diese Menschen auf, irgendetwas zu tun – es bringt ja eh nichts. Wenn du nicht verstärkt wirst, stellst du Aktivitäten ein, und wenn du Aktivitäten einstellst, wirst du nicht verstärkt! Logisch, aber tragisch!

Wenn du dich beispielsweise aufgrund einer Belastung zurückziehst, einigelst und an schönen Unternehmungen nicht mehr teilnimmst, bist du möglicherweise bereits mittendrin in der Abwärtsspirale. Positive Ereignisse klopfen normalerweise nicht von allein an deine Tür, das weißt du. Und gleichzeitig bist du vielleicht in einem Stadium, in dem dir selbst die Dinge, die dir immer Spaß gemacht haben, vorkommen wie ein weiterer belastender Punkt auf deiner To-do-Liste. Rückzug und Isolation gehören zu den Kernsymptomen einer Depression – und erhalten sie gleichzeitig aufrecht, getreu dem Motto: »Mir fehlen die roten Elixier-Beeren, um mich aufzuraffen, etwas zu tun, wodurch ich rote Elixier-Beeren bekäme …«

Viele Menschen, insbesondere diejenigen, die trotz Depression »funktionieren«, klauben ihre letzten Energiereserven zusammen, um ihre Arbeit und die notwendigsten Dinge des Alltags zu verrichten. Sobald dann jedoch Feierabend ist, brechen sie ein und haben weder Lust noch Antrieb, noch auch nur nur die Konzentrationsfähigkeit, sich auf irgendetwas anderes einzulassen, außer auf ihre Couch. Wenn es aber weder bei der Arbeit noch zu Hause auf der Couch »Verstärkung« gibt, läufst du bald auf der letzten Rille. Findest du dich darin wieder? Siehst du in deinem Beerenkörbchen bereits den Boden? Keine Sorge – auf Möglichkeiten, wie du die Spirale in die entgegengesetzte Richtung drehst, raus aus der Depression, kommen wir noch zu sprechen. Glaube mir, dein Körbchen wird sich wieder füllen. Und so viel leckere Marmelade kannst du gar nicht herstellen, wie du dann bald Beeren sammelst, I promise!

Das Modell der gelernten Hilflosigkeit: Resignierte Hunde

*(**Inhaltswarnung**: In diesem Abschnitt wird ein Tierexperiment beschrieben!)*

Martin Seligman gilt heute vor allem als Gründervater der Positiven Psychologie. Anfang der 1970er-Jahre beschäftigte der US-Amerikaner sich mit Depression, insbesondere mit der starken Antriebsverarmung und den Emotionen der Betroffenen. Er postulierte, dass anhaltende Erfahrungen von Kontrollverlust und Hilflosigkeit Menschen in einen depressiven Zustand führen können.

Um das zu zeigen, teilte Herr Seligman einige Hunde in drei Gruppen ein und sperrte sie in verschiedene Zwinger. Die erste Gruppe erhielt mehrfach unangenehme Stromstöße durch die Bodenplatte des Käfigs. Durch eine bestimmte Reaktion (beispielsweise das Drücken eines Hebels) konnten die Hunde den Stromstoß jedoch beenden. Das lernten sie extrem schnell. Die zweite Gruppe bekam ebenfalls Stromstöße von unten. Allerdings hatten diese Vierbeiner keinerlei Möglichkeit, dem Strom auszuweichen oder ihn zu stoppen. Egal was sie versuchten, egal wie sie sich bewegten und sprangen, ob sie kläfften oder knurrten – nichts half. Sie wurden also der Erfahrung ausgesetzt, dass sie keinerlei Kontrolle über ihre Geschicke haben und dass ihr Aufbäumen keine positiven Effekte erzielt. Diese Hunde lernten, dass Aktivität nichts bringt – also legten sie sich irgendwann lethargisch in eine Ecke des Käfigs. Die dritte Hundegruppe wurde keiner Quälerei ausgesetzt, sie diente als Vergleichsgruppe. Die erste Gruppe hatte also gelernt, dass sie durch ihr Verhalten etwas bewirken konnte. Die zweite Gruppe hatte dahingehend gelernt, dass sie ohnmächtig und hilflos ist. Für die dritte gab es keine spezielle Lernerfahrung.

Anschließend wurden alle Hunde in eine zweigeteilte Box gesperrt, deren eine Hälfte wiederum unter Strom gesetzt wurde. Durch einen einfachen Sprung über eine Barriere in der Mitte konnten die Hunde den Stromstößen entgehen. Es zeigte sich, dass alle Tiere aus der ersten Gruppe das recht schnell verstanden. Die »ungeübten« Hunde aus Gruppe drei, die bis dato noch keine Erfahrung mit den Stromstößen hatten, zogen ebenfalls schnell ihre Schlüsse und brachten sich durch den Sprung in Sicherheit. Das absolut erschreckende Ergebnis des Experiments zeigte sich im Verhalten der hilflosen Hunde aus der Gruppe zwei: Sie taten nichts. Sie ließen die Stromstöße passiv über sich ergehen und versuchten gar nicht erst, ihre Situation zu verbessern.

Dieses Ergebnis wurde vielfach interpretiert und auf Menschen übertragen. Das Verhalten der Hunde, nämlich die Starre, die Passivität und auch dass sie naheliegende Lösungen nicht ausprobierten, wurde als »depressive Reaktion« gewertet. Hier muss man aus wissenschaftlicher Sicht vorsichtig sein: Hunde sind keine Menschen, wir können nicht genau wissen, warum sie sich so verhalten haben. Zudem ist das Verhalten der gequälten Hunde vielleicht eher ein Schock als eine Depression. Als Modell ist es jedoch vorstellbar, dass Säugetiere, egal ob Mensch oder Hund, nach einer längeren, unkontrollierbaren Stresssituation, der sie sich hilflos ausgesetzt sehen, resignieren und typische depressive Muster entwickeln, die sich in den entsprechenden negativen Emotionen und einem Aktivitätsverlust zeigen.

In einer Erweiterung seines Modells ergänzte Herr Seligman die Idee, dass die kognitive Bewertung ein weiterer Baustein der menschlichen Depression sei. Wenn eine Person sich selbst für ihre stressigen, unkontrollierbaren Lebensumstände verantwortlich macht und zu Selbstbeschuldigung neigt, kann dies zu einer verringerten Selbstachtung oder gar Selbsthass führen – und damit das Problem verschärfen.

Gibt es in deinem Leben Situationen, die stark auf dich einwirken und dich hilflos machen? Fühlst du dich wie ein abgekämpfter Hund, der aufgegeben hat? Ziehst du dich runter mit Gedanken wie »selbst schuld!«? Bitte glaube mir, wenn ich dir hier aus vollem Herzen und mit fast 20 Jahren Berufserfahrung im Rücken sage: Bestimmt gibt es etwas, das du tun kannst, das dir weiterhelfen wird! Vielleicht hast du nachvollziehbarerweise resigniert, aber dein Käfig ist offen! Und ganz sicher sind da Menschen, die dir vom Boden aufhelfen und dich darin unterstützen, dein Selbstvertrauen wiederaufzubauen und aktiv zu werden.

Das kognitionspsychologische Modell: Was glaubst du eigentlich, wer du bist?

Unzählige Informationen aus deinem Umfeld prasseln sekündlich auf dich und deine Sinnesorgane ein. Das allermeiste davon bemerkst du nicht. Was davon dein Bewusstsein erreicht, ist bereits selektiv gefiltert und vorsortiert. Die Art, wie du diese Informationen interpretierst und bewertest, worauf du deine Aufmerksamkeit richtest, welche Erinnerungen und Emotionen dadurch aktiviert werden und wie du letztlich reagierst, ist hoch individuell und passiert genau so nur in deinem Kopf. Deine gesammelten biografischen Erfahrungen und Erinnerungen, jede relevante Situation und alles, was dich in irgendeiner Weise geprägt hat, hat eine innere Spur in dir hinterlassen – dein individuelles Muster. Man könnte auch sagen: Du siehst die Welt durch die Brille, die dir das Leben aufgesetzt hat. Je nach Färbung, Tönung und Schliff deiner Gläser siehst du manches vielleicht verzerrt, manches eingetrübt, manches unscharf, manches überdeutlich – und manches gar nicht.

Depressive Störungen können daraus resultieren, dass deine Kognitionen, also alle deine Wahrnehmungs-, Verarbeitungs- und Bewertungsprozesse, negativen Verzerrungen unterliegen. Es ist gut möglich, dass du dich selbst, dein Umfeld, deine Zukunft und alles, was für dich relevant ist, fast automatisch und oft unbewusst durch die »negative« Brille siehst und entsprechend bewertest.

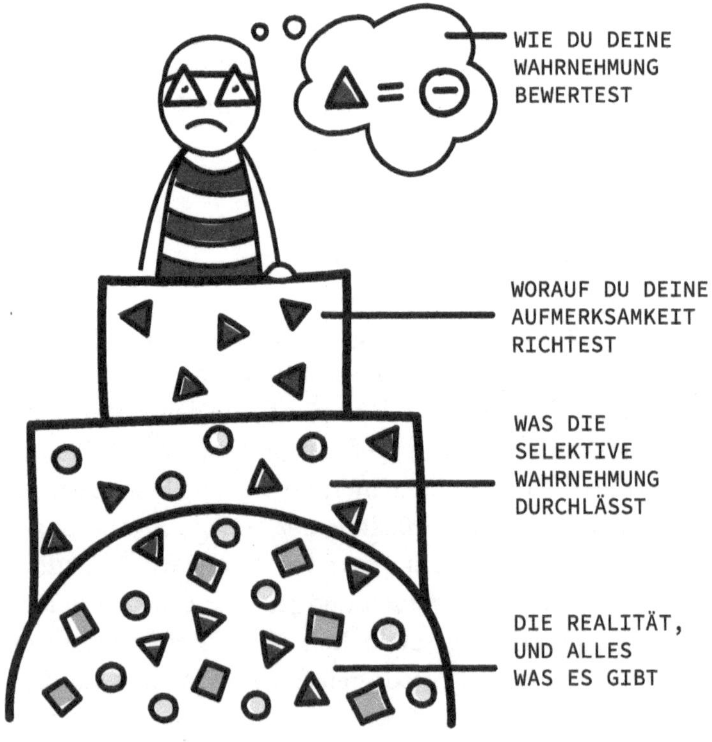
WIE DU DEINE WAHRNEHMUNG BEWERTEST
WORAUF DU DEINE AUFMERKSAMKEIT RICHTEST
WAS DIE SELEKTIVE WAHRNEHMUNG DURCHLÄSST
DIE REALITÄT, UND ALLES WAS ES GIBT

Realität – Selektion – Bewertung

Das medizinische Modell: Du bist Chemie und Strom

Alles, was dich auszeichnet – dein Denken, dein Fühlen und dein Verhalten –, und jeder einzelne Vorgang in deinem Körper basiert auf Schaltkreisen und neuronalen Netzwerken. Ein dichtes Geflecht von Milliarden von Nervenzellen regelt einfach alles, vom kleinsten Wimpernzucken bis zum tiefschürfenden Gedanken.

Wie deine Nervenzellen miteinander kommunizieren und Reize über die Ausschüttung von Botenstoffen weiterleiten, hast du bereits erfahren: Signale werden mittels Botenstoffen, die in den synaptischen Spalt ausgeschüttet werden, weitergeleitet. Bei Menschen mit einer Depression läuft die Signalübertragung nicht ganz so, wie sie soll. Insbesondere die Signalwirkung des chemischen Moleküls Serotonin scheint nicht ausreichend stark bei der gegenüberliegenden Zelle und den entsprechenden Rezeptoren anzukommen. Auch die schiere Anzahl an Rezeptoren scheint eine wichtige Rolle zu spielen. Daher kann man auch von einer »Stoffwechselstörung im Gehirn« sprechen.

Und jetzt?

Abgesehen von der Frage, was Depressionen auslöst, ist für dich vielleicht entscheidender, was die Depression aufrechterhält beziehungsweise wie du sie wieder loswerden kannst. Ursachenforschung allein reicht meist nicht aus. Hier kommt der Plan: Wenn Depressionen auf der Erfahrung von aktueller oder chronischer Belastung fußen, auf Hilflosigkeit und einem Mangel an verstärkenden Aktivitäten, an verzerrten Kognitionen, negativen automatischen Gedanken und einem Botenstoff-Ungleichgewicht im Gehirn – dann lass uns genau da ansetzen. Überall!

Fallbeispiel Depression:
»Nicht mehr aufzuwachen wäre auch okay!«

Herr M., 57 Jahre alt, hatte einen großen Verlust erlitten: Nach einer langjährigen, schweren Erkrankung war seine Frau verstorben. Als nun alleinerziehender Vater einer halbwüchsigen Tochter bemühte er sich, weiterhin zu funktionieren und seinen privaten und beruflichen Verpflichtungen bestmöglich nachzukommen. Tagsüber hielt er seine Fassade aufrecht, abends und nachts jedoch überfiel ihn die Traurigkeit, die Leere und das Grübeln. Das morgendliche Aufstehen wurde zur Qual, kleinere tägliche Anforderungen zur unüberwindbaren Herausforderung. Seine Arbeitsstelle füllte er noch mehr schlecht als recht aus, zu Hause entglitt ihm jedoch zusehends die Kontrolle. Die Wäsche, der Haushalt und die eigene Körperpflege überforderten ihn. Abgeschlagen, bleiern müde und dennoch schlaflos, wünschte er sich »nur noch Ruhe« und zog sich aus Aktivitäten mit seiner Familie und Freunden schließlich vollends zurück.

Zum ersten Todestag seiner Frau stellte Herr M. fest, dass es ihm eigentlich immer schlechter ging anstatt besser: Abgesehen von seiner Fürsorgepflicht für seine Tochter sah er keinen Sinn mehr im Leben, empfand keine Freude und hatte keine Ziele. »Nicht mehr aufzuwachen wäre auch okay!« Sein Selbstwertgefühl tendierte »gegen null«, und bei seiner Tätigkeit in der Buchhaltung entwickelte er eine fast irrationale Sorge vor Fehlern. Tatsächlich war er häufig so müde und unkonzentriert am Arbeitsplatz, dass ihm Routineabläufe oder sein eigenes Passwort nicht einfielen. Neben den Gedächtnis- und Konzentrationsstörungen litt Herr M. unter Wortfindungsstörungen. Besorgt stellte er sich zur fachärztlichen Abklärung vor, denn er hegte die beklemmende Vermutung, vorzeitig an Demenz erkrankt zu sein. Seine Neurologin konnte hinsichtlich einer demenziellen Entwicklung Entwarnung geben – allerdings verließ Herr M. die Praxis dennoch mit einer Diagnose: »Depressive Störung, gegenwärtig schwer«. Völlig ratlos nahm er einen Sprechstundentermin bei mir wahr. Er habe zwei Wochen Urlaub genom-

men, das müsse für die Behandlung reichen, er könne es sich nicht leisten, bei der Arbeit länger auszufallen. Herr M. imponierte also durch einen hohen Leidensdruck aufgrund seiner schwer ausgeprägten depressiven Symptomatik und gleichzeitig durch ein Pflichtbewusstsein und eine Arbeitsmoral, die seiner Behandlungsnotwendigkeit diametral gegenüberstand.

Angesichts seiner deutlichen Lebensunlust, der Antriebsverarmung und der starken Konzentrations- und Aufmerksamkeitsstörungen empfahl ich ihm dringend, zunächst eine stationäre Therapie in Anspruch zu nehmen und sich eventuell medikamentös einstellen zu lassen. Die sogenannten probatorischen Sitzungen, die dazu dienen, dass sich Patient und Therapeutin kennenlernen und gemeinsame Therapieziele definieren, verbrachten wir mit der Einordnung von Herrn M.s Symptomatik. Es fiel ihm schwer zu akzeptieren, dass er wirklich krank und seine Depression wirklich behandlungsbedürftig sei und nicht vom »Zusammenreißen« weggehen würde. Er gab an, sich bis dato eher über psychische Belastung lustig gemacht zu haben. Er habe sich immer als sehr leistungsfähigen Mann eingeschätzt, der sich von »Befindlichkeiten« nicht aufhalten lasse.

Schließlich hielt Herr M. doch Rücksprache mit seiner Firma, die seine Krankschreibung bereits erwartet hatte und der Meinung war, dass er in seinem aktuellen Zustand weit entfernt von Arbeitsfähigkeit war. In dieser Art entschuldigt, ließ sich Herr M. auf ein tagesklinisches Setting ein, sodass er morgens und abends mit seiner Tochter zusammen sein konnte. Ich sah ihn fünf Wochen später wieder, zum Einstieg in unsere Therapie. Er war weiterhin nicht blendender Verfassung, aber etwas aufgehellt und weniger hoffnungslos. Von suizidalen Gedanken konnte er sich distanzieren. Sein Schlaf hatte sich ebenfalls verbessert. In der Klinik war ihm ein Antidepressivum verordnet worden, von dem er eine positive Wirkung spürte. Er wünschte sich, »weiterhin in die Spur zu kommen« und sich kraftvoller und lebendiger zu fühlen.

Checkliste: Habe ich eine Depression?

Bitte beachte, dass sich die folgenden Fragen auf den Zeitraum der letzten zwei Wochen erstrecken, in denen du die geschilderten Symptome nicht nur punktuell, sondern annähernd durchgängig hattest:

- ☐ Ich fühle mich bedrückt, leer, mal abgestumpft und mal traurig – jedenfalls viel negativer, als ich das sonst von mir kenne.
- ☐ Nichts macht mir Freude, ich kann kein Interesse aufbringen, sogar Dinge, die mich sonst begeistern, lassen mich kalt.
- ☐ Ich habe keinen Antrieb, selbst Kleinigkeiten kosten mich viel Kraft, und danach bin ich total erschöpft.

Hast du zu mindestens zwei dieser Aussagen Ja gesagt? Falls nicht, bist du wahrscheinlich nicht von einer Depression betroffen. Falls ja: Red Flag! Dann lies bitte weiter.

Gleichzeitig empfinde ich auch noch Folgendes:

- ☐ Ich kann mich nicht konzentrieren, lesen oder Filmen zu folgen fällt mir ungewohnt schwer.
- ☐ Mein Selbstvertrauen ist im Keller, ich traue mir nichts mehr zu.
- ☐ Motorisch bin ich nicht mehr ausgeglichen – entweder rastlos und getrieben oder wie erstarrt.
- ☐ Ich fühle mich schuldig und wertlos und mache mir große Vorwürfe.
- ☐ Mein Schlaf ist total aus dem Lot und belastet mich. Ich kann nicht ein- oder durchschlafen oder schlafe viel zu viel.
- ☐ Mein Appetit hat sich deutlich verändert in letzter Zeit, das merke ich auch am Gewicht.

☐ Ich denke übers Sterben nach und stelle mir vor, wie es wäre, nicht mehr zu sein.

Treffen zwei von diesen Aussagen auf dich zu? Dann ist es möglich, dass du an einer leichten depressiven Störung leidest. Stell dich bitte zur diagnostischen Abklärung bei einer fachkundigen Person mit Expertise in Psychiatrie und Psychotherapie vor. Zeig ihr/ihm diese Liste.

Treffen drei oder vier von diesen Aussagen auf dich zu? Dann ist es möglich, dass du an einer mittelschweren depressiven Störung leidest. Stell dich bitte möglichst schnell zur diagnostischen Abklärung bei einer fachkundigen Person mit Expertise in Psychiatrie und Psychotherapie vor. Zeig ihr/ihm diese Liste.

Treffen mehr als vier von diesen Aussagen auf dich zu und alle drei aus oberen Fragenblock? Dann ist es möglich, dass du an einer schweren depressiven Störung leidest. Stell dich bitte möglichst schnell zur diagnostischen Abklärung bei einer fachkundigen Person mit Expertise in Psychiatrie und/oder Psychotherapie vor. Zeig ihr/ihm diese Liste. Bitte lies den Abschnitt über Suizid und such dir umgehend Unterstützung!

Wichtige Hinweise:

1. In einigen Fällen kann es im Rahmen der schweren Depression zu wahnhaftem Erleben kommen. Ein Zeichen dafür wäre, dass dein Umfeld die Tiefe deiner Empfindung und Überzeugung nicht teilen kann und dass du manche Dinge selbst viel extremer siehst als früher. Typische Inhalte sind beispielsweise Schuld, Wertlosigkeit, Nichtigkeit, Bedrohung, Verfolgung, körperliche Erkrankungen oder drohende Katastrophen. Manchmal kommen akustische Halluzinationen hinzu, in Form von spöttischen und abwertenden Stimmen, die andere Menschen nicht hören. Bitte such unter allen Umständen Unterstützung. Depressionen sind behandelbar!

2. Falls du neben der aktuell depressiven Phase auch Episoden von dir kennst, in denen du eher deutlich »überm Strich« bist, ist das ein Hinweis auf eine bipolare Störung. Wenn du also zeitweise kaum Schlaf brauchst und dich energiegeladen wie zum Bäume-Ausreißen fühlst, allerdings auch zu riskanten und unbedachten Impulshandlungen neigst (etwa sehr viel Geld ausgibst), sprich dies ebenfalls bei einer fachkundigen Person an.
3. Wenn die oben genannten Kriterien deinen Zustand nicht so richtig treffen, du aber dennoch seit wenigstens zwei Jahren chronisch verstimmt und belastet bist, leidest du möglicherweise unter einer sogenannten Dysthymie. Auch in diesem Fall lohnt es sich, das Gespräch mit einer fachkundigen Person zu suchen.

Offene Fragen und ehrliche Antworten zur Depression

Ist Depression heilbar?

Kein einziger Mensch, der seriös im psychotherapeutischen und/oder medizinischen Fachgebiet unterwegs ist, wird dir ein Heilversprechen geben und behaupten, dass eine spezielle Methode Heilung garantiert. Das ist übrigens ein exzellenter Ansatzpunkt, um Scharlatane zu entlarven. Das bedeutet jedoch umgekehrt nicht, dass Heilung nicht möglich wäre. Wenn du unter Heilung den Zustand von Symptomfreiheit meinst – ja, den zu erreichen ist möglich. Dennoch mag es sein, dass du eine erhöhte Anfälligkeit für weitere depressive Episoden zurückbehältst. Umso wichtiger ist es, möglichst frühzeitig für dich herauszufinden, was dir hilft, unterhalb deiner Belastungsgrenze zu bleiben, und bei Frühwarnsymptomen rechtzeitig hilfreiche Maßnahmen zu ergreifen.

Ganz allgemein kann man sagen, dass die Therapie leichter Depression vor allem aus aufmerksamem Beobachten besteht.

Selbsthilfeliteratur wie dieses Buch, Selbsthilfegruppen, Podcasts, krankenkassengestützte Selbstlernkurse und Ähnliches können dir bei der Stabilisierung helfen. Ab einer mittelschweren Ausprägung ist Behandlung in Form von Psychotherapie erforderlich, um unter fachkundiger Anleitung eine Chronifizierung zu verhindern und gezielt an deinen Belastungsherden zu arbeiten. Du kannst auch eine medikamentöse Unterstützung in Betracht ziehen. Ab einer schweren Ausprägung der depressiven Symptome ist eine qualifizierte Behandlung unumgänglich! Mach dir bitte Folgendes klar: Depressionen in dieser Ausprägung sind ein akut belastender und gleichzeitig gefährlicher Zustand. Wenn du dich gerade hoffnungslos fühlst und glaubst, dass das alles sowieso nichts bringt, ist das genau Ausdruck der Erkrankung, es ist nicht die Wahrheit! Bitte lass dir unbedingt helfen. Adressen und Hilfsangebote findest du am Ende des Buchs.

Woher weiß ich, ob ich gefährdet bin, eine Depression zu entwickeln?

Wie bei allen anderen Erkrankungen auch, kannst du es erst genau wissen, wenn du Symptome hast. Wenn du jedoch Angehörige ersten Grades hast, die an einer Depression leiden, ist dein Risiko, ebenfalls eine entsprechende Symptomatik zu entwickeln, 50 Prozent höher als das der Allgemeinbevölkerung. Da jedoch nicht alleine die Gene bestimmen, wie sich deine Gesundheit gestaltet, sondern ganz maßgeblich auch deine sonstigen Lebenseinflüsse, ist Depression kein angeborenes und unausweichliches Schicksal. Frühwarnsymptome, bei denen du hellhörig werden solltest, könnten Schlaf- und Angststörungen sein.

Woran kann ich eine Depression bei anderen Menschen erkennen?

Wenn jemand, den du kennst, eine ziemlich lange Zeit niedergeschlagen und traurig wirkt, denkst du bestimmt von alleine an eine Depression. Eine ungewöhnliche Dünnhäutigkeit und Aggressivität könnten ebenfalls Anzeichen sein, genau wie Schlafstörungen und ausuferndes Grübeln. Viele Menschen mit Depressionen haben ein »Morgentief«, sodass Pünktlichkeit in der Frühe ein echtes Problem werden kann. Liegt eine ausgeprägte Antriebsverarmung vor, macht sich das manchmal durch einen insgesamt ungepflegteren Eindruck bemerkbar, beispielsweise weil die Person es nicht mehr schafft, zum Friseur zu gehen, oder ihre Kleidung nicht oft wechselt. Schwieriger wird die Einschätzung, wenn du sie oder ihn nicht (mehr) live siehst. Vielleicht kommt dein Bekannter nicht mehr zu Feiern, deine Freundin nicht mehr mit auf die Mädels-Abende, oder dein Arbeitskollege zieht sich in der Mittagspause immer häufiger zurück und isst alleine. Versuche, möglichst nicht beleidigt zu reagieren, wenn jemand Ausreden erfindet und den Kontakt plötzlich meidet – vielleicht hat das mehr mit der Person selbst zu tun als mit dir. Rückzug und Isolation sind charakteristisch für Menschen mit depressiven Stimmungslagen. Außerdem zeigen sie wenig Zukunftsorientierung, äußern sich pessimistisch und wirken viel weniger vital als früher. Aber bevor du lange spekulierst und nach Hinweisen suchst: Frag nach! Menschen mit Depressionen haben oft das Gefühl, anderen zur Last zu fallen, und wollen nicht nerven. Wenn du dich interessiert, verständnisvoll und offen zeigst, kann das ein riesiges Geschenk sein. Endlich mal sagen zu dürfen, dass das Leben aktuell einfach sch***e ist, kann entlastend sein. Anderen Menschen dahingegen ungefragt eine Diagnose »überzustülpen«, kommt eher übergriffig an und ist sicherlich keine gute Idee.

Ist Burn-out auch eine Depression?

Burn-out ist keine klinische Diagnose, sondern eine alltagssprachliche Umschreibung depressiver Symptome, die die Betroffenen selbst wählen. Burn-out steht für Ausgebranntsein und wird vor allem dann gebraucht, wenn stressige berufliche Kontexte zu physischer und psychischer Erschöpfung geführt haben. Bei genauerer Befragung zeigt sich häufig, dass die als Burn-out-Symptome betitelte seelische Schieflage im Grunde einer leichten oder mittelschweren Depression genau entspricht. Dennoch ist es manchen Menschen lieber, vom Burn-out zu sprechen, weil das Wort eine hohe Leistungsbereitschaft impliziert und die Ursachen in der Berufswelt und nicht im eigenen Inneren verortet. Tatsächlich liegt genau hier der Hase im Pfeffer: Ein stark an Arbeit und Erfolg geknüpftes Selbstwertgefühl, gepaart mit hoher Leistungsbereitschaft und einem schwach ausgeprägten Gespür für die eigene Belastungsgrenze, lässt die Stresspäckchen ins Unermessliche wachsen.

Welchen Einfluss haben die Hormone?

»Hast du deine Tage?!«, ist eine in der Regel fies gemeinte, provokante Frage, die du dann gestellt bekommst, wenn du gerade nicht ernst genommen wirst und ein bisschen rumspinnst. Das Blöde ist, ganz ohne Abwertung oder Ironie: Es stimmt! Hormonelle Schwankungen haben insbesondere bei Frauen einen erheblichen Einfluss auf die Stabilität und den Gemütszustand. Während der Pubertät, der Schwangerschaft, im Wochenbett und in der Menopause sind Frauen jeweils gefährdeter, psychische Erkrankungen zu entwickeln. (Sie sind auch gefährdeter, immer wieder Pickel zu bekommen. Aber das nur nebenbei ...) Die Geschlechtshormone Östrogen und Progesteron stehen in Wechselwirkung mit dem serotonergen System. Kommt es aufgrund der veränderten Hormonlage zu einem Ungleichgewicht, verändert dies die Reizweiterleitung zwischen den Nervenzellen. Die Kommunikation in deinem neuronalen Netzwerk spielt quasi ein bisschen verrückt.

In diesem Kontext gewinnen hormonelle Empfängnisverhütung und überhaupt jeglicher Eingriff in den fein kalibrierten Hormon- und Botenstoffhaushalt noch mal eine andere Brisanz, findest du nicht? In der ICD-Ausgabe 11 ist übrigens erstmals die prämenstruelle dysphorische Störung (PMDS) als eigenständige psychische Erkrankung verzeichnet. Wurde auch Zeit! Dies schließt die Lücke für all diejenigen Frauen, die fälschlich als depressiv diagnostiziert und fehlbehandelt wurden, ebenso wie für diejenigen, denen erklärt wurde, sie hätten nichts, außer ein bisschen hysterisches PMS. Möge dies der Auftakt für mehr geschlechtssensitive Medizin sein. Denn schließlich machen Frauen 49,5 Prozent unserer Weltbevölkerung aus.

Die Macht der Umarmung: Äffchen ohne Eltern[8]

*(**Inhaltswarnung:** In diesem Abschnitt wird ein Tierexperiment beschrieben!)*

Der Einfluss von emotionalem Stress auf die Entwicklung depressiver Symptome ist bekannt. Untersuchungen zeigten, dass hierbei nicht nur aktuelle Belastungssituationen relevant sind, sondern offenbar auch früherer chronischer Stress.

Menschen mit Depressionen haben im Vergleich zu einer unbelasteten Kontrollgruppe zwei- bis dreimal so häufig Verlusterlebnisse in der Kindheit erlebt. Frühe schmerzhafte Verlusterfahrungen scheinen die Vulnerabilität für spätere depressive Erkrankungen zu erhöhen.[9] Im Tierexperiment ließ sich ebenfalls zeigen, welche Auswirkungen chronischer Stress in Form von Verlust auf unsere nahen Verwandten, die Primaten, haben kann, aber auch, wie notwendig und kraftvoll körperliche Nähe und Zuwendung sind. Der US-amerikanische Psychologe und Verhaltensforscher Harry Harlow führte in den 1950er-Jahren Experimente mit Rhesusäffchen durch, indem er einzelne Tiere vollständig von ihren Eltern und anderen Artgenossen isolierte. Diese Tiere wurden so verhaltensauffällig, dass sie keinen eigenen Nachwuchs großziehen konnten. In einem weiteren Experiment präsentierte Harlow den elternlosen Äffchen zwei »Ersatzeltern«: eine Drahtfigur, die über eine technische Vorrichtung Milch gab, und eine weitere, mit Frotteestoff bespannte und gepolsterte Figur. Es zeigte sich, dass die Äffchen sich zwar zur Nahrungsaufnahme zu der Drahtfigur mit Milchdrüsen hinüberschwangen, aber ansonsten die ganze Zeit kuscheln wollten. Und dies war in der damaligen psychologischen Forschungswelt eine echte Überraschung: Kuscheln und Körperkontakt als Grundbedürfnis? Die Welt war skeptisch. Das Verhältnis zwischen Eltern und ihren Kindern wurde in den 1950er-Jahren vor allem als Versorgungsauftrag gesehen, während Bindung, Liebe und körperliche Zuwendung in Form von Trost und Kuscheln keinerlei Bedeutung beigemessen wurde. Im Gegenteil: Insbesondere Jungen wurde körperliche Nähe bewusst vorenthalten, aus der Idee heraus, sie »abzuhärten« und nicht »zu verwöhnen«.

Harlows Experimente lesen sich grausam. Dennoch haben sie den Weg bereitet für ein anderes Verständnis für den Umgang mit kleinen, nähebedürftigen Primaten (und Menschen). Und grausamer als seine Experimente ist vielleicht der Umstand, dass es Harlows Forschung überhaupt brauchte, um die Fachwelt zu überzeugen, dass es Umarmungen für ein psychisch gesundes Aufwachsen braucht. Was lernen wir daraus? Kuscheln is the key!

Wie wirken eigentlich Antidepressiva?

Um ehrlich zu sein: Wie Antidepressiva genau funktionieren, ist noch immer nicht genau geklärt. Äh – wie bitte?! Klingt verrückt, oder? Wirklich verwunderlich ist das aber nicht. Denn was im Detail bei einer Depression im Gehirn passiert, ist ebenfalls nicht bis ins Letzte geklärt. Wie unser Hirn funktioniert und sich selber reguliert, ist furchtbar kompliziert. Das liegt unter anderem daran, dass zu den verschiedenen Neurotransmittern nicht nur jeweils eine passende Rezeptor-Art existiert, sondern gleich mehrere. Für Serotonin gibt es beispielsweise fünf Unterarten, die ihrerseits noch Unterteilungen haben. Heute kennt man 14 verschiedene Serotonin-Rezeptoren im menschlichen Körper. Sie liegen in unterschiedlicher Menge mal in und mal außerhalb der Nervenzelle. Dort löst die Rezeptoraktivierung auch unterschiedliche Ergebnisse aus. Noch dazu kommen verschiedene Rezeptoren in bestimmten Hirnregionen öfter vor als in anderen. Und als ob das noch nicht komplex genug wäre, können verschiedene Botenstoffe ineinander umgebaut werden. Serotonin wird zu Melatonin, dem Schlafhormon, weiterentwickelt, Dopamin zu Noradrenalin, und daraus kann noch Adrenalin entstehen. Die Enzyme, die die Neurotransmitter abbauen, werden auch noch in ihrer Aktivität gesteuert. Du siehst, wenn man alles zusammennimmt und versteht, dass sich sämtliche Systeme auch noch gegenseitig beeinflussen können, wird's schwer mit der Nachvollziehbarkeit. Die heute gängigen Medikamente basieren also auf umfangreicher Forschung und auf sehr gut begründeten Verdachtsmomenten – aber absolute Klarheit herrscht nicht.

Entdeckt wurde das erste richtige Antidepressivum per Zufall. Eigentlich sollte ein neues Medikament gegen Tuberkulose getestet werden. Dabei fiel auf, dass die Versuchspersonen mit diesem Medikament erheblich besserer Stimmung waren. Das Mittel hemmt ein Enzym (Monoaminooxidase = MAO), das unter anderem Serotonin, Noradrenalin und Dopamin abbaut. Also blieben offenbar mehr von diesen Neurotransmittern im Organismus, und so kam man dem Umstand auf die Spur, dass diese drei anscheinend maßgeblich für unsere Stimmungslagen verantwortlich sind. An dieser Stelle hat man dann weiter geforscht und Medikamente entwickelt, die vor allem auf diese Botenmoleküle abzielen. Mit Erfolg. Wie groß dieser Erfolg ist, ist allerdings etwas umstritten. Klar ist aber: Je schwerer die depressive Erkrankung, umso stärker wirken Antidepressiva.

Es gibt, abgesehen von den MAO-Hemmern, zwei große Gruppen von Wirkstoffen: die Wiederaufnahme-Hemmer und die trizyklischen Antidepressiva. Die selektiven Serotonin-Wiederaufnahme-Hemmer (SSRI) und die selektiven Noradrenalin-Wiederaufnahme-Hemmer (SNRI) funktionieren, kurz gesagt, wie folgt: Wenn Serotonin (oder Noradrenalin) ausgeschüttet wird, dockt es erst am Rezeptor gegenüber an und öffnet dort »Türchen«, durch die geladene Teilchen (Natrium oder Kalium) einströmen. Ist das genügend passiert, entsteht der Strom für die Reizweiterleitung. So ähnlich wie bei einem elektrischen Feuerzeug: Druck ... Druck ... mehr Druck ... und KLACK: Zündfunken. Nach einer kurzen Zeit löst sich das Serotonin- (Noradrenalin-)Molekül wieder ab und wandert durch einen Kanal zurück in die Zelle, aus der es kam. Medikamente aus der Wiederaufnahme-Hemmer-Klasse blockieren diesen Kanal. Die Neurotransmitter kommen also nicht mehr rein und stauen sich im synaptischen Spalt auf. Das führt zur angestrebten Wirkung, nämlich: mehr Serotonin (beziehungsweise Noradrenalin)!

Trizyklische Antidepressiva basieren ebenfalls auf dem Prinzip der Wiederaufnahme-Hemmung, und zwar von Serotonin, Noradrenalin und Dopamin. Allerdings ziemlich unselektiv und noch an anderen Rezeptoren, für andere Neurotransmitter. Das führt häufig zu mehr Nebenwirkungen. Sie sind daher meist nicht die erste Wahl in der antidepressiven Behandlung.

Die oben erwähnten MAO-Hemmer werden heute ebenfalls nur noch selten verschrieben, weil sie wegen ihrer komplizierten chemischen Eigenschaften eine bestimmte Diät erfordern. Das bedeutet, dass Menschen, die MAO-Hemmer nehmen, auf Käse, Salami, Bitterschokolade, saure Gurken und etliche andere Lebensmittel verzichten müssen – und wer will das schon?

Die Forschung schreitet voran. Aktuell halten wir fest: An welcher biochemischen Schnur man auch zieht, es bleibt immer etwas unklar, was genau man damit bewirkt und welche zusätzlichen Strippen dabei noch bewegt werden. Den *einen* Mechanismus, der Depressionen verursacht, kennen wir (noch) nicht, genauso wenig wie das *eine* Medikament. Die Behandlung mit Antidepressiva ist jedoch einen Versuch wert und fußt auf begründeten Annahmen.

Was wir wissen:

- Es dauert zwei bis drei Wochen, bis eine antidepressive Wirkung eintritt.
- Wir können bei schweren Depressionen im Gehirn mikroanatomische Veränderungen sehen.
- Bei einem Teil der an Depression Erkrankten wirkt das zuerst gewählte Antidepressivum nicht. Es braucht ein bisschen Geduld, bis das passende gefunden ist.
- Auch die Genetik bestimmt, wie gut ein Antidepressivum wirkt oder nicht. Manche Menschen bauen bestimmte Stoffe schneller ab, als andere, und die Blut-Hirn-Schranke filtert individuell anders. Zudem unterscheiden sich menschliche Gehirne in der Rezeptordichte.

Muss ich auf jeden Fall Medikamente nehmen?
Also, müssen musst du nix. Wenn allerdings eine schwere depressive Phase vorliegt, spricht die Nutzen-Risiko-Abwägung nach allem, was wir aktuell wissen, sehr für Medikamente. Bitte vergiss nicht: Schwere Depressionen fühlen sich nicht nur unfassbar furchtbar an. Sie sind auch wirklich gefährlich, manchmal sogar lebensgefährlich. Auch wenn ein depressiver Mensch sich nichts antut und keine suizidalen Absichten hegt, so kann doch durch den verlorenen Antrieb einiges schieflaufen. Rechnungen werden nicht bezahlt, der Strom wird abgeschaltet, Krankmeldungen werden nicht eingereicht, der Job geht verloren, Beziehungen zerbrechen, und durch unzureichende Ernährung und zu wenig Selbstfürsorge können so einige Folgeerkrankungen entstehen. Daher: Du kannst ausprobieren, ob ein Medikament dir helfen würde. Die Frage ist wahrscheinlich eher, wovor du Angst hast: vor Abhängigkeit? Oder vor Nebenwirkungen? Dann lass uns das mal angehen:

Nebenwirkungen von Antidepressiva

Die Sorge vor den Nebenwirkungen der Antidepressiva ist verständlich, denn tatsächlich sind sehr viele in den beiliegenden »Waschzetteln« aufgeführt. Erschreckend! Manchmal widersprechen die sich sogar. Was leider fehlt, ist eine Anleitung, wie man diese Informationen richtig liest.
Zum Verständnis: In Europa sind Pharmahersteller verpflichtet, sämtliche bekannten Nebenwirkungen eines Medikaments im Beipackzettel anzugeben. Dabei spielt es keine Rolle, ob es einen sichtbaren kausalen Zusammenhang gibt. Nach dem Arzneimittelgesetz Paragraf 84 haftet der Produzent für alle Nebenwirkun-

gen, die irgendwie bekannt geworden sind, aber nicht im Beipackzettel stehen.[10] Also muss im Prinzip alles erfasst und aufgeschrieben werden, was die Probanden in den Zulassungsstudien an Nebenwirkungen beschreiben. *Alles!*

Antidepressiva haben Nebenwirkungen, das steht ganz außer Zweifel. Der Pharmakologe Gustav Kuschinsky meinte einmal: »Wenn behauptet wird, dass eine Substanz keine Nebenwirkung zeigt, so besteht der dringende Verdacht, dass sie auch keine Hauptwirkung hat.«[11] Du kannst dich aber darauf verlassen, dass nicht jede Person jede Nebenwirkung bekommt, und manche Menschen merken gar keine Nebenwirkungen von ihren Antidepressiva. Spätestens wenn der Körper sich an das Medikament gewöhnt hat, lassen sie oft wieder nach. Unerwünschte Arzneimittelwirkungen, wie sie im Fachjargon genannt werden, muss man immer im Verhältnis zum persönlichen Nutzen sehen. Krebsmedikamente haben manchmal ganz krasse Nebenwirkungen, der Nutzen ist aber gigantisch, wenn man bedenkt, dass sie einem das Leben retten können. Da nehmen die allermeisten die Nebenwirkungen schweren Herzens in Kauf. Eine Depression tut weh und fühlt sich unerträglich an. Außerdem kann sie leider auch lebensgefährlich sein. Das gilt es immer zu bedenken.

Es macht an dieser Stelle keinen Sinn, alle möglichen Nebenwirkungen aufzuzählen. Verschiedene Inhaltsstoffe haben nämlich auch ziemlich verschiedene Nebenwirkungen. Die häufigste Nebenwirkung aus meiner Praxis: Mundtrockenheit. Der häufigste Grund, die antidepressive Behandlung abzubrechen: sexuelle Funktionsstörungen. Besprich alle Nebenwirkungen sofort mit dem Fachmenschen, der sie dir verschrieben hat, und schaut gemeinsam nach Lösungen.

Machen Antidepressiva abhängig?

Nein. Es gibt kein klassisches Antidepressivum auf dem Markt, von dem eine echte Suchtgefahr ausgeht. Antidepressiva bewirken auch kein Rauschgefühl. Bei nicht depressiven Menschen verbessern sie noch nicht einmal die Stimmung. Es sind also wahrhaftig keine Happy Pills, auf die man richtig Bock hat und von denen man immer mehr will. Wenn das so wäre, würdest du Antidepressiva mit Sicherheit auf dem Schwarzmarkt und hinterm Bahnhof kaufen können. Kannst du aber nicht, und das ist so etwas wie der schlagende Beweis, dass Antidepressiva keine Suchtmittel sind, stimmt's? Allerdings gibt es Absetzphänomene.[12] Ungefähr ein Drittel der Patientinnen und Patienten, die Antidepressiva über eine längere Zeit eingenommen haben, reagieren, vor allem nach abruptem Absetzen, mit Symptomen wie Kopfschmerzen, Schlafstörungen und Schwindel. Manche schildern auch eine höhere sexuelle Empfindsamkeit oder ein Gefühl wie von kleinen Stromschlägen im Körper. Das unterscheidet sich von Medikament zu Medikament und von Mensch zu Mensch. Auch kann es wieder zu einem depressiven Stimmungseinbruch kommen. Häufig wird dann schnell das Medikament erneut verordnet, denn die Betroffenen haben große Angst, abermals abzurutschen. Es lohnt sich jedoch manchmal, etwas länger abzuwarten, weil die Absetzsymptome nach zwei bis maximal sechs Wochen weggehen. Du kannst Absetzphänomene vermeiden, indem du deine Antidepressiva ganz, ganz langsam und behutsam reduzierst. Ich sag's, wie's ist: Einfach weglassen ist Mist. Ganz ehrlich, das würden die meisten Menschen nicht mal mit ihrer Hautcreme wagen. Nimm dir lieber (natürlich abhängig von der Ausgangsdosis und dem Medikament) richtig viel Zeit. Das Ausschleichen eines Antidepressivums kann durchaus drei Monate dauern.

Gibt es nicht auch was ohne Chemie?

Dieser Wunsch ist sehr nachvollziehbar. Vielleicht verbindest du mit Chemie rauchende Schornsteinschlote, Umweltgifte, tote Fische und abstoßende Gerüche. Dein Unbewusstes sagt wahrscheinlich: »Chemie ist giftig und gefährlich. Wer weiß, was künstlich in Laboren hergestellte Stoffe alles anrichten können!« Das altgriechische Wort *pharmacon* bedeutet ursprünglich sowohl Heilmittel als auch Gift. Da ist Misstrauen vorprogrammiert. Wenn du dein Unbewusstes dahingegen auf das Wort »Natur« reagieren lässt, kommen wahrscheinlich Assoziationen von schönen Landschaften und intakter Ökologie. Natur klingt »dem Leben zugewandt« und »gesund«. Klar, dass wir instinktiv der Natur und den natürlichen Produkten zugeneigt sind. So einfach ist es aber nicht. Die meisten Gifte kommen immer noch aus der Natur. Pilze, Schlangen, Quallen und Frösche produzieren alle möglichen Gifte. Auch Pflanzen können giftig sein und Schadstoffe enthalten. Das in der Tabakpflanze enthaltene Nikotin wurde beispielsweise als Pflanzenschutzmittel eingesetzt, bis es in den Achtzigerjahren verboten wurde, weil es zu gefährlich war. Du denkst, Nüsse sind gesund? Na ja. Paranüsse enthalten sehr viel vom Spurenelement Selen. Wenn du zu viel davon isst, fallen dir die Haare aus. Außerdem enthalten Paranüsse 1000-mal mehr »natürliches« Radium als die durchschnittliche Nahrung. Das Bundesamt für Strahlenschutz hält daher 2 (!) Nüsse am Tag für unbedenklich.[13] Und fünf rohe Bittermandeln enthalten so viel Blausäure, dass sie für Kinder tödlich sein können.[14]

Phasin in rohen Bohnen, Solanin in grünen Kartoffeln, Oxalsäure in Mangold, Phytinsäure in Vollkorngetreide, Morphin in Mohnsamen – ich könnte diese Liste ewig fortsetzen. Warum ich dir das erzähle? Um dir zu zeigen: Chemische Verbindungen sind überall – einige schaden uns, andere nützen uns. Und es ist ganz egal, ob sie aus einem großen Chemielabor im Industriegebiet oder aus einem mikroskopisch kleinen Chemielabor in lebenden Zellen kommen.

Häufig werden medizinisch wirksame Stoffe aus der Natur isoliert und dann exakt nachgebaut. Das Gift der Lanzenotter zum Beispiel ist ein wildes Gemisch – und irgendein Anteil darin führt beim Bissopfer zu einem extremen Blutdruckabfall. Nachdem Forschende genau diesen Stoff extrahiert und analysiert hatten, konnten sie ihn im Labor sauber nachbauen. Vier Jahre später kam ein wirksamer Blutdrucksenker auf den Markt ohne den restlichen Schlangenkram drin. Ist das natürlich? Oder chemisch? Noch ein Beispiel: Salicylsäure ist ein lange bekanntes Naturprodukt und wurde gegen Schmerzen gegeben. Sie ist leider stark ätzend und hat auch ätzend starke Nebenwirkungen. Wenn man sie jedoch mit Essigsäure mischt, hat man, PENG: Aspirin. Aspirin ist nicht nebenwirkungsfrei, aber hundertmal verträglicher als das Naturprodukt.

Eine kritische Haltung zur chemischen oder pharmazeutischen Industrie kannst du sehr wohl haben. Da ist auch schon eine Menge Mist passiert. Ein hilfreiches Medikament abzulehnen, weil es Chemie ist, ist jedoch nicht logisch. Aber um zur Frage zurückzukommen: Ja, es gibt Phytopharmaka, also Arzneien aus Pflanzen gegen Depressionen. Sie funktionieren durch ihre eigene Chemie. Nebenwirkungsärmer oder »sanfter« sind sie jedoch nicht. Am besten erforscht ist die Wirkung von konzentriertem Johanniskraut, das sich nachweislich positiv auf die Stimmungslage auswirken kann. Allerdings macht es die Haut extrem lichtempfindlich, und beschleunigt die Abbauprozesse anderer Medikamente so sehr, dass diese unwirksam werden können. Daher ist eine (Selbst-)Medikation nur bedingt empfehlenswert, und sollte ärztlicherseits abgeklärt werden. Für andere Phytopharmaka wie Baldrian oder Passionsblume gibt es bisher keine ausreichenden Wirksamkeitsnachweise.[15]

Suizidalität

Die Zahl der Selbsttötungen ist – dank besserer Kenntnisse und Behandlungsmöglichkeiten seelischer Schieflagen – in den letzten Jahrzehnten deutlich zurückgegangen. Dennoch gibt es jedes Jahr viermal mehr Suizide als Verkehrstote. Und die Zahl der Versuche, die aber letztlich nicht tödlich enden, ist sogar noch zehnmal höher. Man geht davon aus, dass etwa 80 Prozent derjenigen, die einen Suizidversuch begehen, dies auch vorher ankündigen oder zumindest auf Nachfrage ehrlich einräumen. Das weitverbreitete Missverständnis, dass Menschen, die es »wirklich wollen«, nicht darüber sprechen würden, nach dem Motto: »Hunde, die bellen, beißen nicht«, ist also komplett falsch! Allerdings gibt es tatsächlich diejenigen, die fest zum Suizid entschlossen sind und daraufhin ruhiger, gelassener und ausgeglichener werden. Angehörige interpretieren diese »Ruhe vor dem Sturm« häufig als Verbesserung und dass es jetzt aufwärtsgeht mit der geliebten Person. Dieses gefährliche Missverständnis ergibt sich häufig dann, wenn eine antidepressive Medikation ihre Wirkung entfaltet und zunächst der Antrieb wieder besser ist – die Stimmung aber noch nicht. Leider setzt die stimmungsaufhellende Wirkung erst zeitversetzt ein. Kurz gesagt: Plötzlich ist die Kraft da, den Suizid durchzuziehen, für den vorher die Energie fehlte. Die bessere Stimmungslage, die den Suizid verhindern würde, aber noch nicht. Für Angehörige ist dies oft ein unglaublicher Schmerz und lässt sie fassungslos und ohnmächtig zurück. Erfahrene Profis kennen die Anzeichen und wissen, dass Menschen mit suizidalen Gedanken in dieser Phase besonders viel Aufmerksamkeit und Schutz brauchen. Akute Suizidalität ist daher unter allen Umständen ein Fall für die Klinik!

Wie soll ich reagieren, wenn eine Person aus meinem Umfeld suizidal ist?

Vielleicht hast du offen und mutig nach Suizidalität gefragt und bist jetzt ein bisschen erschrocken über die ehrliche Antwort. Das Wichtigste ist, unter allen Umständen zügig professionelle Hilfe zu organisieren. Zum einen, weil die Profis in den Kliniken sehr schnell und gut helfen können, und zum anderen, weil du dich selbst entlasten und Verantwortung wieder abgeben musst. Sprich mit der betroffenen Person ab, welche Maßnahmen ihr jetzt gemeinsam einleitet, und begleite sie, wenn du kannst, in die Klinik, in die hausärztliche Praxis oder wo sonst Anbindung besteht. Vielleicht kannst du auch einige Telefonate für die Person tätigen. Lass sie nicht allein! Wenn du dir große Sorgen machst und ein konstruktives Gespräch gar nicht mehr möglich ist, zieh ebenfalls sofort Hilfe von außen hinzu. In akuten Notfällen ist der Rettungsdienst unter 112 erreichbar.

Es gibt auch Konstellationen, in denen die Betroffenen sich einerseits suizidal äußern, andererseits aber professionelle Hilfe ablehnen. Diese Verantwortung kannst du nicht tragen. Kümmere dich dennoch um Hilfe! Vielleicht fühlst du dich erpresst oder wirst sogar wütend, weil die Situation dich hilflos macht. Bitte bedenke: Suizidabsichten sind selten »freier Wille«. Vor allem bei psychischen Erkrankungen sind sie Folge und Symptom der Krankheit. Daher sind die meisten Menschen am Ende auch nicht sauer, wenn du gegen ihren Wunsch jemanden hinzugezogen hast, sondern eher dankbar.

Viele Menschen befürchten, dass sie eine Person, die sie offen nach Suizidgedanken fragen, dadurch erst auf die Idee bringen. Lass mich hier deutlich Entwarnung geben: So ein offenes Gesprächsangebot, ohne Tabus und ohne Wertung, kann sehr entlastend für die leidende Person sein. Mach klar, dass dich die Gefühle interessieren und dass du über das Leid selbst sehr betrübt bist.

Was soll ich tun, wenn ich suizidale Gedanken habe?

Sobald ein Gedanke an irgendeine Art von Selbstschädigung nicht nur eine flüchtige Fantasie ist, sondern mit dem ernsthaften Wunsch oder der Absicht, dir etwas anzutun, einhergeht, musst du mit einem Fachmenschen sprechen. Dringend! Beherzige alles, was zuvor erwähnt wurde, auch für dich selbst. Es gibt eine Bandbreite zwischen Lebensunlust, suizidalen Gedanken und konkreten Handlungsabsichten – was immer dich bewegt und dir die Beendigung deines Lebens verlockend erscheinen lässt: Sprich darüber und lass dir helfen. Keine Angst! Suizidalität ist ein sehr ernst zu nehmender Zustand, der aber vorbeigeht, wenn du dich unterstützen lässt.

Die Gedanken bei tiefen Depressionen laufen immer ganz ähnlich ab: Keiner kann mich verstehen. Ich bin nicht krank, mein Leben ist wirklich so zerstört. Das kann nie wieder gut werden. Es gibt nichts, was mich glücklich machen könnte. Es gibt keine Hoffnung. Dieses Gefühl kann ich keinen Tag mehr aushalten. Manchmal auch: Ich kann nicht mehr atmen, bekomme keine Luft. Ein Elefant sitzt auf meiner Brust. Niemand schätzt mich. Alle geben sich höchstens aus Mitleid mit mir ab. Ich kann nichts. Ich bin nichts wert. Ich bin nur eine Belastung. Ich bin hässlich.

DAS. IST. NICHT. WAHR! Deine Gedanken spielen dir einen Streich. Das ist genau das, was Depression macht. Sie verändert nicht nur deinen Antrieb, deine Stimmung und deinen Appetit, sondern auch, wie du denkst und was du denkst. Glaube es nicht!

Gibt es wirklich Elektroschocks als Therapie?

Ja, die gibt es. Das klingt für dich vielleicht horrormäßig und irgendwie nach Folter. Nachvollziehbar! Tatsächlich wird diese Therapieform aber sehr stark nachgefragt. Denn bei Depressionen, bei denen Psychotherapie und Medikamente nicht ausreichend helfen, kann die Strombehandlung in über 50 Prozent der Fälle endlich Besserung bringen. Oft ist die Warteliste lang, da nicht einmal die Hälfte der psychiatrischen Krankenhäuser eine Elektrokonvulsionstherapie (EKT) anbietet.

Falls du dir angeschnallte, wehrlose Personen mit einem Beißholz zwischen den Zähnen vorgestellt hast: Lösch das Bild! Diese Behandlungen werden in Wirklichkeit unter Narkose vorgenommen. Das Gehirn wird auch nicht »gegrillt«, Gewebe wird dabei nicht geschädigt. Vielmehr wird ein ganz kurzer, recht schwacher Stromimpuls durch den Kopf geschickt, gerade stark genug, um eine Art epileptischen Anfall auszulösen. Heute wissen wir, dass genau dieses künstlich erzeugte »Gewitter« im Kopf eine heilsame Wirkung entfalten kann und dass körpereigene Heilungsprozesse so in Gang gebracht werden können. Ein bisschen, als würden sich die Nerven durch die »Durchstromung« regenerieren und besser funktionieren als vorher. Während des Stromstoßes verkrampfen die Muskeln übrigens nicht, denn vorher bekommen die Patientinnen und Patienten ein muskelerschlaffendes Mittel gespritzt.

Die EKT wird in Intervallen wiederholt, damit die Wirkung bestehen bleibt. Übrigens hat die Corona-Pandemie einen Erkenntnisgewinn gebracht. Durch die vielen ausgefallenen Therapien stieg die Zahl der Rückfälle stark an. Damit war bewiesen, dass EKT sehr hilfreich ist. Für schwere depressive Verläufe mit unzureichender Reaktion auf die konventionellen Therapiemethoden kann die EKT ein heißer Tipp sein.

Was taugen Online-Angebote und Mental-Health-Apps?

Jedes Angebot, das dich stützt, »aufschlaut« und weiterbringt, kann hilfreich sein. Für immobile oder dezentral lebende Menschen sind Online-Angebote manchmal die einzige realistische Chance auf therapeutischen Input. Sie müssen aber nicht mal die schlechtere Wahl sein. Etliche Studien zeigen die gute Wirksamkeit von digitalen Angeboten, wenn sie von psychotherapeutischer Expertise getragen sind. Bei leichten depressiven Episoden kann Selbsthilfe mittels Apps und Selbstlernangeboten ausreichend sein, ab mittelschweren Verläufen empfiehlt sich ein persönliches Gespräch mit einer fachkundigen Person.

Was wurde aus Herrn M. mit der Depression?

Herr M. wünschte sich nach seinem tagesklinischen Aufenthalt, an die dort erzielten Erfolge anzuknüpfen und sich weiter zu stabilisieren. »Kraftvoller und lebendiger« wollte er sich fühlen, weniger grübeln und sich wieder besser konzentrieren können. Gemeinsam identifizierten wir vor allem drei Problembereiche, die sein depressives Stimmungsbild zunächst ausgelöst und dann aufrechterhalten hatten: 1. Ungünstige inhaltliche Überzeugungen, beispielsweise, dass Gefühle »nur Befindlichkeiten« sind, die man getrost ignorieren kann, oder dass Arbeit und Leistung die wichtigsten Werte für Menschen sind. 2. Grübeln und ein ungünstiger Umgang mit Gedanken an sich. Und 3. eine schlechte Selbstfürsorge, wenig Ausgleich, wenig Entspannung und wenige positive Aktivitäten.

Zum Abbau seiner depressiven Symptomatik kümmerten wir uns zunächst um Herrn M.s Verstärkerbilanz, also darum, dass er wieder schöne und angenehme Aktivitäten in seinen Alltag integrierte. Er ließ seine eingeschlafenen Kontakte zum Freundeskreis und zu seiner Familie nach und nach aufleben und schloss sich einem Lauftreff an. Da seine berufliche Wiedereingliederung noch nicht losgegangen war, nutzte er diese Aktivitäten, um seinen Tag zu strukturieren. In einem Kalender hielt Herr M. mit Smiley-Symbolen morgens, mittags und abends seine Stimmung fest (gut, neutral oder schlecht). Dadurch merkte er recht schnell, dass es ihm nach bestimmten Aktivitäten besser ging. Er konnte allerdings auch erken-

nen, dass er sich sofort schlechter fühlte, wenn er sich zu viel auf einmal vornahm und zu forsch voranpreschte. Durch das Smiley-Protokoll lernte er seine Belastungsgrenze kennen.

Herr M. litt weiterhin an Durchschlafstörungen. Durch seine Tagesaktivitäten, das Laufen und seine antidepressiven, schlafanstoßenden Medikamente konnte er zwar besser einschlafen, er wurde jedoch spät in der Nacht (oder sehr früh am Morgen) wach und geriet nahtlos in Grübelspiralen, die ihn nicht mehr einschlafen ließen. Seine Gedanken bezogen sich vor allem auf den fehlenden Schlaf und die dadurch eingeschränkte Leistungsfähigkeit (»Wenn ich jetzt nicht schlafe, wird der Tag morgen schlimm. Ich muss schlafen …«). Wir besprachen ausführlich den Unterschied zwischen (manchmal sinnvollem) Nachdenken und (sinnlosem) Grübeln, das auf jeden Fall den Schlaf stört und nichts zum Gelingen des nächsten Tages beiträgt. Herr M. besorgte sich einige geleitete Entspannungsmeditationen, die er sich nachts anhörte und durch die er Grübelgedanken besser ziehen lassen konnte.

Den weitaus größten Teil in der Therapie nahm Herrn M.s straffes Korsett aus Leistung, Pflichterfüllung und Perfektionismus ein, das er schon lange trug. Es zeigte sich, dass er als Kind einer alkoholabhängigen Mutter häufig widersprüchlichen emotionalen Signalen und sehr wechselhafter und unsteter Versorgung ausgesetzt war. Als ältester Bruder von zwei weiteren Kindern hatte er schon in jungen Jahren viel Verantwortung übernommen, um eine verlässliche Leitplanke und Bezugsperson für seine Geschwister zu sein. Seine eigenen emotionalen Bedürfnisse verdrängte er, um zu funktionieren. Da er aus dem Elternhaus »nur Chaos und Verwahrlosung« kannte, orientierte er sich stark an sozialen Normen und Regeln, schrieb Pläne und Checklisten für sich und seine Geschwister und sorgte dadurch für Halt und Orientierung.

Herr M. wuchs zu einem pflichtbewussten, fleißigen und leistungsstarken jungen Mann heran, was ihm viel Lob und Bestätigung einbrachte. In der Partnerschaft mit seiner Ehefrau übernahm sie den Part, für Sozialkontakte, Freundschaften und Erholung zu sorgen und ihm ein wenig Spontanität und Leichtigkeit näherzubringen. Nach ihrem Tod fiel Herr M. in starke Trauer, wählte allerdings, seinem alten Muster gemäß, wiederum Arbeit und Leistung, um sich darüber zu stabilisieren und nicht »aus der Rolle zu fallen«. Für Entspannung und Erholung sorgte er nicht. Schleichend ging die Trauer um seine Frau in eine Erschöpfungsdepression über. Für etwas anderes, abgesehen von seiner Arbeit, fehlte ihm zusehends die Energie.

Als er bemerkte, dass er zu kraftlos war, um den Haushalt für sich und seine Tochter »ordnungsgemäß« in Schuss zu halten, war dies eine beängstigende Erinnerung an sein Elternhaus: Eine Abwärtsspirale aus Selbstabwertung, Schuld und Scham kam in Gang, sodass eine Behandlungsbedürftigkeit schließlich auch für ihn ersichtlich wurde. In der Therapie konnte Herr M. erstmals Zusammenhänge zwischen seinen biografischen Erfahrungen und seinen Denk- und Verhaltensmustern herstellen. Es gelang ihm nach und nach, diese zu hinterfragen. Er konnte anerkennen, dass ihm seine perfektionistische Strategie damals gute Dienste erwiesen, ihn heutzutage jedoch krank gemacht hatte. Er behielt seine Ordnung und Genauigkeit als wertvolle Kompetenz für seine Arbeit, übte sich aber ansonsten in mehr Großzügigkeit, Gelassenheit und Wohlwollen mit sich selbst. »Vitalität« wurde sein neues Lieblingsmotto. Er probierte »alberne« Sportarten wie Walken, nahm an einem Töpferkurs teil (»obwohl ich eigentlich nur rumgematscht habe«) und schaute Kinofilme für Kinder (»bisschen komisch war das schon!«). Dabei ging es ihm nicht um Erfolge oder Leistung, sondern darum, zu lachen, Gesellschaft zu genießen und sich endlich wieder lebendig zu fühlen. Er wagte etwas, und verließ sein Schneckenhäuschen. »Ich bin ein Mensch, und keine Maschine. Ich brauche das unberechenbare Leben – und keine perfekte Routine!«, stellte er fest. Gegen Ende der Therapie besuchte Herr M. einen Kurs in kreativem Schreiben und fand Gefallen an »perfekt Unperfektem«. Von ihm habe ich folgenden Spruch gelernt: »Manchmal muss man aus der Rolle fallen, um aus der Falle zu rollen!«

Tipps, Tools und Therapiehinweise bei Depression

Nur Bedürfnisse! Keine Ansprüche!

Wenn du in eine erhebliche seelische Schieflage gerutscht bist und unter einer depressiven Symptomatik leidest, ist das sehr ernst zu nehmen. In diesen Situationen gilt eine Faustregel, die vielleicht alles auf den Kopf stellt, was du bisher dachtest und wie du dich bisher verhalten hast. Sie lautet: Bedürfnisse first! Ansprüche second, oder gar nicht! Vielleicht hast du im Laufe deines Lebens ganz starke Antennen nach außen gerichtet und dein Verhalten vor allem daran orientiert, was du tun solltest oder was andere wollten. Vielleicht hast du dich stark an Konventionen und Normen oder auch an Deadlines, Terminen und sonstigen Ansprüchen von außen ausgerichtet. Und genau diese starke Außenfokussierung hat wahrscheinlich zu deinem inneren Ungleichgewicht beigetragen. Vielleicht hast du Raubbau betrieben und überhaupt nicht mehr darauf geachtet, was du brauchst und was dir guttun würde.

In Krisen und bei einer starken depressiven Zuspitzung gilt daher Folgendes: Richte deine Antennen nach *innen:* Was sind aktuell deine Bedürfnisse? Kümmere dich darum, denn das ist die Voraussetzung dafür, wieder zu Kraft und Energie zu kommen. Du hast körperliche und psychische (Grund-)Bedürfnisse. Selbst wenn du sie nicht (oder nicht mehr) genau spürst, weißt du, dass sie da sind. Mach diese Bedürfnisse zu deiner absoluten Top-Priorität! Versuche, möglichst klar festzuhalten, was du zu deiner Gesundung brauchst. Und erst wenn das erfüllt ist, kannst du dich wieder den Ansprüchen von draußen zuwenden.

Der nächste kleine Schritt

Wenn du dich gerade richtig, richtig schlecht fühlst, kommst du dir vielleicht vor wie eine Großbaustelle: Nichts scheint fertig, nichts scheint richtig, nichts scheint gut zu sein. Wo sollst du nur anfangen? Löse dich von dieser Perspektive und zoome dich mal in dein aktuelles Hier und Jetzt, in dein direktes, nahes Umfeld.

Geh den nächsten kleinen Schritt, der in die richtige Richtung geht. Aufräumen ist viel zu viel – aber vielleicht kannst du den Aschenbecher leeren. Gute Ernährung ist unerreichbar – aber vielleicht kannst du eine Banane essen. Körperpflege ist anstrengend – aber vielleicht kannst du Trockenshampoo und Deo benutzen. Lesen funktioniert nicht – aber du kannst dir ein schönes Hörbuch anmachen. Kontakte zu halten überfordert dich – aber vielleicht kannst du ein Herzchen als Nachricht verschicken, als Zeichen, dass es dich noch gibt. Überlege dir, was der nächstmögliche kleinste Schritt wäre – und gehe ihn. Kleine Schritte sind viel, viel besser als keine Schritte.

Akzeptieren! (Nicht billigen, nicht resignieren)

Quäle dich nicht mit Fragen nach Ungerechtigkeit oder Schicksal und wälze keine Schuldfragen: »Warum trifft es mich?« Oder: »Warum ist es so?« Oder: »An welcher Ecke hätte ich denn abbiegen müssen, damit es heute anders wäre?« Rückwärts gerichtete Gedanken nützen niemals. Denn solange Zeitreisen nicht erfunden sind, wirst du die Vergangenheit, also alles, was passiert ist, nicht ändern können. Das ist total hart zu verstehen und zu akzeptieren. Aber darum geht's. Du erhöhst dein Stresslevel, wenn du dir Szenarien ausmalst, wie du stattdessen hättest entscheiden sollen oder was du stattdessen hättest sagen wollen. Du mobilisierst dadurch Energie, die zu gar nichts führt, und das ist Stress.

Es ist, wie es ist. Das bedeutet Akzeptanz: da sein lassen. Nicht dagegen ankämpfen. Akzeptanz bedeutet, ohne Bewertung festzustellen, dass die Dinge aktuell sind, wie sie sind. Das hat nichts mit Billigung zu tun oder dass du dich darüber freust, dass es jetzt so gekommen ist. Akzeptanz ist auch nicht gleichbedeutend mit Resignation oder dass du aufgibst und untergehst, sondern dass du deine Kräfte bündelst und eben nicht gegen etwas kämpfst, das du null Komma null ändern kannst.

Wenn du die aktuelle Realität immer wieder vergleichst mit einer Wunschvorstellung, einem Idealzustand oder einem vergangenen Zustand, schürt das in dir das Gefühl des Mangels. Wann immer du merkst, dass dein Kopf dich quält mit dem Gedanken, was jetzt eigentlich alles anders sein müsste, oder dich Vergleichen aussetzt mit anderen, deren Leben gerade cooler zu sein scheint, dann atme tief durch und sag dir: »Es ist, wie es ist.« Leid, Rückschläge und schicksalhafte, tragische Erfahrungen gehören zu jedem menschlichen Leben dazu.

Tu dir Gutes, auch wenn du es im Moment nicht fühlst

Vielleicht hast du das Gefühl, im Bett zu bleiben und Serien laufen zu lassen, auf die du dich nicht konzentrieren kannst, wäre die beste Wahl. Möglicherweise erkennst du auch keinen Sinn in irgendwelchen Aktivitäten, oder du glaubst, dass du es nicht kannst. Ein Anteil von dir findet es vielleicht auch wichtig, dass du mal zur Ruhe kommst, und sieht gar nicht ein, irgendetwas zu tun. Ja, für ein paar Tage mag das stimmen. Dennoch startet der Weg raus aus der Depression (übrigens genau wie der Weg raus aus der Angst), wenn du dich überwindest, Dinge *trotzdem* zu tun, selbst wenn dein Gefühl etwas anderes sagt. Deine Seele ist krank, deine Gefühle sind in Schieflage – sie sind keine verlässlichen Ratgeber in diesem Moment!

Wenn du im Moment nicht fühlst, was dir Freude macht, mach etwas, was dir früher Spaß bereitet hat. Beginne mit den Dingen, von denen du weißt, dass sie mal cool waren. Du wirst es jetzt womöglich ganz ohne Gefühle durchziehen, wie eine Marionette – tu es trotzdem. Fakt ist: Solange du deine Füße und Beine bewegen kannst, kannst du gehen. Solange du gehen kannst, kannst du vor die Tür gehen. Du musst dafür nicht hübsch gekleidet oder gewaschen sein. Bewege einfach deinen Körper von A nach B. Erwarte nichts weiter. Tu das, wovon dein Kopf weiß, dass es dir guttut. Und dann schau, ob der eine oder andere Lichtstrahl nicht doch dein Inneres erreicht. Ganz wichtig: Starte auf keinen Fall mit Aktivitäten aus dem Pflichtprogramm! Es geht nicht ums Funktionieren! Es geht ums wilde, unberechenbare und schöne Leben.

Eine uralte, brandaktuelle Idee

Der antike griechische Arzt Galenos von Pergamon praktizierte etwa um das Jahr 150 n. Chr., und er hatte eine bis heute brandaktuelle Behandlungsidee gegen die Schwermut. Er beobachtete, dass Menschen auf bestimmte Eigenschaften keinen Einfluss haben, beispielsweise auf ihre Größe oder ihre Hautfarbe. Er identifizierte jedoch sechs Lebensbereiche, die einem Menschen nicht von Natur aus gegeben sind und auf die er einwirken kann. Die *sex res non naturales,* also die sechs Dinge, die du selbst in der Hand hast und ins Gleichgewicht bringen solltest, sind: 1. Luft und Atmung, 2. Ernährung und Hydration, 3. Bewegung und Ruhe, 4. Schlaf, 5. Ausscheidung und 6. Umgang mit Emotionen. Zeitgemäßer geht's nicht, oder?

Nimm Hilfe an

»Aua, ich hab mein Bein gebrochen. So ein Gefühl hatte ich noch nie! Echt nicht schön. Na ja, egal. Was soll ich jetzt Leute damit behelligen. Ich will denen mit meinem Gejammer auch nicht zur Last fallen. Die haben selbst genug zu tun. Was soll das auch bringen, andere Leute einzubeziehen, dadurch heilt das schließlich nicht schneller. Was von allein kommt, geht auch von allein wieder. Ich mache am besten erst mal weiter wie immer und lass mir den Schmerz auch nicht so anmerken. Nur so Freizeitaktivitäten, die lasse ich jetzt mal weg. Decke über den Kopf und die Welt ausklammern. Dann wird das irgendwann wieder.«

Kommt dir das komisch vor? Cool, dann setz »Ich habe eine Depression« ein und lies es noch mal. Immer noch komisch? Bitte nimm Unterstützung in Anspruch! Depression ist eine Krankheit. Krankheiten kann (und sollte!) man behandeln! Hilfreiche Anlaufstellen findest du am Ende des Buchs.

So easy wie das ABC? Hinterfrage deine Bewertungen

Du magst den Eindruck haben, dass bestimmte Situationen deine Stimmung negativ beeinflussen. Streng genommen ist das nicht ganz korrekt. Die Situation oder der Auslöser (A) führt nicht ohne Umwege zu der Konsequenz (C), also beispielsweise zu einer schlechten Stimmung. Sondern die Bewertung (B), die du selbst vornimmst, ist das Entscheidende.[16]

Hier ein kleines Beispiel: Drei Personen sitzen im Eiscafé, da kommt eine Biene angeflogen. Die Biene ist also der Auslöser A. Die Reaktionen C sind: Eine Person zeigt Gleichgültigkeit, die zweite reagiert mit blanker Panik, und die dritte Person fischt die in den Eiskaffee geplumpste Biene behutsam wieder raus und setzt sie in ein benachbartes Beet. Wie kommt dieser große Unterschied im Erleben und im Verhalten zustande, wo doch der Auslöser für alle gleich ist? Klar, durch die individuelle Bewertung B, die jede einzelne Person (vielleicht unbewusst) für sich selbst traf. Wie würdest du reagiert haben? Ist eine Biene niedlich, gefährlich oder ist sie dir egal? Das ist *deine* Bewertung. Genau diese Bewertung hat *den* entscheidenden Einfluss darauf, wie du dich unmittelbar danach fühlst und wie du dich verhältst. Und hier kannst du ansetzen! Wenn es für dich typische Reaktionsweisen gibt, beispielsweise Traurigkeit oder Ärger – auf welchen bewertenden Gedanken basieren sie?

Vielleicht würdest du dich ganz anders fühlen, wenn du für bestimmte Situationen A dein B ändern würdest? Frage dich Folgendes: Wie »wahrhaftig« sind deine Bewertungen? Was wären alternative Bewertungen? Was wäre das Gegenteil deiner Bewertungen – und könnte das genauso »wahr« sein?

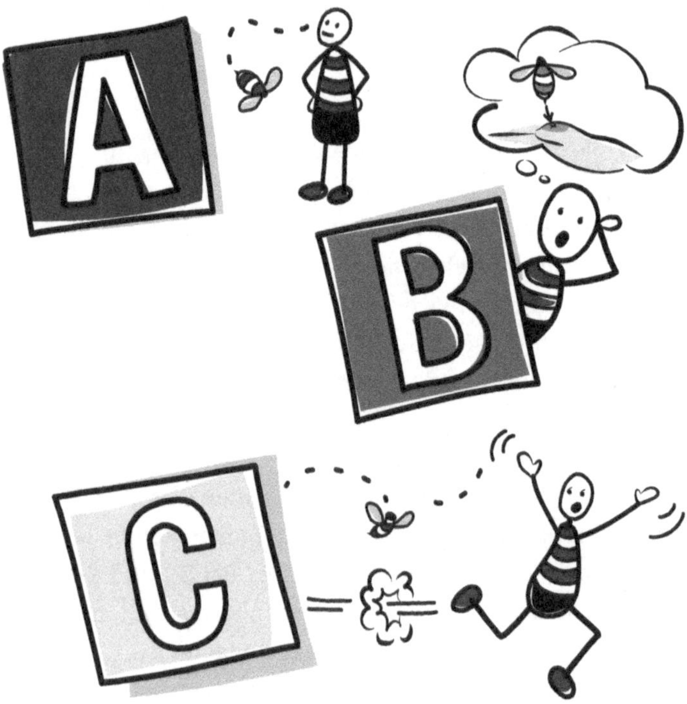

Warum du Selbstmitgefühl entwickeln solltest

Wie gehst du mit dir um, wenn du einen Rückschlag erlitten hast, wenn es dir schlecht geht und wenn du am Boden liegst? Kennst du diesen Impuls von dir, dich dann zusätzlich auch noch zu verurteilen, innerlich zu beschimpfen und mies mit dir umzugehen? STOPP! Wofür soll das gut sein? Du ziehst dich nur noch weiter runter. Vielleicht gehst du gerade mit dir selbst so um, wie früher andere mit dir umgegangen sind, wenn du irgendwas »falsch« gemacht hast. Vielleicht hast du gelernt und verinnerlicht, dass Aggression und Abwertung »normale« und schlüssige Reaktionen auf »Fehlverhalten« sind. Vielleicht hast du sogar abgespeichert, dass Gefühle wie Trauer, Wut oder Enttäuschung per se nicht okay seien und dass du sie gar nicht haben dürftest, weil das bei anderen wiederum zu Gereiztheit führt? Sorry, aber das ist ver-rückt! Wann wäre denn je ein Mensch unter negativem Druck »besser« geworden?

Du weißt, was kleine und große Menschen brauchen, die traurig sind, richtig? Sie brauchen Trost und Mitgefühl. Was brauchen kleine und große Menschen, die wütend und verzweifelt sind? Sie brauchen Beruhigung und Zuspruch! Was brauchen Menschen, die hoffnungslos und enttäuscht sind? Sie brauchen Verständnis und Aufmunterung und jemanden, der das Fenster mit dem Blick in eine andere, bessere Zukunft einen Spalt breit für sie öffnet. Was all diese Menschen *nicht* brauchen: blöde Sprüche wie »Selbst schuld!«, »Reiß dich zusammen!«, »Stell dich nicht an!«, »Das hast du jetzt davon!«.

Bitte schau dir mal deine inneren Selbstgespräche an: Bist du fair? Bist du unterstützend zu dir selbst? Hilfst du dir gerade? Oder hast du die kritischen Stimmen, denen du in deiner Biografie vielleicht ausgesetzt warst, verinnerlicht und den Text übernommen? Die psychologische Forschung zeigt, dass Menschen mit einer gut entwickelten Fähigkeit zu Selbstmitgefühl sich schneller von Tiefpunkten erholen und kraftvoller und optimistischer durchs Leben gehen. Solltest du also ein uraltes, dichtes und leicht erregbares Netzwerk aus (fremdgespeisten) kritischen und abwertenden Gedanken in dir tragen, das bei jeder Gelegenheit gegen dich feuert: Bau ein neues Netzwerk aus! Übe, sooft du kannst, freundlich, warmherzig, verständnisvoll, großzügig, liebevoll und humorvoll über dich zu denken. Vielleicht hilft dir dabei die Vorstellung an das Kind, das du mal gewesen bist, das genau das gebraucht hätte.[17]

Wie du giftige Gedanken identifizierst

Lass uns mal einen Blick auf deine Gedanken werfen. Stell dir vor, jeder Gedanke wäre ein Schritt, der eine Spur in deinem Bewusstsein hinterlässt. Denkst du den gleichen Gedanken wiederholt, bildet sich ein Trampelpfad. Und Gedanken, die gebetsmühlenartig immer wieder durch deinen Kopf kreisen, hinterlassen dort richtig tiefe Rillen und werden zu deinem Denkmuster. Tatsächlich kennt die Forschung heute relativ typische Denkmuster, die mit depressiven Stimmungslagen einhergehen. Sie sind so charakteristisch und gleichzeitig so schädlich, dass sie als »Denkfehler« oder »kognitive Verzerrung« bezeichnet werden. Welche miesen Gedanken liegen hinter deinen miesen Gefühlen? Und wie könnten neue gedankliche Schritte aussehen, die dir aus deinen alten Denkrillen heraushelfen?[18]

Schwarz-Weiß-Denken: Denkst du öfter Dinge wie »Entweder mache ich es einhundertprozentig oder gar nicht?« Oder: »Entweder jemand stimmt mir zu, oder er ist gegen mich?« Das Denken in Polen oder Gegensätzen wird der Realität nicht gerecht. Zwischen Schwarz und Weiß gibt es nämlich einen riesigen Graubereich!

Katastrophisieren: Neigst du dazu, Negatives in deinem Kopf zu maximieren und stets von den schlimmsten Konsequenzen auszugehen? Das wird dich nicht besser vorbereiten, sondern – ganz im Gegenteil – immer mehr destabilisieren. Mach hier den Realitätscheck!

Emotionale Beweisführung: Wenn du dich in einer bestimmten, vielleicht unangenehmen Art und Weise emotional aufgewühlt fühlst, ziehst du diesen Umstand womöglich unbewusst als Beweis dafür heran, dass auch etwas entsprechend Aufwühlendes passiert ist. Das ist jedoch nicht unbedingt der Fall. Danke an das ABC: Deine Bewertungen machen deine Gefühle, nicht die Auslöser!

Gedankenlesen: Neigst du dazu, zu ahnen und zu wissen, was andere Menschen denken? Interpretierst du deren Mimik und Verhalten und bist dir ziemlich sicher, dass du mit deiner Annahme richtig liegst? Lass dir von mir als Psychotherapeutin sagen: Ziemlich sicher liegst du falsch! Alles, was du denkst, was andere Menschen denken – das denkst *du*. Mach auch hier den Realitätscheck, frag nach und verlass dich nicht auf deine Interpretationen. Gedankenlesen funktioniert übrigens auch nicht in die andere Richtung: Nur weil eine Person dich schon lange kennt, muss sie nicht automatisch wissen, wie es dir geht oder was du brauchst.

Das kleine Einmaleins des guten Schlafs

- Mach kein Mittagsschläfchen! Alles, was du dir tagsüber vom Nachtschlafkontingent schon »weggeschlafen« hast, wird dich später wach liegen lassen.
- Schaffe dir eine angenehme, schlaffördernde Umgebung. Es gibt übrigens kein Gesetz, dass man im Bett schlafen muss. Wenn du perfekt auf der Couch einschlummerst, dich dann aber wieder rausreißt, weil du ins Bett »musst«, wo du dann hellwach die Decke anstarrst – lass das doch! Bau dein Nest, wo du willst. Hauptsache behaglich.

- Kaltweißes und bläuliches UV-Licht ist ein Signal für deine Sinne, dass Tag ist, und das verhindert die fürs Schlafen notwendige Melatoninausschüttung. Versuche es mit gedimmtem Licht und schalte deine Bildschirme, wenn möglich, auf den eher rötlichen Nachtmodus.
- Frag dich, wie du ein Baby ins Bett bringen würdest. Wahrscheinlich würdest du ab dem frühen Abend auf Remmidemmi und Krawall verzichten, darauf achten, dass es gut versorgt und satt ist, und beruhigende Rituale finden (beispielsweise Baden und Vorlesen). Am Ende eines langen anstrengenden Tages wird gekuschelt, und dann geht's mit dem Lieblingsteddy unter die frisch gewaschene Bettdecke. Vielleicht gibt es noch ein bisschen beruhigende Musik zum Einschlafen. Mach genau das mit dir selbst!
- Verzichte auf Kaffee, selbst wenn du denkst, dass er dir nichts ausmacht, oder steig ab mittags auf koffeinfrei um.
- Alkohol ist ein Betrüger, auch wenn es ums Schlafen geht. Er hilft dir scheinbar kurz beim Einschlafen, aber deine Schlafqualität wird richtig mies.
- Anstatt dich von Serie zu Serie zu zappen – lies was Entspannendes.

Bei schweren Verschiebungen des Tag-Nacht-Rhythmus: Lege dir ein festes Zeitfenster fest, beispielsweise von 23:00 bis 7:00 Uhr. Leg dich *ausschließlich* in dieser Zeit hin, selbst wenn du anfangs beim Hinlegen noch nicht müde und beim Aufstehen noch nicht wach bist. Wenn du das eine Weile diszipliniert durchziehst und die Tagesmüdigkeit konsequent aushältst, wird dein Schlaf in das vorgegebene Fenster rutschen. Aber Obacht: Berücksichtige deinen Biorhythmus! Menschen unterscheiden sich tatsächlich darin, ob sie eher »frühe Lerchen« oder »Nachteulen« sind. Beachte, was sich für dich gut anfühlt (wenn du kannst).

Mini-Entspannungen für zwischendurch ohne Gedöns

Drück die Zunge einige Male fest gegen den Gaumen, lass sie jeweils ein bisschen »ankleben« wie beim Schnalzen und löse sie dann wieder. Atme tief und ruhig. Lege deine Hände sanft für einige Atemzüge rechts und links an deinen Hals. Lass sie dort ruhen oder mach kleine kreisende Bewegungen (ohne Druck). Wenn du magst, bewege deinen Kopf langsam auf einer horizontalen Linie und schau abwechselnd über deine rechte und linke Schulter. Schließe deine Augen und lege deine Hände so darüber, dass die Ballen deiner Daumen mit sanftem Druck auf deinen Augenlidern zu liegen kommen. Schau für einige Atemzüge in die Dunkelheit. Das sind Bewegungen und Gesten, die gestresste Menschen ohnehin unbewusst machen. Warum? Weil wir instinktiv wissen: Jede dieser Übungen aktiviert deinen Ruhenerv, den *Nervus vagus*.

Was ist dein Problem – genau? Sortierendes Schreiben

Worin besteht deine aktuelle Krise – und was wäre dein Zielzustand? Benenne beides exakt! Stell dir vor, du wärst dein eigenes Forschungsprojekt und würdest dir von oben selbst zuschauen – interessiert, neugierig, wissbegierig. Streif deinen Laborkittel über, schnapp dir deine Lupe und schau dir mal ganz, ganz genau zu. Du als Forscherin oder Forscher in eigener Sache hast ein Protokoll, auf dem du Folgendes in vier Spalten schriftlich festhältst:

1. Inhalt: Was ist los? (Beispielsweise: Ich habe einen Verlust erlitten.)
2. Kognitive Ebene: Was sind meine Gedanken dazu? (Beispielsweise: Ich bin nicht gut genug, nicht liebenswert, ich bin allein, ich wurde verraten, ich werde nie wieder jemanden finden, es gibt nichts Gutes und Verlässliches.)
3. Affektive Ebene: Welche Gefühle löst das aus? (Beispielsweise: Verzweiflung, Angst, Zorn, Trauer.)

4. Verhaltensebene: Was tue ich jetzt (verstärkt)? (Beispielsweise: Ich igele mich ein, ich esse schlecht, schlafe schlecht, trinke zu viel Alkohol.)

Alles sorgfältig notiert? Super! Du hältst jetzt eine sortierte Bestandsaufnahme deiner Situation in der Hand. Was fällt dir auf? Deine Liste zeigt dir möglicherweise: Hier besteht Handlungsbedarf! Deinem kritischen Forschergeist kommen bestimmt ein paar Ideen, an welcher Stelle etwas zum Besseren verändert werden könnte. Geh Spalte für Spalte durch mit einem liebevollen, verständnisvollen Blick, und frag dich: Was wäre stattdessen hilfreich? Wenn du magst, schreibe dir selbst einen Brief, wie du ihn an eine Person schreiben würdest, die du liebst. Was empfiehlst du dir? Was legst du dir ans Herz? Was gibst du dir zu bedenken? Was wünschst du dir?

Wie du dich aufrichtest (buchstäblich!)

Deine Körpersprache[19] hast du vielleicht bisher betrachtet wie eine Sprache, also als etwas, das vor allem nach außen hin wirkt und etwas an deine Umwelt signalisiert. Tatsächlich ist Körpersprache immer auch ein Selbstgespräch. Wie du dich bewegst, welche Mimik du zeigst, entfaltet auch eine Wirkung nach innen, ganz für dich selbst! Aus der psychologischen Forschung weiß man inzwischen, dass es »reziproke Prozesse« gibt, also Beeinflussungen in beide Richtungen. Du lächelst, weil du fröhlich bist – aber du wirst auch fröhlicher, wenn du lächelst! Selbst wenn du zunächst »künstlich« und unauthentisch deinem Gesicht ein Grinsen aufzwingst – sobald die entsprechenden Muskeln durch deine Mimik aktiviert werden, scheint es einen inneren Abgleich in uns zu geben, der die dazu passende Stimmung liefert.

Das Gleiche zeigt sich, wenn wir nicht nur die Mimik, sondern auch die Körpersprache betrachten. Menschen in emotionalen Schieflagen fühlen sich oft kraftlos und ausgelaugt, und das drückt sich in der Haltung aus: Die Schultern sind eingesunken, der Rücken ist rund, der Kopf nach unten gebeugt, die Arme umfangen den Körper. Das Gefühl, klein und schutzbedürftig zu sein, spiegelt sich in der Körpersprache. Umgekehrt ließ sich jedoch auch zeigen, dass völlig unbelastete Menschen, die gebeten wurden, ebendiese eingesunkene Körperhaltung für eine Weile einzunehmen, dies in ihrer Stimmung deutlich spürten. Unser Körper reagiert also auf unsere Stimmung, aber unsere Stimmung reagiert auch auf unseren Körper. Lass uns das nutzen!

Untersuchungen haben nachgewiesen, dass Menschen mit depressiven Stimmungslagen davon profitieren, wenn sie ihren Körper dynamisch und kraftvoll bewegen und wenn sie zu großen, offenen Posen animiert werden. Das ist exakt das, worauf Menschen mit Depressionen keinen Bock haben.

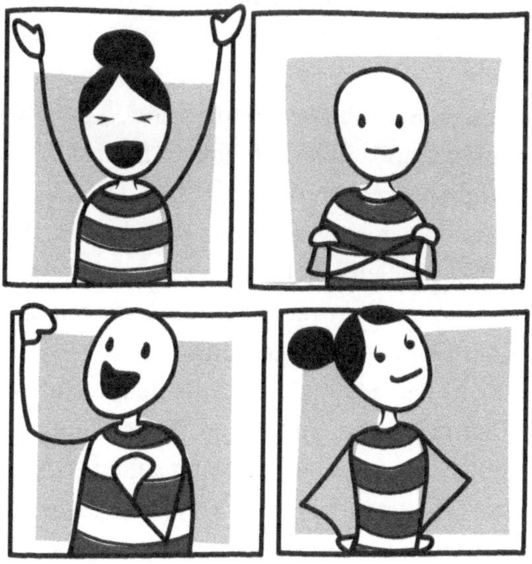

Deine Powerposen

Das ist mir bewusst. Es gibt allerdings so dermaßen viele Studien, die die positiven Auswirkungen von einer bewussteren, aktiveren und präsenteren Körperhaltung auf die Stimmung beweisen, dass es schade wäre, es nicht wenigstens zu versuchen. Yoga, Joggen, Federball, Tai-Chi, Schwimmen, Ballsport, Tanzen, Walken: Es gibt tolle Möglichkeiten, dich buchstäblich aufzurichten und deine Stimmungslage zu heben. Und wenn dir das im Moment noch zu viel und zu aufwendig ist: Mach einen Spaziergang und lass dabei die Arme frei schwingen, während du weit ausschreitest. Rekele dich oft, streck dich lang und ent-falte dich. Mach dir Musik an und schwing ein bisschen die Hüften. Der Spruch »Kopf hoch!« lindert keine Depression. Aber die Wahrheit ist: Das könnte tatsächlich ein Anfang sein.

Bist du eigentlich gut mit dir befreundet?

Es gibt nichts Besseres als tiefe, warme und verständnisvolle Beziehungen zu Menschen, die man mag. Bist du so jemand – für dich selbst? Dich selbst gut zu finden und einverstanden mit dir zu sein, kommt dir vielleicht vollkommen fremd vor. Insbesondere im Rahmen von Depressionen geht das Selbstwertgefühl oft vollends flöten. Vielleicht findest du nichts Gutes an dir, und es klingt in deinen Ohren selbstverliebt, mal bewusst auf deine positiven Seiten zu schauen. Möglicherweise denkst du bei Selbstliebe auch an Narziss, der laut griechischer Mythologie von nichts so sehr eingenommen war wie von seinem eigenen Spiegelbild?

Da geht es dir wie den meisten. Eine liebevolle Verbindung zu sich selbst zu haben, hat einen unglaublich schlechten Ruf, als sei das automatisch krankhaft und narzisstisch. Wie schade – und wie verrückt! Denn von unserem ersten Atemzug bis zu unserem letzten sind wir nun mal unserer eigenen Gesellschaft ausgesetzt. Wäre es da nicht total erstrebenswert, ein gutes Verhältnis zu uns selbst zu pflegen? Wir alle wurden von vorangegangenen Generationen geprägt, in denen es eine besondere Qualität war, genügsam zu sein, bescheiden und sich selbst nicht zu wichtig zu nehmen. Stimmt auch! Als Kompetenz, wenn es nötig ist, sind das wertvolle Eigenschaften. Aber wenn es zu einer regelrecht selbstverächtlichen, durchgehend un-freundlichen Haltung sich selbst gegenüber führt, profitiert kein Mensch davon.

Vielleicht magst du mal für ein paar Tage das folgende gedankliche Experiment machen: Beobachte dich selbst und frag dich: Würde ich eine Person, mit der ich mich freundschaftlich und liebevoll verbunden fühle, so durch den Alltag hetzen? Würde ich sie so lieblos ernähren, so wenig entspannen lassen und so halbherzig auf ihre Gesundheit achten? Würde ich ihr ständig sagen, dass ich mich um ihre Bedürfnisse später kümmere, wenn die wichtigen Dinge erledigt sind? Dass sie jetzt nicht jammern und sich nicht so anstellen soll? Sei ehrlich – kaum jemandem bringen wir so wenig Wertschätzung gegenüber zum Ausdruck wie uns selbst.

Wie gesagt, womöglich hast auch du gelernt, dass sich das nicht gehört, an sich selbst zu denken. Aber hey – etwas gelernt und schon immer beherzigt zu haben, macht es trotzdem nicht zur Wahrheit! Übe, freund-lich zu dir zu sein, und sorge für dich wie für einen geliebten Menschen. Das wird dich übrigens keineswegs an dein Spiegelbild binden und dir die Fähigkeit rauben, dich um andere zu kümmern (wie bei Narziss und Narzissten), sondern ganz im Gegenteil: Erstens kann man nur aus einem vollen Krug schöpfen, und nur wer hat, kann geben. Und zweitens macht es dich zu einem wunderbaren Modell für Selbstfürsorge und Eigenverantwortung. Wenn du dich nicht um dich kümmerst – wer sonst? Wenn du dich nicht achtest – wer sonst? Wenn du deine Bedürfnisse nicht respektierst – wer sonst?

Wie du Grübelschleifen stoppst

Fühlst du dich manchmal in Grübelschleifen gefangen? Drehst du dich gedanklich im Kreis und kommst nicht zur Ruhe? Produziert dein Kopf Sorgen und Fragen, aber weder Antworten noch Lösungen? Genau dadurch unterscheidet sich Grübeln übrigens von Nachdenken, und dieser Unterschied ist wichtig: Grübeln bringt dich keiner Problemlösung näher, generiert kein tieferes Verständnis und sorgt nicht dafür, dass du dich besser fühlst. Es ist thematisch sprunghaft, bleibt oberflächlich, ist ergebnislos und quälend. Grübeln ist ein absolut charakteristisches Symptom bei depressiven Störungen. Du kannst lernen, diese Gedanken zu beherrschen, damit sie dich nicht beherrschen!

Hier kommen ein paar Tipps, wie du aus Grübelschleifen aussteigen kannst:

Tipp 1: Distanziere dich von der Grübelei und überhaupt von deinen Gedanken. Dass sie da sind, bedeutet nicht, dass sie wichtig oder gar wahr sind. Ganz im Gegenteil: Wenn du depressiver, ängstlicher oder gestresster Verfassung bist, ist es sogar hoch wahrscheinlich, dass deine Gedanken komplett verzerrt sind und keineswegs die Realität abbilden. Anstatt inhaltlich und emotional auf Gedanken wie »Bestimmt schaffe ich das morgen nicht!« oder »Sicherlich fanden mich alle blöd!« einzusteigen, versuche es mal mit einer innerlichen Entgegnung wie: »Ah! Mein Gehirn produziert gerade einen stressverschärfenden, ängstigenden und demotivierenden Gedanken!« Genau so etwas ist insbesondere im Rahmen von psychischen Erkrankungen zu erwarten. Versuche als Reaktion auf Grübelgedanken den Realitätscheck: »Könnte auch das Gegenteil von dem, was dieser Gedanke gerade behauptet, wahr sein?«

Tipp 2: Sieh dem Drachen ins Auge: Was ist das Problem? Grübelgedanken sind lästig, und vielleicht versuchst du, sie zu unterdrücken (was nicht klappt). Lege dir stattdessen einen Zettel und einen Stift bereit (vor allem, wenn dich das Grübeln nachts quält) und notiere dir deine Grübelthemen. Versprich dir selbst, dass du bei passender Gelegenheit intensiv darüber nachdenken wirst, aber nicht jetzt. Jeden neuen Grübelgedanken kannst du mit einem Stichwort notieren – und dann ziehen lassen. Nimm dir mit etwas Zeit deine Notizen zur Hand und schau, ob du bestimmte Themenschwerpunkte identifizieren kannst. Gibt es Cluster, die inhaltlich zusammengehören? Wühlt etwas Bestimmtes, Wiederkehrendes in dir? Handelt es sich um etwas, für das du eine Lösung finden solltest? Schalte vom »Grübelmodus« auf »Problemlösen« und werde konstruktiv: Was ist zu tun? Wer kann dir helfen? Was wären die logischen nächsten Schritte?

Tipp 3: Grübelgedanken haben nicht zwangsläufig einen tieferen Sinn oder eine Relevanz. Manchmal sind sie, vor allem in der Einschlafphase, so etwas wie ein Nachglühen von Netzwerken, die tagsüber heiß gelaufen sind. Wie wenn du eine Lampe ausschaltest, aber der Draht noch einen Moment surrt und leuchtet. Anstatt auf diese Gedanken einzusteigen, kannst du versuchen, ein komplett anderes Netzwerk zu aktivieren, das in positiver Konkurrenz zum »Grübelnetzwerk« steht. Richte dir gedanklich ein gemütliches Baumhaus ein. Oder stell dir vor, du würdest über deine Stadt fliegen und könntest in alle Fenster schauen. Oder hol dir Bilder aus deinen schönsten Urlaubserinnerungen und bau daraus einen Traumort. Der Punkt ist: Dein Kopf steht niemals still, da sind immer irgendwelche Gedanken. Aber du kannst, mit etwas Übung, den Sendekanal wechseln.

Tipp 4: Beachte, zu welchen Zeiten du typischerweise grübelst. Vor dem Einschlafen? Wenn du alleine bist? Lege dir für diese Zeiten gezielt »Stöckchen« bereit, wie es bei Elefanten gemacht wird: Der Rüssel eines Elefanten dient zum Riechen und zum Tasten. Er ist ein äußerst funktionales, überlebenswichtiges Organ, das aus einer Verschmelzung von Nase und Oberlippe besteht und von Nervenzellen durchsetzt ist. Elefanten sind neugierig und schwenken ihren Rüssel hin und her. Was gibt es dort zu schnuppern? Was ist da ertastbar? Ein Elefantenrüssel ist ständig abgelenkt und immer mit etwas Neuem beschäftigt. Wenn die Dickhäuter hintereinander hermarschieren, halten sie jedoch das Schwänzchen des vorangehenden Elefanten fest. Das machen sich auch Menschen, die mit diesen Tieren arbeiten, zunutze. Bei Paraden auf engem Raum zügeln sie die wild umherschwingenden Rüssel, indem sie ihrem Elefanten ein kleines Stöckchen zum Festhalten geben. Und schon hält der Rüssel still, denn er ist mit Stöckchenhalten beschäftigt. Und so ähnlich können wir es mit unserem umherfliegenden, unsteten Geist machen: Wir geben ihm ein »Stöckchen«, an dem er sich festhalten kann. So ein Stöckchen kann eine Atemübung sein, bei der du deine Atemzüge zählst. Du kannst deinen Geist auch mit progressiver Muskelentspannung oder autogenem Training beschäftigen. Vielleicht magst du auch Mantras oder Affirmationen. Hauptsache, du entscheidest bewusst, welches Stöckchen du deinem hochfunktionalen, aber wilden und unsteten Organ zum Festhalten gibst.

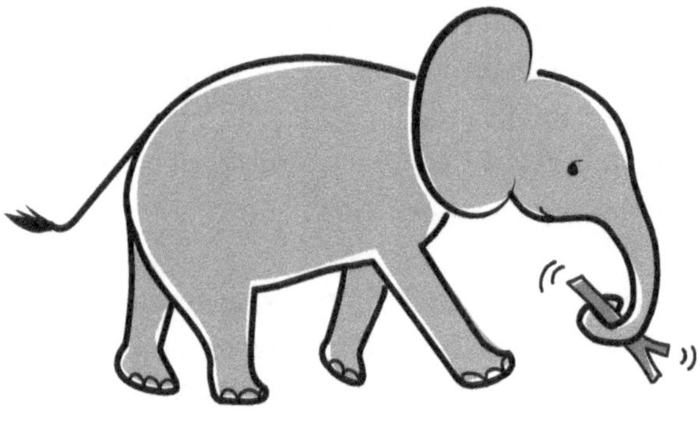

Was kann ich tun, um Angehörigen mit Depression zu helfen?
Erst mal sage ich dir von Herzen Danke, dass du dich um ein Verständnis für Depression bemühst, indem du dieses Buch liest. Wenn es eine liebe Person in deinem Umfeld gibt, die in einer seelischen Ausnahmesituation ist, ist es gut möglich, dass du dadurch selbst belastet bist. Danke für deine Kraft und deinen Einsatz!

Kurz zur Erinnerung: Wir sprechen von depressiven »Episoden«, weil sie einen Anfang und ein Ende haben und gut behandelbar sind. Bitte hab also keine Angst, dass die betroffene Person aus deinem Umfeld für immer so wesensverändert und fremd sein wird. Vermutlich fühlst du dich manchmal in einem Wechselbad aus Mitgefühl, Ratlosigkeit, Irritation und vielleicht auch Ärger. Es ist nicht leicht, für einen Menschen da zu sein, der nichts Schönes empfindet, emotional distanziert ist und selbst nicht erklären kann, was eigentlich los ist. Depression macht ratlos und hilflos, und zwar alle, die damit in Berührung kommen. Das Wichtigste vorweg: Kläre zunächst für dich selbst und dann gemeinsam mit der betroffenen Person, in welchem Ausmaß und Umfang und wodurch genau du ihr stützend zur Seite stehen kannst. Je offener ihr hier miteinander seid, umso weniger wird es zu Enttäuschungen und Überlastungen kommen. Vor allem könnt ihr klären, wobei deine Hilfe konkret gefragt sein könnte: Manche Menschen, die an einer Depression erkrankt sind, finden beispielsweise nicht die Kraft, telefonisch Behandlungstermine abzustimmen oder sich auf Wartelisten für eine Psychotherapie setzen zu lassen. Möglicherweise tut es auch einfach gut, wenn du signalisierst: Ich bin da! Wichtig ist allerdings, dass du deine eigenen Kraftreserven im Blick behältst und nicht in eine therapeutische oder sozialarbeiterische Rolle rutschst. Es gibt Selbsthilfegruppen für Angehörige depressiv Erkrankter, wo du Unterstützung erhältst und Kraft tanken kannst.

Plane in guten Zeiten für schlechte Zeiten

Wenn du in einer depressiven Episode drinsteckst, kann es sehr schwer sein, auf Positives, Hilfreiches und Unterstützendes zurückzugreifen. Vor allem, wenn sich gerade gar nichts gut anfühlt und wenn wenig Hoffnung da ist, dass es besser werden könnte. Aus diesem Grund ist es wichtig vorzubeugen, insbesondere wenn du schon häufiger depressive Phasen hattest: Sammle, während es dir gut geht, alles, was dich freut und glücklich macht, alles, wofür du dankbar bist, alles, worauf du stolz bist, und alles, was du angenehm findest, in einem Freude-Tagebuch. In anderen Worten: Sammle dir einen schönen Beeren-Vorrat für schlechte Zeiten an! Male, schreibe und klebe alles rein, was deinem zukünftigen, vielleicht traurigen und depressiven Ich als Anregung dienen könnte. Schreibe Briefe an dich selbst. Erinnere dich an deine wundervollen Momente und deine wertvollen Erfahrungen. Überzeuge dein zukünftiges Ich, Hilfe anzunehmen, und notiere auch direkt, wer dafür infrage käme. Dein zukünftiges Ich ist vielleicht in einer Verfassung, wo es nichts fühlt und sich nicht gut konzentrieren kann. Daher wird alles, was du jetzt sammelst, sehr wertvoll und hilfreich sein. Notiere Telefonnummern, Kontakte, Aktivitäten, und einfach alles, was wichtig werden könnte. Und vergiss nicht die zentrale Botschaft: Nichts bleibt, wie es jetzt ist! Dieser Zustand ist vorübergehend! Alles wird wieder besser!

SUCHT: DAS LEIDEN KOMMT AUF LEISEN SOHLEN

Abhängigkeit aus Alien-Perspektive

Wenn Außerirdische die Erde und ihre verschiedenen Spezies erforschen würden, bekämen sie Irritierendes zu sehen. Besonders auffällig wäre wahrscheinlich diese eine, in vielerlei Hinsicht sonderbare Gattung, genannt Mensch. Regelmäßig und absichtsvoll führen sie sich viele Stoffe zu, die ihre Sinne betäuben, die Organe und das Gehirn schädigen, die Hemmschwelle für Eskapaden und Gewalt senken und Vergiftungssymptome hervorrufen. Einige dieser Stoffe scheinen die Macht zu besitzen, zum Lebensmittelpunkt von Menschen zu werden, obwohl sie sich zerstörerisch auf die Gesundheit und die zwischenmenschlichen Beziehungen auswirken. Total verrückt!

Die Spezies Mensch hat viel Kreativität und Erfindungsgeist aufgebracht, um in diversen Flüssigkeiten ein bestimmtes Nervengift namens Alkohol entstehen zu lassen. Seit wenigstens 9000 Jahren existiert diese ungewöhnliche Praxis auf der Erde. Allerorten wird gekeltert, gebrannt und gebraut, was das Zeug hält. Gepresstem Getreide wird Hefe zugesetzt, bis die Flüssigkeit blubbert und einen berauschenden Effekt hat. Fruchtsäfte werden vergoren. Und selbst aus Kartoffeln, Honig oder Nüssen macht der Mensch Getränke, die schon in kleinen Dosen eine erheblich ver-rückende Wirkung auf die Wahrnehmung und das Denken ausüben. Die Außerirdischen werden bemerken: Einerseits berauschen sich Menschen gerne und häufig mit Alkohol und nutzen ihn rituell bei Festlichkeiten und zur Untermalung (oder Erzeugung) besonderer Momente. Andererseits stirbt alle zwölf Sekunden ein Erdling als direkte Folge seines Alkoholkonsums.

Wie verrückt ist das?

Bemerkenswert ist auch, dass einige der Substanzen, die Erdlinge konsumieren, zunächst einmal gar nicht gut schmecken und dass sofort nach dem ersten Gebrauch Übelkeit oder ein Vergiftungsgefühl einsetzen. Insbesondere die Kleinsten werden zunächst von ihren Eltern und der Gemeinschaft aktiv am Konsum gehindert. Die sorgeberechtigten Bezugspersonen scheinen sich der schädigenden Wirkung also durchaus bewusst zu sein und weisen ihren Nachwuchs immer wieder darauf hin. Allerdings geht das, was gepredigt wird, und das, was vorgelebt wird, weit auseinander. Ab der Pubertät setzt oft ein regelrechtes Training ein, um sich an gewisse Substanzen zu gewöhnen. Alkohol, Nikotin und andere Nervengifte, die eben noch verboten waren, werden plötzlich, manchmal in Form eines Initiationsrituals, feierlich angeboten. Und ab diesem Zeitpunkt scheint es kaum menschliche Zusammenkünfte zu geben, die ohne gezielte Vergiftung einhergehen.

Abgesehen von berauschenden Konsumgütern mehr oder weniger pflanzlicher Herkunft, hat die Spezies Mensch auch etliche chemische Substanzen in Laboren entwickelt. Sie werden in Pillenform konsumiert, durch die Nase inhaliert oder direkt in die Venen injiziert. Die Wirkung entfaltet sich in der Regel als rauschhaftes Erleben im Gehirn, aber auch diverse andere Organe sind betroffen (und irgendwann ernsthaft in Mitleidenschaft gezogen). Nicht nur aus der Weltraumperspektive ist deutlich zu sehen, dass von diesen Drogen zunächst offenbar ein erheblicher Rausch, in der Folge aber erhebliches Leid ausgeht. Die privaten (emotionalen und finanziellen) Kosten wie auch der gesamtgesellschaftliche

Schaden sind kaum zu beziffern. Diese speziellen Präparate bekommen Erdlinge über illegale Kanäle.

Aliens würden sich vielleicht wundern, dass der Umgang mit den verschiedenen Substanzen und Chemikalien weltweit unterschiedlich aussieht. Manches Rauschmittel darf offen beworben und verkauft werden. Einiges war einst illegal und wurde polizeilich geahndet, ist jetzt aber wieder erlaubt. Und so manches Präparat wurde als Medizin entwickelt, in Drogerien verkauft und gar als »Heldin« (Herôine) gefeiert, ist jetzt aber strengstens verboten. Die Herstellung, der Konsum und der Vertrieb der Stoffe ist scheinbar entweder kulturell und okay oder kriminell und nicht okay. Verwirrend – nicht nur für Außerirdische.

Kommen wir mal zurück zur Erde und schauen uns genau um: Wo verlaufen die Grenzen zwischen Genuss und problematischem Konsum? Warum ist etwas so verbreitet, das so schädlich ist? Was kannst du tun, wenn du Hinweise auf eine Abhängigkeit bei dir oder bei anderen bemerkst? In diesem Kapitel findest du Informationen über die Alkoholabhängigkeit, eine Checkliste zum Selbsttest und Tipps für einen gesünderen Umgang mit Alkohol.

Sucht, Abhängigkeit und schädlicher Gebrauch. Eine Begriffsdefinition

Zunächst eine kleine begriffliche Einordnung: Das Wort »Sucht« hängt mit dem alt- und mittelhochdeutschen Wort *Siechen* zusammen und bezeichnete damals das Leiden an einer Erkrankung. Krankenhäuser hießen Siechenhäuser, und die Sucht war schlicht und einfach die Krankheit. In den

Anfängen der Medizin wurde jeweils das sichtbarste und auffälligste Symptom benannt, und »-sucht« wurde angehängt. Schwindsucht beschrieb also eine zehrende Erkrankung, durch die betroffene Personen nach und nach dahinschwanden. Mit Gelbsucht meinte man Erkrankungen, die die Haut und das Augenweiß gelb verfärbten. Magersucht zeigte an, dass die Betroffenen immer dünner wurden. Und Trunksucht bezeichnete zunächst auch nur das Augenscheinliche: eine Krankheit, die mit viel Trinken einhergeht. Die heutige Bedeutung von Sucht, im Sinne von Verlangen und starkem Begehren, bekam der Begriff erst im frühen 19. Jahrhundert.

Heutzutage ist Sucht ein Wort, das im allgemeinen Sprachgebrauch häufig herangezogen wird, um entweder eine große Leidenschaft oder eine ausufernde Nutzung zu beschreiben. Wir bezeichnen uns unbefangen zum Beispiel als schokoladen- oder handysüchtig oder süchtig nach Rampenlicht oder dem Duft von Maiglöckchen. Gleichzeitig markiert der Begriff jedoch auch ein problematisches Geschehen: Wenn eine Person die Kontrolle über die Häufigkeit und die Intensität eines Substanzkonsums verloren hat und ein Verlangen empfindet, dem sie nahezu alles andere unterordnet, wird ebenfalls von Sucht gesprochen. Darüber hinaus gibt es auch Tätigkeiten, die suchtartig werden können – wie Sport, Glücksspiel oder Sex.

Aufgrund dieser uneindeutigen Nutzung, aber auch weil dem Suchtbegriff etwas Stigmatisierendes anhaftet, hat das Wort im medizinischen und psychotherapeutischen Sprachgebrauch seit den Sechzigerjahren ausgedient. In der Regel sprechen Profis heute, wenn es um die stoff- oder substanzgebundenen Süchte geht, von einem Abhängigkeitssyndrom. Dadurch soll unterstrichen werden, dass es sich um eine Erkrankung handelt. Seit 1968 wird eine Abhängigkeit in Deutschland gesetzlich als Krankheit eingestuft (und nicht etwa als Charakterschwäche), sodass die Kosten für Entgiftungsbehandlungen, die Therapie und die Rehabilitation von den Krankenkassen übernommen werden.

Nicht jeder Gebrauch einer potenziell süchtig machenden Substanz ist automatisch bedenklich oder gar behandlungsbedürftig. Und sicher lohnt es sich, jeweils zu hinterfragen, wie die dahinterliegende Motivation aussieht. Im Zweifelsfall treibt uns einfach nur Neugier. Wir sind eben eine seltsame und experimentierfreudige Spezies. Nahezu jeder dritte Mensch probiert wenigstens einmal in seinem Leben eine illegale Droge. Bei den jüngeren Menschen zwischen 18 und 25 Jahren ist es sogar jeder zweite. THC, eine psychoaktive Substanz, die zu den Cannabinoiden zählt, ist hier der Spitzenreiter. Diese Zahlen mögen nicht erfreulich sein, sie sind aber auch nicht bedenklich.

Zwischen »mal probieren«, »gelegentlich nutzen« und »gesundheitsgefährdend und potenziell abhängigkeitserzeugend konsumieren« besteht ein breites Spektrum. Spätestens jedoch, wenn ein Mensch unter anhaltender Einwirkung einer Substanz nachweislich bereits Schäden davongetragen hat, zum Beispiel einen Leberschaden oder eine psychische Erkrankung, und den Konsum dennoch unverändert fortsetzt, spricht man von einem schädlichen oder riskanten Gebrauch. An dieser Stelle wäre es bereits wichtig, über eine Behandlung nachzudenken. Dies ist die letzte Stufe vor der Sucht beziehungsweise dem Abhängigkeitssyndrom.

Von Abhängigkeit spricht man, wenn neben dem starken Verlangen nach der Substanz und einer deutlichen Unterordnung anderer Interessen immer mehr konsumiert wird. Typisch für Menschen mit einer Abhängigkeit ist die Toleranzsteigerung – das heißt, ihr Körper scheint immer mehr zu vertragen und reagiert erst auf immer höhere Dosen mit dem gewünschten Effekt. Außerdem ist für eine Abhängigkeit charakteristisch, dass die Betroffenen keine Kontrolle mehr über den Beginn, das Ausmaß und die Beendigung ihres

Konsums haben. Und ein letztes, recht eindeutiges Signal für das Vollbild eines Abhängigkeitssyndroms: Abhängige Menschen leiden unter körperlichen Entzugssymptomen, wenn kein Konsum stattfinden kann.

Alkohol: Nervengift im Cocktailglas

Autsch, autsch, autsch! Ich spüre direkt das heiße Eisen, das ich hier anpacke! Alkohol ist ein hochpräsentes, hochumstrittenes und gleichzeitig hochverharmlostes Thema. Hand aufs Herz – für viele Erwachsene gehört das Bier zum Feierabend, der Rotwein zum Abendessen und der Glühwein zum Weihnachtsmarkt dazu. Und das ist okay! Aber zur Wahrheit gehört auch (und das passt in kein Kapitel besser als in dieses): Die Dosis macht das Gift!

Es ist gut möglich, dass du, so wie die meisten Menschen, kein Problem mit Alkohol hast und ihn einfach ab und an genießt. Es ist aber absolut möglich und sogar sehr wahrscheinlich, dass du eine Person näher kennst, die ein Alkoholproblem hat. Fast acht Millionen Deutsche konsumieren Alkohol in riskanter Form – wohlgemerkt, diejenigen gelten nicht als abhängig, aber ihr Konsum übersteigt das unbedenkliche Maß. Per Zufall sind das genauso viele Menschen wie die, die Lotto spielen. Wäre das nicht schön, wenn es nicht nur für die Lottospieler wöchentliche kleine Fernsehbeiträge gäbe, sondern auch für die riskant Trinkenden? Eine kompetente Moderatorin mit farblich zur Kulisse abgestimmtem Kostüm könnte verkünden: »Auch in dieser Woche kommt es bei etlichen von Ihnen wieder zu Streit und Gewalt, zu Unfällen und Ausfällen. Sie riskieren ernsthafte Schäden an Ihrer Gesundheit und Ihren Beziehungen.« Was wir stattdessen in den Werbeblöcken sehen, sind attraktive, fröhliche Menschen, deren Leben durch Alkohol euphorisiert wird. Aber lassen wir das, ich schweife ab.

Tacheles über Alkohol

Fakt 1: Die Diagnose »Psychische und Verhaltensstörungen durch Alkohol« war 2017 der zweithäufigste Behandlungsgrund in deutschen Krankenhäusern. Weltweit sterben jährlich drei Millionen Menschen an den Folgen ihres Alkoholkonsums – das sind mehr als durch Verkehrsunfälle, Aids und gewalttätige Übergriffe zusammen.

Fakt 2: Wenigstens 1,9 Millionen Menschen sind in Deutschland alkoholabhängig, die Dunkelziffer liegt wahrscheinlich weit höher. Zu diesen rund 3 Prozent aller Erwachsenen kommen weitere 3 Prozent hinzu, deren Konsum (noch) nicht die Abhängigkeitskriterien erfüllt, aber als riskant anzusehen ist. Zwischen fünf und sieben Millionen Menschen sind als Angehörige unmittelbar mitbetroffen. Fast jeder Erwachsene kennt demnach (manchmal, ohne es zu wissen) eine Person, deren Alkoholkonsum besorgniserregend ist, oder gehört selbst dazu.

Fakt 3: Der Pro-Kopf-Konsum an alkoholischen Getränken betrug im Jahr 2020 in Deutschland 123,8 Liter – das sind rund 15 Kisten Bier oder zehn Liter reiner Alkohol (= Ethanol). Und trotz der in den letzten Jahren leicht fallenden Tendenz gehört Deutschland im internationalen Vergleich zum obersten Zehntel der Alkoholkonsumierenden.

Fakt 4: Zwischen 30 und 60 Prozent aller Menschen mit einer Suchterkrankung leiden gleichzeitig unter einer Depression.[1]

Fakt 5: Eine Statistik des Bundeskriminalamts aus dem Jahr 2019 zeigt, dass fast jedes vierte Gewaltdelikt unter Alkoholeinfluss geschieht.

Was denkst du über Alkohol? Die meisten Erwachsenen haben eine Haltung wie: »In Maßen ein Genuss, in Massen eine Gefahr« verinnerlicht. Vielleicht hast auch du mehr oder weniger bewusste Faustregeln, bis wohin dieses genussvolle

Maß reicht und ab wann die Gefahr losgeht. Dabei wird sich deine Haltung stark an dem orientieren, was in deinem Umfeld »normal« zu sein scheint. Die meisten Menschen haben in ihrem Bewusstsein eine mehr oder weniger differenzierte Haltung abgespeichert, eine Mischung aus positiven Aspekten, Gefahrenhinweisen und subjektiven Eindrücken, ab wo der Konsum brenzlig werden könnte (oder geworden ist).

Was denkst du über Abstinenz? Wenn du deine bewusste Haltung dazu formulieren solltest, käme vermutlich ebenfalls ein gemischtes, einigermaßen ausgewogenes Bild heraus: »Während der Fastenzeit nichts zu trinken, ist eine gute Sache, aber auf Dauer ist Verzicht irgendwie blöd. Das ist halt das, was trockene Alkoholikerinnen und Alkoholiker durchziehen müssen.« Wahrscheinlich respektierst du Abstinenz als Lebensentscheidung, aber eben nicht unbedingt für dich. Auch hier spricht vielleicht der Wunsch aus dir, den magischen Grat zwischen Genuss und Gefahr nie zu überschreiten, denn wer diese Grenze einmal gerissen hat, muss Abstinenz einhalten. Das finden die wenigsten Menschen auf Anhieb cool. Vielleicht ist der Abstinenzgedanke einer, der dich aktuell stark beschäftigt, weil du weißt, dass du die Kontrolle über deinen Konsum verloren hast.

Was denkst du über alkoholabhängige Menschen? Wenn du einen Aufsatz schreiben müsstest, kämen wahrscheinlich Begriffe wie »Erkrankung« und »Sucht« vor, eventuell auch ein Exkurs zum Thema »Belohnungssystem«, zum »Suchtgedächtnis« und nicht zuletzt zum Thema »schweres Schicksal«. Dein Bewusstsein bemüht sich auch hier um eine differenzierte Betrachtung der ganzen Palette an Gründen und Ursachen für Alkoholismus und um eine faire Einschätzung, warum jemand abhängig wird. Außerdem sagt dein Bewusstsein vermutlich, dass es alkoholabhängige Menschen in allen sozialen Schichten und Kontexten gibt und dass es jede Person treffen kann. Auch dich.

Ich danke dir für diese ausbalancierte Betrachtung. Und jetzt lass uns mal ein Experiment machen, das lautet: Kortex beiseite! Bewusstsein aus! Blättere gerne mal zurück in das Kapitel über das Bewusste und das Unbewusste, und leuchte aktiv mit der Taschenlampe ins Dunkel, hinter die Kulissen: Was *fühlst* du zum Thema Alkohol, Abstinenz und Alkoholismus? Welche *Bilder* steigen in dir auf? Was verbindest du mit diesen Schlagworten, und welche *Assoziationen* hast du?

Sei so offen, wie du kannst, wir sind unter uns. Dein Unbewusstes hat möglicherweise ganz andere und sehr einseitige Informationen zu diesen Themen abgespeichert. Bemerkst du den Unterschied? Ich sage dir gerne, was ich in Gesprächen in meiner Praxis erfahren habe, und zwar völlig unabhängig davon, ob ich Angehörige oder direkt von Alkoholabhängigkeit Betroffene, abstinente Personen oder Kolleginnen und Kollegen befragt habe: Unbewusst verbinden die meisten Menschen Alkohol mit Genuss, Entspannung, Erfrischung, Spaß, Freiheit, Lockerheit, Geselligkeit, Tanzen, Sex, Festlichkeit, Exklusivität und Besonderheit. »Yeah, klingt verlockend!«

Der Begriff »Abstinenz« lässt ganz andere Begriffe und Bilder aus dem Unbewussten aufsteigen: Verzicht, Freudlosigkeit, Genussfeindlichkeit, Humorfreiheit, Tristesse, Strenge, Moral, Zwang, Biederkeit. »Buh, ganz schön lahm.«

Und nach Assoziationen zu alkoholabhängigen Menschen befragt, liefert das Unbewusste Bilder von verwahrlosten Wohnungen, kranken Körpern, schadhaften Zähnen, unangenehmen Gerüchen. Es zeigt uns Personen in desolater Verfassung, in prekären Lebensumständen, die irgendwo volldröhnt herumliegen oder unverständlich lallen. »Tja, was habe ich damit zu tun?«

Ich freue mich wirklich, falls du das *nicht* teilen kannst. Aber in aller Regel entspricht ungefähr das der kollektiven

Erfahrung, die als Muster in unser Unbewusstes eingesickert und dort geronnen ist. Und zwar, wie gesagt, völlig unabhängig von der realen, bewussten Erfahrung und dem eigenen täglichen Umgang mit dem Thema Alkohol. Was wir zum Thema Alkohol wissen, liegt meilenweit von dem entfernt, was wir fühlen. Ist das nicht verrückt? Da ist gehörig was schiefgelaufen für die meisten von uns.

Wie kann ein Nervengift, das abhängig macht, für Freiheit stehen? Aus welchem Grund wird ein klarer, wacher Verstand mit Freudlosigkeit verbunden? Und wieso bezeichnen wir alkoholabhängige Menschen als »die da«, als eine ausgegrenzte Randgruppe, mit der wir nichts zu tun haben? Nichts davon entspricht den Fakten! Offenbar wirken im Unbewussten ganz andere Kräfte als im Bewusstsein. Was hat das für Konsequenzen? Nun – du hast bereits gelesen, dass unser Unbewusstes schneller ist und teilweise Impulse bereits einleitet, bevor unser wacher Verstand dies auch nur mitbekommt. Die meisten Menschen, die eine Abhängigkeit entwickelt haben, verstehen sich selbst nicht. Sie *wissen,* dass der Konsum ihnen schadet. Sie *verstehen,* dass sie sich selbst, ihre Familien und ihr Umfeld verletzen und enttäuschen. Sie *wollen* aufhören und Nein sagen. Aber sie schaffen es nicht. Sucht bedeutet, permanent etwas zu tun, das man eigentlich nicht möchte. Weil irgendwas im Inneren jedes Mal, wenn es darauf ankäme, das Ruder an sich reißt und Konsum in dem Moment für alternativlos hält.

Psychische und physische Abhängigkeit

Kannst du dich an deinen ersten Rausch erinnern? Die allererste Begegnung mit Alkohol war vielleicht gar nicht so toll – wer mag schon auf Anhieb den gammeligen Geschmack von Bier, die Säure von Wein oder das Brennen von Spirituosen? Vielleicht ist dir sogar richtig schlecht geworden. Aber von

Mal zu Mal hast du dich daran gewöhnt und die Wirkung zu schätzen gelernt. Bestimmt hast du seitdem viel Spaß mit Alkohol gehabt – lustige Abende und unvergessliche Momente. Auch dein Liebesleben hat durch Alkohol womöglich gewonnen. Viele Menschen haben das Gefühl, unter Alkoholeinfluss besser zu performen, vielleicht geht es dir ebenfalls so? Und tatsächlich, im Gehirn werden auf Rezeptorebene eine Reihe von Effekten ausgelöst, die sich kurzfristig einfach super anfühlen. Alkohol aktiviert nämlich das Belohnungszentrum im Gehirn, weshalb abhängige Menschen immer wieder zur Flasche greifen. Lass uns das genauer anschauen:

- Alkohol verursacht eine verstärkte Endorphinausschüttung: Endorphin macht euphorisch! Es wird beispielsweise auch ausgeschüttet beim Runner's High, das Menschen beim Laufen erleben, oder wenn man etwas gewinnt oder wenn man Erfolg hat.
- Alkohol führt zu einer Erhöhung des Serotoninspiegels: Serotonin ist unser altbekanntes »Glückshormon«! Es steht in Zusammenhang mit dem Gefühl von Zufriedenheit.
- Alkohol aktiviert die GABA-Rezeptoren: Gamma-Aminobuttersäure ist ein Neurotransmitter, den unsere Nervenzellen ständig ausschütten. Viel GABA macht entspannt und schläfrig!
- Alkohol verstärkt die Dopaminwirkung: Dopamin ist ein wahrer Tausendsassa unter den Nervenbotenstoffen, und seine Wirkung hängt unter anderem sehr davon ab, wo im Körper oder in welcher Hirnregion es vorkommt. Dopamin ist an unserem Wollen, unserer Wahrnehmung, unserem Antrieb, unseren Emotionen, aber auch an unseren Muskelbewegungen beteiligt. Die Mechanismen in Zusammenhang mit Alkohol sind extrem kompliziert und würden ein eigenes kleines Buch füllen. Daher so nur viel: Dopamin führt zu mehr Verlangen (nach Alkohol) und verminderter Kontrolle. Es erhöht den inneren Antrieb und sorgt für ein

subjektiv angenehmes, manchmal selbstbewusstes Lebensgefühl. Bewegungen werden etwas »geschmeidiger«.

Klingt das alles nicht großartig? Wer würde das nicht haben wollen? Dann stimmt es also, was unsere jahrzehntelange Konditionierung auf die positiven Effekte von Alkohol behauptet? Alkohol hält genau das, was wir uns davon versprechen? Nicht ganz! Hier kommt der Teil, den unser Unbewusstes allzu oft nicht mitschneidet: Anhaltender Konsum greift tief in den Gehirnstoffwechsel ein und wirkt neurotoxisch, also giftig auf die Nervenzellen. Hier kommen die mittel- und langfristigen Folgen von Ethanol:

- Endorphine kicken die Sucht an: Die belohnende Wirkung von Endorphinen scheint bei Menschen besonders stark ausgeprägt zu sein, die eine erbliche Disposition zur Alkoholabhängigkeit zeigen. Nach dem Gefühl einer Endorphinausschüttung kann man süchtig werden. Alkohol macht abhängig!
- Serotoninrezeptoren verändern sich: Depressive Störungen stehen in Zusammenhang mit einem zu geringen Serotoninspiegel. Zu wenig Serotonin zu haben, kann ein Grund für eine »Eigenmedikation« durch Alkohol sein. Verschiedene Studien zeigen jedoch, dass alkoholabhängige Menschen einen verminderten Serotoninumsatz haben. An den Rezeptoren kommt es zu Veränderungen, die mit negativen Gefühlszuständen wie Depressivität und Ängstlichkeit in Verbindung stehen. Alkohol macht depressiv und ängstlich!
- GABA-Rezeptoren verändern sich: Wenn jemand viel und häufig trinkt, reduziert sich die Anzahl der GABA-Rezeptoren. Bei plötzlicher Unterbrechung des Alkoholkonsums trifft der hirneigene Neurotransmitter GABA auf eine verminderte Rezeptorzahl, die dann nicht mehr reicht, um genug innere Ruhe zu erzeugen. Dann kommt es zu Zit-

tern, Unruhezuständen, Ängstlichkeit und Schreckhaftigkeit. Das sind charakteristische Zeichen einer Entzugssymptomatik. Alkohol destabilisiert das körperliche Befinden und schürt Angstgefühle!

- Dopaminentzug verursacht Delirien: Wenn die Dopaminfreisetzung abrupt geändert wird (beispielsweise im Alkoholentzug), kann das zu einer Überstimulation mit Entwicklung eines Deliriums führen. Alkohol begünstigt lebensgefährliche Zustände!
- Glutamatmangel verschlechtert dein Gedächtnis: Alkohol reduziert die Wirkung von Glutamat. Glutamat kennst du vielleicht als Geschmacksverstärker. Wenn du es isst, kommt es nicht in dein Gehirn, weil es die Blut-Hirn-Schranke nicht passieren kann. Dennoch gibt es im Gehirn selbst auch Glutamat, dort ist es ein Neurotransmitter. Und im Gehirn fungiert es, im übertragenen Sinne, als die »Tinte«, mit der unsere Erinnerungen geschrieben werden. Dementsprechend kommt es beim Trinken von Alkohol zu Gedächtnisstörungen. Angefangen von leichten Merkschwächen (»Wie war noch mal dein Name?«) bis zu einem kompletten Filmriss bei exzessivem Alkoholkonsum.
  Außerdem hat Glutamat auch noch Aufgaben zur Erhaltung des nervlichen Gleichgewichts. Wenn ein fortgesetzter Alkoholkonsum plötzlich beendet wird, kann es deswegen zu Krampfanfällen kommen. Die gibt es relativ häufig, und sie sind nicht ungefährlich, unter anderem weil die Betroffenen hinfallen und sich verletzen können. Alkohol schadet deinem Gedächtnis und deinem Erinnerungsvermögen!

Alkohol und seine schlimmsten Folgen

Alkohol enthemmt. Unter Umständen sogar weit über das sozialverträgliche und zwischenmenschlich förderliche Maß hinaus. Betrunkene Menschen verlieren ihre Steuerungsfähigkeit, und zwar in einem solchen Ausmaß, dass ein hoher Prozentsatz an Gewalt- und Sexualdelikten auf erhöhten Alkoholkonsum zurückgeht. »Trunkenheit« wird strafrechtlich berücksichtigt und kann zu Strafmilderung führen, eben weil Intoxikierte nicht wissen, was sie tun. Als wäre ein böser Dämon in sie eingefahren und hätte Unvorstellbares gemacht, während er die wehrlose menschliche Hülle benutzte.

Von allen bewusstseinsverändernden Substanzen spricht die WHO dem Alkohol das größte Aggressionspotenzial zu. Bei häuslicher Gewalt und zerstörerischem Verhalten in Partnerschaften spielt Alkohol häufig eine entscheidende Rolle. Überspitzt gesagt, werden Menschen, die stark trinken, mit jedem Schluck impulsgesteuerter und unreflektierter. Die kontrollierende, informationsverarbeitende und planende Funktion des präfrontalen Kortex, der hinter der Stirn sitzt, wird durch steigenden Alkoholeinfluss immer weiter ausgehebelt. Irgendwann fallen alle Schranken. Alkoholintoxikierte Menschen können buchstäblich nicht mehr klar denken und haben gleichzeitig keine Hemmung mehr, Impulse auszuagieren. Eine extrem gefährliche Mischung. Neben den chemischen Auswirkungen von Ethanol auf das Gehirn scheint es mit der genetischen Veranlagung zusammenzuhängen, ob Alkohol den inneren Hulk erweckt oder nicht. Manche Menschen werden durch Alkohol nicht aggressiv, sondern eher ängstlich.

Immer mehr trinken, für immer weniger wohligen Rausch

Menschen, die regelmäßig trinken, brauchen immer mehr, um überhaupt noch eine Wirkung zu spüren. Und irgendwann trinken sie nicht mehr für den positiven Effekt des Konsums, sondern gegen den negativen Effekt des Entzugs. Vielleicht kennst du das von dir, dass du gegen das flaue Gefühl, gegen den Kopfschmerz und gegen die schlechte Stimmung, die dich erfasst, sobald der Alkohol abgebaut wird, antrinkst. Nüchternheit ist für dich vielleicht wirklich zu einem freudlosen, kalten Zustand geworden. Kein Wunder, dass du Abstinenz, wenn sie so ist, nicht besonders erstrebenswert findest. Nicht-Trinken fühlt sich für Menschen, die regelmäßig trinken, wie eine Strafe an. Vielleicht geht Abhängigkeit genau da los, wo Menschen sich durch den Konsum nicht besser fühlen wollen, sondern einfach weniger schlecht: Sie wünschen sich weniger Schmerz, weniger Stress, weniger Angst, weniger Depression. Leider ist das so, als würde eine Fliege ausgerechnet in einer Venusfliegenfalle Schutz und Unterschlupf suchen.

Fassen wir zusammen: Alkohol hat kurzfristige körperliche und psychische Effekte, die attraktiv sind. Die mittel- und langfristigen Folgen fortgesetzten Konsums sind jedoch verheerend und zerstörerisch. Und das gilt nicht nur für die eigene körperliche und psychische Gesundheit, sondern auch für die familiären und sozialen Bindungen, die Berufstätigkeit, die Alltagsbewältigung, die Mobilität – nichts, einfach nichts bleibt unbelastet. Nicht-Trinken hat dahingegen für alkoholabhängige Menschen unmittelbar negative Konsequenzen, in Form von psychischen und physischen Entzugserscheinungen. Das nüchterne Leben braucht ein bisschen Zeit, bis es wieder schön ist.

Leider richtet sich unser Verhalten ausgesprochen stark an kurzfristigen Effekten aus. Allem, was sich *jetzt* (vermeintlich) gut anfühlt, geben wir den Vorzug, selbst wenn uns die mittel- und langfristigen negativen Konsequenzen klar sind. Allem, was *jetzt* unangenehm ist, weichen wir aus, selbst wenn wir wissen, dass es mittel- und langfristig das Beste wäre. Verrückt?

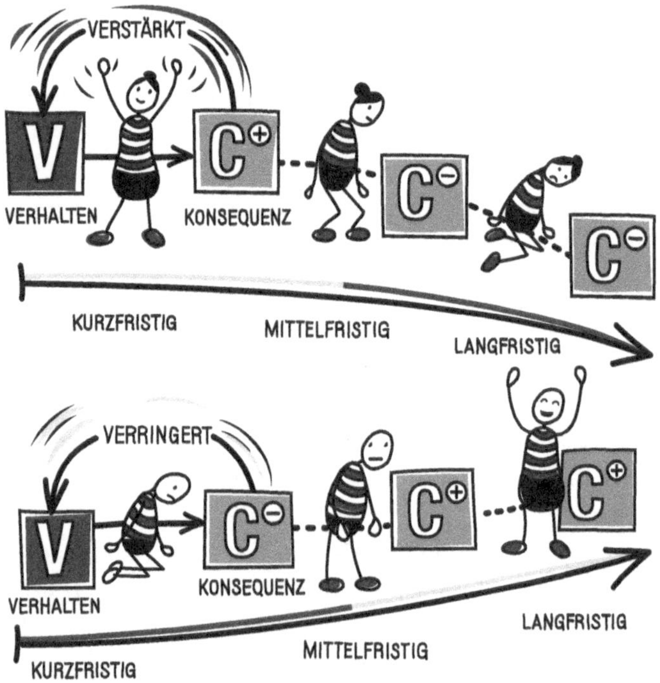

Unmittelbar positive Effekte verstärken die Auftretenswahrscheinlichkeit eines Verhaltens.

Unmittelbar negative Konsequenzen verringern die Auftretenswahrscheinlichkeit eines Verhaltens.

Das kannst du zum Glück verändern! Alkoholabhängigkeit basiert darauf, wie Ethanol in deinem Gehirn wirkt, darauf, wie du mit Impulsen umgehst, und darauf, was du (unbewusst) von dem Konsum erwartest. Wenn du deinen Alkoholkonsum in den Griff bekommen möchtest, geht es also um Folgendes: Schnapp dir deine Taschenlampe und deinen Bullshit-Detektor und ergründe dein Unbewusstes. Mach einen Abgleich zwischen deinen Wunschvorstellungen und deiner Meinung bezüglich Alkohol und der nackten Realität. Mach dir klar, dass das, was du *jetzt* willst, vielleicht nicht das ist, was du *eigentlich* willst. Richte deinen Blick fest auf die Zukunft, die du erleben möchtest. Und such dir fachärztliche und therapeutische Unterstützung, um deinen Körper und deine Psyche zu entgiften und deine Hirnchemie wieder ins Lot zu bringen.

Fallbeispiel Alkohol: »Ich dachte immer: Ich trinke ja nur abends, das ist schon okay.«

Zunächst sei da der Wunsch nach Entspannung gewesen, berichtet mir Herr A. bei unserem Erstgespräch. Als selbstständiger Unternehmer in einer kreativen Branche habe er viel Druck empfunden, immer ausreichend Aufträge zu generieren und ein sicheres Einkommen für seine Familie und seine Firma zu erzielen. Er habe viel gearbeitet, länger als alle anderen, und sei oft so spät heimgekommen, dass seine Partnerin schon geschlafen habe. Viele Jahre lang habe er sich, um den Stress des Tages abschütteln zu können, »ein schönes Glas Rotwein« eingeschenkt. Irgendwann sei daraus eine halbe Flasche geworden, dann eine ganze Flasche. »Ich dachte, das macht doch jeder als Einschlafhilfe!« In Gesellschaft und bei Feierlichkeiten habe er ebenfalls gerne Wein getrunken und stand irgendwann in dem Ruf, viel zu vertragen.

Als seine Frau begonnen habe, seinen ausufernden Alkoholkonsum kritisch zu hinterfragen, habe er, rückblickend betrachtet, einen entscheidenden Fehler begangen. »Ich habe mich ihren Sorgen nicht gestellt, sondern nur dafür gesorgt, dass sie es nicht mehr sieht. Ich dachte, sie übertreibt. Und so habe ich einfach schon auf der Arbeit begonnen zu trinken, wenn meine Mitarbeiterinnen und Mitarbeiter weg waren. Da war ja offiziell Feierabend, also konnte ich mir einreden, das wäre okay. Ziemlich betrunken bin ich dann nachts über Schleichwege nach Hause gefahren und habe dort entweder gar nichts mehr oder eben nur noch wenig getrunken. Kaugummis und Salbeibonbons waren meine ständigen Begleiter. So sah es für meine Frau aus, als hätte ich meinen Konsum reduziert.«

Tatsächlich ist das Gegenteil der Fall. Herr A. verheimlicht das wahre Ausmaß des Trinkens vor seinem Umfeld und rechtfertigt ihn vor sich selbst. »Ich habe mich lockerer gefühlt, kreativer, entspannter. Außerdem habe ich mir gesagt: ›Hey, du bist doch kein Alkoholiker, das ist immerhin ein gediegener, nicht ganz billiger Rotwein! Außerdem trinkst du ja nur abends!‹« Triftige Gründe, so sagt er, habe er immer gefunden: Trinken zur Belohnung, wenn ein Projekt erfolgreich war. Trinken als Trost, wenn ein Kunde abgesprungen war. Trinken auch als Ausdruck von Freigeistigkeit und Autarkie (»Ich bin ein erwachsener erfolgreicher Mann! Ich kann mir das erlauben!«). Und Trinken als Lifestyle-Statement (»Diesen besonderen Jahrgang weiß kaum jemand zu schätzen«).

Über einen Zeitraum von etwa vier Jahren entgleist Herrn A.s Trinkverhalten kontinuierlich. Irgendwann konsumiert er nicht mehr nur »gediegenen Rotwein«, sondern auch Hochprozentiges. Er kauft den »Sprit« in wechselnden Supermärkten, damit es in seinem Wohnort nicht auffällt. Das Leergut wickelt er in Handtücher, damit es im Kofferraum nicht auffällig klimpert, und fährt verschiedene Glascontainer an. Zu Hause nicht zu trinken, gelingt ihm irgendwann nicht mehr. Seine Frau, die ihm schon lange nicht mehr glaubt, bemerkt, dass ihr Kochsherry und der Rum fürs Backen fehlen. Es kommt zu Konflikten, denn sie fühlt sich hintergangen und belogen und schwankt zwischen Enttäuschung und Wut.

Herr A. fühlt sich körperlich und psychisch zunehmend schlechter, ist lustlos, reizbar und depressiv. Die Beziehung gerät mehr und mehr in die Schieflage. Er zieht sich Verletzungen bei einem Treppensturz zu und verbeult das Auto beim Einparken. Er verpatzt Aufträge. Seine Verfassung wird immer augenscheinlicher – es gibt Getuschel und offene Konfrontationen. Herr A. bagatellisiert und wiegelt weiterhin das wahre Ausmaß ab, zumindest vor Außenstehenden. Insgeheim hat er jedoch schon länger verstanden, dass er alkoholkrank ist. Spätestens, als morgens das Zittern und Schwitzen einsetzte und er gegen diese Symptome antrank, wusste er: »Ich bin süchtig!« Seine Ehe steht kurz vor dem Aus und ein langjähriger Mitarbeiter hat wegen der unhaltbaren Zustände in der Firma gekündigt, als Herr A. sich für eine Therapie entscheidet.

Checkliste: Bin ich alkoholabhängig?

Mit den folgenden Aussagen kannst du überprüfen, ob bei dir möglicherweise eine Alkoholabhängigkeit vorliegt:

- ☐ Ich habe ein starkes Verlangen nach Alkohol. Zu trinken fühlt sich für mich an wie ein Zwang.
- ☐ Ich kann nur schlecht kontrollieren, wann und wie viel ich wirklich trinke. Selbst wenn ich mir fest vornehme, nur bestimmte Mengen zu trinken, zu einer bestimmten Uhrzeit aufzuhören oder zu festgelegten Zeiten gar nicht zu trinken, gelingt mir das meistens nicht. Meine Versuche, weniger zu trinken, sind nicht erfolgreich.
- ☐ Ich spüre körperliche Entzugserscheinungen, wenn ich nicht trinke – so fangen meine Hände an zu zittern oder ich schwitze; ich werde unruhig oder bekomme Kopfschmerzen. Trinken hilft dagegen.
- ☐ Ich trinke viel mehr als früher und merke trotzdem nicht mehr so sehr, dass ich betrunken bin. Mein Körper hat sich an größere Mengen gewöhnt und braucht auch größere Mengen, bis ich einen Effekt spüre.
- ☐ Meine Gedanken kreisen so stark um den Konsum und das Einkaufen von Alkohol, dass ich andere Dinge vernachlässige, selbst wenn sie wichtig sind. Außerdem muss ich mich von den Folgen des Alkoholkonsums erholen, sodass andere Sachen zu kurz kommen.
- ☐ Mir ist bewusst, dass durch den Alkoholkonsum bereits meine körperliche oder psychische Gesundheit beeinträchtigt ist. Ich kann trotzdem nicht mit dem Trinken aufhören.

Hast du hier dreimal Ja gesagt? Red Flag! Das ist ein alarmierendes Zeichen. Und selbst wenn es aktuell so nicht zutrifft, aber es innerhalb des letzten Jahres wiederholt Phasen gab, in denen drei oder mehr Punkte gleichzeitig erfüllt waren, such dir bitte Unterstützung. Dann stell dich bitte zur diagnostischen Abklärung bei einer fachkundigen Person mit Expertise in Psychiatrie und/oder Psychotherapie vor. Es ist möglich, dass du an einer Alkoholabhängigkeit leidest. Zeig ihr/ihm diese Liste.

***Wichtiger Hinweis:** Solltest du körperliche Zeichen von Abhängigkeit haben, wie Schwitzen oder Zittern, und unter einer schlechten körperlichen Verfassung leiden, versuche bitte keine Entgiftung auf eigene Faust. Alkoholentgiftungen können Krampfanfälle und Delirien zur Folge haben. Es besteht Lebensgefahr. Daher ist es unbedingt notwendig, dass du eine Person mit Fachkompetenz ins Vertrauen ziehst. Es gibt spezialisierte stationäre Einrichtungen, die dir bei der Entwöhnung helfen.*

Offene Fragen und ehrliche Antworten zum Thema Alkohol

Sind die Betroffenen nicht selbst schuld?

Alkoholabhängigkeit ist eine anerkannte psychische Erkrankung – einerseits. Andererseits nimmt sie im Kanon aller Krankheiten eine besondere Rolle ein, weil sie niemanden schicksalhaft ereilt. Die Betroffenen haben in gewisser Weise daran »mitgearbeitet«, dass es zur Abhängigkeitsentwicklung kam. Und so vertreten 80 Prozent der befragten Deutschen den Standpunkt: »Alkoholabhängig? Selbst schuld!« Die Verantwortung, den manchmal schmalen Grat zwischen maßvollem Konsum und potenziell gefährlichem Konsum zu treffen, liegt also vollständig beim einzelnen Individuum. Und hey, immerhin finden über 90 Prozent einen guten Weg mit dem Alkohol. Sind also demnach die 6 Prozent aller Deutschen, die riskant oder abhängig trinken, charakterschwach oder dumm?

Kaum eine Erkrankung erfährt so eine starke Stigmatisierung wie die Alkoholabhängigkeit. In gewisser Weise ist diese Haltung nachvollziehbar, denn explizit zum Trinken gezwungen wurden wohl die wenigsten Abhängigen. Ja, sie haben selbst zum Alkohol gegriffen. Und dennoch: selbst schuld? Für die Antwort würde ich gerne ein bisschen weiter ausholen:

Alkohol ist in unserer Kultur allgegenwärtig und gilt als Genussmittel. Wir werden hineingeboren in eine Gesellschaft, in der der Alkoholkonsum fester Bestandteil sämtlicher Feierlichkeiten und Festivitäten ist. Wo immer Menschen zusammenkommen: Alkohol ist dabei. Selbst auf Kindergartenfesten wird diskutiert, wieso es keinen Bierwagen geben soll. Alkohol gehört zum lustigen Mädelsabend genauso dazu wie zum Après-Ski. Es gibt Alkohol, der zu bestimmten Jahreszeiten gehört, und Alkohol, der zu Tageszeiten passt. Es gibt Partyalkohol und exklusiven Alkohol. Er wird eingesetzt in euphorischen Momenten, aber auch bei Trauer und anderen emotionalen Belastungen. Alkohol gilt als Stresslöser und Lockermacher. All diese Muster haben wir spätestens bis zur Pubertät verinnerlicht. Im Alter von durchschnittlich 15 Jahren trinken Jugendliche erstmals Alkohol und gehören fortan zum Club der Leute, die sich amüsante Geschichten über ihren letzten Rausch erzählen. Wir werden groß mit positiven alkoholbezogenen Assoziationen wie Genuss, Lebensfreude oder Geselligkeit. Wir bekommen das so eingetrichtert durch unser Umfeld und die Medien, dass wir es nicht hinterfragen. Alkohol ist das einzige Rauschmittel, bei dem du dich rechtfertigen musst, wenn du es *nicht* konsumieren möchtest.

Und das Blöde ist: Es stimmt! Alkohol macht dich kurzfristig lockerer, mutiger, entspannter. Und das noch Blödere dabei: Genau diesen Effekt trinken sich Menschen herbei, die große Schwierigkeiten haben, aus sich heraus locker, mutig und entspannt zu sein – die Ängstlichen, die Hoffnungslosen, die Schüchternen, die Gestressten, die Traurigen. Außerdem diejenigen mit Schmerzen oder Schlafstörungen. Alkoholabhängige Menschen sind häufig Menschen, die Alkohol eine Zeit lang als Hilfe und Unterstützung gesehen haben, als eine legitime, legale und sozial akzeptierte Selbstmedikation aus dem Supermarktregal. Selbst schuld?

Alkohol ist der unrühmliche Nebendarsteller in vielen tragischen Geschichten, die nüchtern niemals passiert wären. Und die gesundheitlichen Folgen, die auf ihn zurückgehen, sind immens. Aus diesem Grund hatten sich die europäischen Mitgliedsstaaten der WHO 2011 zur Aufgabe gemacht, den schädlichen Gebrauch von Alkohol zu reduzieren. Der Aktionsplan sah vor, alkoholbedingte Probleme in Europa zu minimieren, indem beispielsweise Präventionsangebote ausgebaut, Promillegrenzen für Autofahrer durchgesetzt oder die Verfügbarkeit von Alkohol beschränkt würde. Eine Überprüfung, inwieweit die empfohlenen Maßnahmen umgesetzt wurden, ergab 2017: Hinsichtlich der Aufklärungspolitik über die Gefahren liegt Deutschland unter den 29 teilnehmenden Ländern auf dem 23. Platz. Und was die Einschränkung der Verfügbarkeit angeht, bildet Deutschland das Schlusslicht. Das bedeutet: Alkohol ist bei uns so verfügbar wie sonst nahezu nirgendwo, der Konsum ist öffentlich und sogar am Steuer innerhalb bestimmter Grenzen erlaubt, und vor den Gefahren wird nur wenig gewarnt.

Selbst schuld?

Die Forschung sagt, dass etwa 70 Prozent unseres Alkoholkonsums (also dass wir überhaupt etwas Alkoholisches trinken und nicht etwa einen Tee) auf Umweltfaktoren zurückzuführen sind, zum Beispiel die Trinkgewohnheiten und deren Akzeptanz im Umfeld. Aber auch die Kosten und die Verfügbarkeit spielen hier mit hinein. Unseren Konsum schauen wir uns also überwiegend ab und beachten außerdem, was gerade greifbar und finanzierbar ist. Wir trinken, was alle trinken – und was das Portemonnaie zulässt. Dass es in Gastronomiebetrieben seit 2001 wenigstens ein nicht alkoholisches Getränk »auf Verlangen« geben muss, das billiger ist als das billigste alkoholische Getränk, ist zwar im sogenannten Apfelsaft-Paragrafen gesetzlich als Präventionsmaßnahme geregelt – aber wer weiß das schon? Selbst schuld?

Zwillingsstudien haben ergeben, dass die Entstehung einer Alkoholabhängigkeit zu 50 bis 60 Prozent auf unsere genetische Veranlagung zurückgeht. Das heißt, die hier beschriebenen Umstände und Bedingungen, wie wir in unserer Gesellschaft mit Alkohol umgehen, treffen auf ganz verschiedene Menschen. Erstens auf diejenigen mit einer psychischen Verletzlichkeit und zweitens auf diejenigen mit einer genetischen Verletzlichkeit. Wer weder zu der einen noch zu der anderen Gruppe der gefährdeten Personen gehört, ist wahrscheinlich gut in der Lage, einen gesunden, genussvollen Umgang mit Alkohol zu finden. Wer jedoch durch eine psychische Schieflage oder die eigene genetische Veranlagung (oder durch beides gleichzeitig) ohnehin suchtgefährdeter ist, hat es da schon viel, viel schwerer. »Selbst schuld« ist daher mit Sicherheit zu kurz gedacht.

Zwischen Schuld, Scham und Selbsthass: Was macht das Aufhören so schwer?

Menschen, die chronisch und langjährig trinken, haben in der Regel schon eine Menge Verluste erlitten (und verursacht). Die Sucht sorgt in gewisser Weise für ihre eigene Erhaltung: Sie schädigt wichtige neuronale Strukturen, wodurch sich die Betroffenen schlechter kontrollieren und schlechter gedulden können.[2] Häufig kommen dann noch wachsende Unzuverlässigkeit, schwindendes Interesse am Gegenüber, Reizbarkeit oder sogar Aggressivität hinzu. In psychiatrischen Kliniken werden abhängige Menschen oft etwas flapsig nach den »4F« gefragt, nach Fahrzeug, Firma, Freundschaften und Familie. Diese Lebensbereiche gehen durch chronischen Alkoholkonsum verloren, meist in genau dieser Reihenfolge. Wie steht es mit deinen 4F? Vorsicht vor dem Dominoeffekt. Sobald der erste Stein fällt, kippen erfahrungsgemäß die nächsten bald hinterher.

Sucht ist ein gefräßiger Dämon, der Betroffene aushöhlt und allein zurücklässt. Das Denken abhängiger Menschen kreist um ihren Konsum. Alles andere tritt dahinter zurück, was für nahestehende Menschen eine unglaublich schmerzhafte Erfahrung ist. Süchtige, die Schluss machen möchten mit dem Alkohol, realisieren oft erst in der ersten längeren Phase der Nüchternheit, wen sie verletzt und zurückgelassen haben, was sie versäumt und was sie zerstört haben. Abhängigkeit hat einen hohen Preis. Diese Erkenntnis und jede damit verbundene Emotion zwischen Scham, Schuld und Selbsthass trifft auf einen zittrigen, geschwächten und kaputten Menschen in der schlechtesten Verfassung seines Lebens. Einen Menschen, der vielleicht schon seit langer, langer Zeit auf negative Emotionen mit Alkohol reagiert und sein gesamtes Gefühlsmanagement an den Stoff abgegeben hat. Und hier hält sich oft genug der Teufelskreis der Sucht selbst in Gang: »Jetzt ist es eh egal!«, flüstert der Alkohol. »Das schaffst du nicht, schau dich an!« Und vielleicht auch: »Du hast kein besseres Leben verdient!«

Die Wahrheit ist: Abstinenz ist zunächst mal kein Spaß. Alles in dir wird danach schreien, dieses lästige Experiment abzubrechen. Dein vergiftetes Gehirn will seinen Kick, deine wunde Seele will ihre Ruhe. Hier kommt ein Versprechen: Wenn du die Abstinenz durchziehst, wird dein Körper sich erholen. Dein Gehirnstoffwechsel wird sich regulieren. Du wirst dich wacher, klarer und lebendiger fühlen als seit Ewigkeiten. Und du wirst die Chance haben, dich mit Verlusten auseinanderzusetzen, und Neues gewinnen.

Der Rattenpark und die Frage: Ist Sucht eine Substanzstörung?

*(**Inhaltswarnung:** In diesem Abschnitt wird ein Tierexperiment beschrieben!)*

Viele Laborratten mussten ihr Leben unter entsetzlichen Umständen fristen. Experimente, in denen sie sich isoliert und fixiert durch Tastendruck entweder Wasser oder Morphine zuführen konnten, schienen jeweils zu beweisen: Die Substanzen machten dermaßen abhängig, dass die Ratten sogar aufs Fressen verzichteten, um sich konstant zu bedröhnen. Anfang der Achtzigerjahre stellte der kanadische Psychologe Bruce K. Alexander die These auf, dass sich unter diesen Umständen, in isolierter Einzelhaft, vermutlich jedes Lebewesen in den Rausch fliehen würde, wenn es die Chance bekäme. Er zog in Zweifel, was die bis dato üblichen Experimente beweisen wollten, nämlich dass die Substanz allein die Sucht auslöst. Er baute einen großzügigen »Rat Park«, in dem seine Labortiere in Gemeinschaften lebten und eine weitgehend artgerechte Umgebung vorfanden. Er stellte zwei Trinkflaschen zur freien Verfügung auf, eine mit Wasser, eine mit Morphinlösung. Es zeigte sich, dass die glücklichen und sozial eingebundenen Rattenpark-Nager kaum Interesse am Rausch hatten. Sie nippten nur sporadisch an der Droge. Auch Ratten, die zuvor fast zwei Monate lang ausschließlich mit Morphin versetztes Wasser bekommen hatten und demnach mutmaßlich süchtig bis in die Schwanzspitze waren, kehrten im Rattenpark zum normalen Trinkwasser zurück. Selbst als Herr Alexander das Drogenwasser mit Zuckerlösung versüßte, steigerte dies nicht die Attraktivität. Die zufriedenen Tiere hatten kein Interesse daran, sich in rauschhafte Zustände zu versetzen, und bleiben beim Wasser.

Ratten sind keine Menschen, und die Rat-Park-Experimente konnten mit verschiedenen Zuchtformen mal besser und mal schlechter repliziert werden, weil offenbar auch die unterschiedlichen Ratten-Gene eine Rolle für die Suchtanfälligkeit spielen. Man kann aber mutmaßen, dass eine Suchtentwicklung nicht einfach durch die Verfügbarkeit der abhängig machenden Substanz passiert und sich selbst aufrechterhält. Sucht ist keine Störung, die allein durch die Substanz ausgelöst und aufrechterhalten wird. Abhängigkeit hat auch eine soziale Dimension und wird durch Umweltbedingungen vermittelt. Das wundert uns nicht, oder?

Kann man Alkoholismus erben?

Alkoholabhängigkeit kommt in einzelnen Familien deutlich gehäuft vor. Um zu unterscheiden, welcher Einfluss auf die Gene und welcher auf »Abgucken« des Trinkverhaltens zurückgeht, wurden insbesondere Adoptivkinder untersucht.[3] In einer großen schwedisch-US-amerikanischen Studie zeigte sich, dass Kinder von alkoholabhängigen Eltern, mit denen sie nicht groß geworden waren, ein um 46 Prozent erhöhtes Risiko hatten, selbst einen problematischen Konsum zu entwickeln. Gleichzeitig hatten auch das Trinkverhalten der späteren Adoptiveltern und das Umfeld in der (nicht genetisch verwandten) Familie einen fast ebenso großen Einfluss auf das Trinkverhalten der Kinder. Das Risiko genetischer Vorbelastung scheint sich mit dem Risiko problematischer Vorbilder aufzuaddieren.

Aber selbst wenn du als leibliches Kind alkoholabhängiger Eltern groß geworden bist und deren Vorbild ausgesetzt warst, ist das nicht dein unabwendbares Schicksal. Alkoholismus in der Familie ist kein Fluch, der dich trifft, sondern ein Risiko, dem du ausgesetzt bist: Du kannst dich dagegen entscheiden.

Habe ich eine Abhängigkeit, wenn ich jeden Tag trinke?

Die Bundeszentrale für gesundheitliche Aufklärung stuft 12 Gramm Ethanol täglich für Frauen und 24 Gramm täglich für Männer als »moderat« ein. Solche Angaben sind natürlich mit Vorsicht zu genießen – warum sollte ein 80 Kilogramm schwerer Mann das Doppelte vertragen wie eine 130 Kilogramm schwere Frau? Die Angaben sind also lediglich als grobe, durchschnittliche Faustregel zu betrachten. Der Alkoholgehalt unterscheidet sich zwischen verschiedenen Getränken erheblich. Es spielt dabei keine Rolle, ob eine Person »nie Hochprozentiges« trinkt oder »nur Wein«, am Ende zählt einzig die darin enthaltene Menge Alkohol.

Diese Gläser enthalten 10–12 Gramm Alkohol:

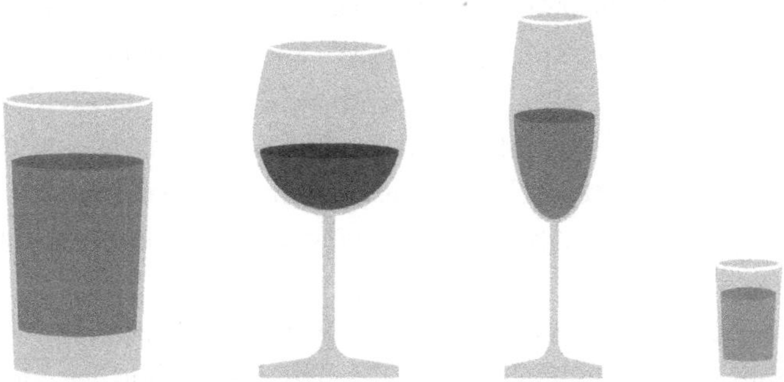

Bier
0,3 l

Wein
0,125 l

Sekt
0,1 l

Schnaps
4 cl

Falls du ungefähr in dieser Größenordnung jeden Tag ein (!) Feierabendbier trinkst, ist das nicht bedrohlich. Von einer Abhängigkeit spricht man erst, wenn das starke Verlangen nach Alkohol und der Kontrollverlust im Vordergrund stehen. Bei einer gleichbleibenden Menge ohne Toleranzentwicklung handelt es sich vielleicht nicht um die gesündeste Gewohnheit aller Zeiten, aber auch nicht um eine Abhängigkeit. »Täglich« oder »nicht täglich« ist für sich genommen kein hinreichend relevanter Punkt für die Beurteilung, ob eine Person abhängig ist oder nicht.

Gibt es verschiedene »Trinkertypen«?

Der US-amerikanische Physiologe Elvin Jellinek unterteilte 1951 das Konsumverhalten von Alkohol in fünf Gruppen. Diese Einteilung basierte nicht auf Studien, sondern lediglich auf Beobachtungen. Seine Einteilung wird in dieser Form heute nicht mehr genutzt, zumal die »Typen« nicht trennscharf sind, sondern auch Mischformen vorkommen. Jellineks Bezeichnungen haben jedoch Eingang in unseren alltäglichen Sprachgebrauch gefunden. Hier werden sie erklärt:

Alpha-Typ: Menschen mit diesem Konsummuster nutzen Alkohol, um Anspannung zu lindern. Sie sind nicht abhängig, aber sie trinken zweckgebunden und sind gefährdet. Jellinek nannte sie »Problemtrinker«. Sie geraten vergleichsweise leicht unter Stress und versuchen, dieses Empfinden zu dämpfen.

Beta-Typ: Jellinek bezeichnete Menschen mit diesem Konsummuster als »Gesellschafts- oder Gelegenheitstrinker«. Sie trinken bei sozialen Anlässen auffällig viel. Je nachdem, wie alkoholnah ihr Lebensstil und ihr soziales Umfeld ist, kann sich daraus die Gefährdung für eine Abhängigkeit ergeben.

Gamma-Typ: Menschen, für die besonders der Kontrollverlust während des Trinkens charakteristisch ist, nannte Jellinek »Rauschtrinker«. Sie können den Konsum, wenn sie einmal angefangen haben, nicht stoppen und sind daher besonders gefährdet, beispielsweise eine Alkoholvergiftung zu erleiden. Gamma-Typen haben oft längere Phasen der Abstinenz, sodass sie sich in der (fälschlichen) Sicherheit wiegen, kein Alkoholproblem zu haben.

Delta-Typ: Alkoholabhängige Menschen, die ihren Blutalkoholspiegel während des gesamten Tages durch konstante, aber kleinere Mengen Alkohol aufrechterhalten, um Entzugssymptome zu vermeiden, ordnete er als »Spiegeltrinker« ein. Das Trinken spielt sich heimlich ab, und sie bleiben im familiären und beruflichen Umfeld lange unauffällig, weil sie meist nicht augenscheinlich betrunken in Erscheinung treten. Die Abhängigkeit von Delta-Trinkern ist erheblich. Abstinente Phasen kommen nicht vor, bei einer plötzlichen Unterbrechung des Konsums besteht die Gefahr eines Krampfanfalls.

Epsilon-Typ: Menschen, die phasenhaft bis zum Filmriss trinken und über Tage hinweg exzessiv, ununterbrochen und unkontrolliert Alkohol konsumieren, um dann wieder monatelang abstinent zu bleiben, waren für Jellinek »Quartalstrinker«. Hier liegt weniger eine körperliche als vielmehr eine psychische Abhängigkeit von Alkohol vor.

Was macht Alkohol im Körper? Zellgift gegen Vitamine

Alkohol löst Fette, das weiß jeder, der schon mal eine verschmierte Brille gereinigt hat. Daher soll ein Schnaps nach einem schweren Essen ja auch sehr bekömmlich sein. Dummerweise besteht die Außenhaut unserer menschlichen Zellen aus Fetten, und Alkohol kann diese ebenfalls »lösen«, sprich: zerstören. Besonders Nervenzellen sind sehr empfindlich. Ein chronischer Alkoholkonsum kann zu einer multiplen Nervenschädigung führen, einer sogenannten Polyneuropathie. Als Zellgift zerstört Alkohol vor allem die kleinsten Nervenfasern, die sich bis in unsere äußersten Gliedmaßen verästeln und die wir zum Fühlen brauchen. Wenn die beschädigt sind, macht sich das mit Taubheitsgefühlen in den Füßen, Kribbeln oder Schmerzen bemerkbar. Diese unangenehmen Empfindungsstörungen können weiter nach oben wandern und auch die Genitalien betreffen. Das schränkt dann deren bestimmungsgemäßen Gebrauch ein. Auch die Hirnzellen nehmen Schaden.

Der Körper versucht, einen Teil der Verheerung zu reparieren, aber da kommen wir schon zum nächsten Problem: Übermäßiger Alkoholkonsum behindert besonders die Aufnahme der wasserlöslichen Vitamine. Dazu gehören das Vitamin C und alle B-Vitamine. Das kann, je nach Schwere des Vitaminmangels, schlimme Folgen haben. Ohne Vitamine funktionieren Enzyme nicht. Wenn unser Körper eine Fabrik wäre, wären Enzyme die Maschinen. Diese Maschinen brauchen wir dringend zum Erbauen, Umbauen, Abbauen und Reparieren. Vitamine sind dabei so eine Art zentraler Baustein jeder Enzym-Maschine. Diese Bauteile müssen fast immer von außen »importiert« werden, da unsere Körper-Fabrik sie nicht selbst produzieren kann. Vitamine müssen wir also über die Nahrung zu uns nehmen. Insbesondere Vitamin B_{12} ist essenziell wichtig, damit unsere Enzyme die angegriffenen Nervenzellen reparieren können. Und da haben wir den Salat: Alkohol macht also erst die Nervenzellen kaputt und behindert dann auch noch die Aufnahme von Vitamin B_{12}, das wir für die Reparatur dringend bräuchten. Na danke.

Korsakow vs. Juhnke: »Meine Definition von Glück? Keine Termine und leicht einen sitzen.«

Harald Juhnke soll das gesagt haben. An das »leicht« hat sich der Mann, der als der letzte große Entertainer gilt, allerdings leider nicht halten können. Ohnehin ist das ein Missverständnis. Denn immer wenn du merkst, dass du »einen sitzen hast«, spricht das bereits für eine messbare und schädigende Wirkung! Harald Juhnke war zeitlebens dem Alkohol verfallen und ist, trotz abstinenter Phasen und trotz seiner promimäßig hervorragenden ärztlichen Betreuung durch alle Phasen der Alkoholsucht gegangen.
1959 wurde sein heftiger Alkoholkonsum das erste Mal bekannt.

Er wurde betrunken am Steuer erwischt und verlor seinen Führerschein. Er wurde zudem wegen Körperverletzung und Beleidigung verurteilt. Viele seiner Engagements wurden beendet, da man sich nicht auf ihn verlassen konnte. Er soll in einem Flugzeug mal gefragt haben, ob denn die Passagiere, die auf den Tragflächen sitzen, nicht reinkommen können? Wenn das stimmt, hatte er vermutlich zu diesem Zeitpunkt ein Delirium. Im Jahr 2000 wurde bei ihm ein Wernicke-Korsakow-Syndrom diagnostiziert. Diese Erkrankung beruht vor allem auf einem Mangel an Vitaminen, besonders Vitamin B_1. Wenn B_1 fehlt, kommt es zu winzigen Einblutungen an bestimmten Stellen im Gehirn, das Hirngewebe geht dann zugrunde. Dadurch kommt es zu massiven Orientierungs- und Gedächtnisproblemen. Die Betroffenen vergessen manches aus ihrer Vergangenheit, insbesondere können sie sich keine neuen Informationen merken. Das formale Denken und die Kommunikationsfähigkeit funktionieren jedoch weiterhin, sodass die Fassade noch geraume Zeit steht – in kurzen Kontakten können Menschen mit einem Korsakow-Syndrom ganz aufgeräumt und »auf der Höhe« wirken. Allerdings füllen sie ihre Gedächtnislücken mit bunten Geschichten und kaschieren zunehmend ihre Orientierungslosigkeit mit (manchmal bizarrem) Fantasie-Geplapper. Das nennt man »Konfabulieren«. Die Betroffenen sind sich dessen aber nicht bewusst. Sie wissen wegen ihrer Unfähigkeit, sich Neues zu merken, weder, wo sie sind, noch, welche Zeit gerade ist, noch, was eigentlich los ist – sie sind örtlich, zeitlich und situativ nicht mehr orientiert. Das ist bitter.

Mit einer solchen Hirnschädigung kann man natürlich nicht mehr alleine leben. Der einzige Trost ist vielleicht, dass die Erkrankung nicht immer großes Leid für die Betroffenen mit sich bringt. Manchmal scheinen ihre Emotionen noch im Lot zu sein, und aufkommende Ängste und Verunsicherungen vergessen sie gleich wieder. Aber ob das ein gnädiges Los ist? 2005 ist Harald Juhnke gestorben. Ein großer Showman und ein echter Verlust.

Gibt es eine Suchtpersönlichkeit?

Frühe psychoanalytische Überlegungen, zurückgehend auf Sigmund Freud, sahen in der Alkoholabhängigkeit einen Ausdruck des »oralen Charakters«: Ansprüchlich, wenig frustrationstolerant und auf Versorgung und sofortige Bedürfnisbefriedigung fixiert. Als »orale Phase« wird die Entwicklungsphase in den ersten beiden Lebensjahren bezeichnet, in der Babys »an der Flasche hängen«. Das Verhalten Alkoholabhängiger wurde in dieser Weise als Ersatzbefriedigung interpretiert.

Spätere Studien des US-amerikanischen Psychiaters und Genetikers Robert Cloninger[4] zum Zusammenhang zwischen Persönlichkeit und Alkoholabhängigkeit ergaben zwei große Cluster, wobei unklar bleibt, ob bestimmte Persönlichkeitsmuster die Ursache für den späteren Konsum sind oder ob umgekehrt der Alkoholkonsum die Persönlichkeitsakzentuierungen in der entsprechenden Weise zugespitzt hat. Folgende Gruppen konnten innerhalb seiner Stichprobe von Suchtkranken identifiziert werden:[5]

Der neurotisch-ängstliche Typ (Typ I): Diese Gruppe innerhalb der Suchterkrankten zeigt Symptome von Angst und Depression und hat ein deutlich negatives Selbstbild. Diese Personen neigen zu Schüchternheit und sind wenig belastbar. Sie nutzen den Konsum, um Anspannung und Ängste zu lindern und um ihr Befinden zu verbessern. Sie trinken häufig allein oder heimlich. Zu dieser Gruppe gehören mehr Frauen als Männer. Die Abhängigkeit entwickelt sich in der Regel erst nach dem 25. Lebensjahr.

Der antisozial-aggressive Typ (Typ II): Eine weitere spezifische Gruppe innerhalb der Suchterkrankten zeigt sozial unverträgliche, impulsive und aggressive Charakterzüge. Diese Personen sind leicht reizbar, temperamentvoll, experimentierfreudig und neigen zu exzessivem und akut gesundheitsbedrohlichem Konsum (schwere Vergiftung, »Komasaufen«). Ihnen geht es vor allem um die euphorisierenden Eigenschaften des Alkohols. Dem antisozial-aggressiven Typus werden sehr überwiegend Männer zugeordnet. Die Abhängigkeit stellt sich häufig schon vor dem 25. Lebensjahr ein.

Sagen Betrunkene und Kinder immer die Wahrheit?

Wir alle lügen mehrfach täglich – und zwar vor allem aus ehrenwerten Motiven. Im Rahmen unserer Sozialisationen gewinnen wir die Fähigkeit zur Perspektivübernahme und entwickeln ein Gefühl dafür, in welchen Situationen unsere ehrliche Meinung gefragt ist – und wann wir taktvollerweise lieber schweigen oder unsere wahren Gedanken ein bisschen stretchen. Für ein friedliches Miteinander ist Lügen eine unerlässliche Funktion. Kinder können bis zu einem gewissen Alter nicht lügen, sodass sie ungefiltert aussprechen, was sie denken. Das hat mit der Hirnreifung, insbesondere dem präfrontalen Kortex, zu tun. Diese Hirnregion lenkt, steuert und entscheidet – und bremst notfalls unsere Affekte. Erst mit etwa 25 Jahren ist diese Funktion vollständig ausgereift.

Alkohol legt die Sozialfilter-Funktionen des präfrontalen Kortex lahm. Und so kommt es, dass Betrunkene und Kleinkinder ohne Rücksicht auf Verluste ihre Impulse und Affekte ausleben und offen raushauen, was sie denken. Auf diese Weise lassen sie Außenstehende an ihrer emotionalen Achterbahnfahrt teilhaben. Zur »Wahrheit« macht es das nicht unbedingt.

Was bedeutet Co-Abhängigkeit?

Als Co-Abhängigkeit bezeichnet man ein Verhalten Angehöriger, das (oft unbewusst) die Sucht unterstützt. Wer in einer Partnerschaft oder durch sonstige nahe Verhältnisse mit einer abhängigen Person zusammenlebt, ist oft Teil des »Suchtsystems« und lebt in einer Art Abhängigkeit in zweiter Reihe. Die Co-Abhängigkeit kann bereits da losgehen, wo die Stimmung und das Miteinander in der Familie dadurch bestimmt werden, wie gut oder schlecht die süchtige Person gerade drauf ist, im Sinne von »mitgehangen, mitgefangen«.

Nach außen hin den Schein zu wahren, intakte Verhältnisse vorzuschützen und die abhängige Person durch Lügen und Entschuldigungen vor Bloßstellung zu bewahren, sind typische co-abhängige Muster. Co-Abhängigkeit im engeren Sinne ist durch aktive Unterstützung der Sucht gekennzeichnet, also beispielsweise indem Ressourcen wie Geld oder Nahrung zur Verfügung gestellt werden oder direkt das Suchtmittel besorgt wird. Angehörige stehen häufig unter einem außerordentlichen Druck, die süchtige Person vor den Konsequenzen ihrer Sucht schützen zu wollen. Welche Mutter schafft es schon, ihrem abhängigen Kind beim Abmagern zuzusehen, weil das Geld nur noch für das Suchtmittel, aber nicht mehr für Lebensmittel reicht? Welcher Ehemann möchte seine süchtige Frau nicht vor Beschämung am Arbeitsplatz schützen und entschuldigt sie zum x-ten Mal telefonisch »wegen Grippe«?

Diese liebevoll gemeinten Akte der Unterstützung sind es aber letztlich, die es der abhängigen Person erlauben, unverändert weiterzumachen. Dadurch bekommt der Begriff der Co-Abhängigkeit in der Öffentlichkeit manchmal etwas Schuldhaftes, nach dem Motto: »Die alkoholabhängige Person ist krank, sie kann sich nicht anders verhalten. Die Angehörigen dahingegen, die sollten sich gefälligst richtig verhalten und die Sucht nicht mittragen.« Das ist sehr viel leichter gesagt als getan – und ziemlich unfair. Solltest du dich in einer co-abhängigen Lebenssituation befinden, such dir unbedingt Rückhalt und Unterstützung in einer Selbsthilfegruppe für Angehörige.

Macht Alkohol eifersüchtig?

Ja. In einigen Fällen kommt es unter Alkoholeinwirkung zu einem regelrechten Eifersuchtswahn. Der Gedanke, dass die bessere Hälfte einen betrüge oder fremdgehe, ist dabei meist vollständig ohne Anlass – aber für den Betroffenen gefühlte, unumstößliche Realität. Nicht selten geht diese wahnhafte Überzeugung auch mit Gewalt oder Gewaltandrohung einher. Das ver-rückte Verhalten und die ungerechten Vorwürfe machen ein glückliches Liebesleben immer unwahrscheinlicher, was wiederum die Eifersucht verstärkt. Ein Teufelskreis.

Kann man von selbst gebranntem Schnaps wirklich blind werden?

Ja. Das kann tatsächlich passieren. Im Rahmen der alkoholischen Gärung entstehen nicht nur Ethanol, sondern auch andere Verbindungen wie zum Beispiel Methanol. Beim Destillieren muss man extrem genau auf die Temperatur achten, denn Methanol verdunstet viel früher und landet als Erstes in der Schnapsflasche. Wenn man das dann nicht verwirft, wird's problematisch. Denn Ethanol wird im Körper zu Acetaldehyd und dann zu Essigsäure abgebaut. Damit geht es uns in höherer Dosierung schon nicht gut, der Körper kommt aber damit zurecht. Methanol allerdings wird (vom gleichen Enzym) zu Formaldehyd und Ameisensäure verstoffwechselt. Und das ist gar nicht gut! Formaldehyd zerstört empfindliche Zellen im Auge und am Sehnerv. Aber auch die Leber, die Niere und das Gehirn werden in Mitleidenschaft gezogen. Ameisensäure führt zu einer massiven Übersäuerung des Bluts. Wenn es nach dem Konsum von Selbstgebranntem zu Sehstörungen kommt: ab ins Krankenhaus! Die Behandlung besteht kurioserweise in einer Infusion mit Industriealkohol – denn das üble Ethanol muss das noch üblere Methanol verdrängen. In diesem einen Fall klappt es also, den Teufel mit dem Beelzebub auszutreiben …

Was ist ein Delirium?

Ein Delir ist ein relativ plötzlich einsetzender Verwirrtheitszustand, der grundsätzlich verschiedene Ursachen haben kann. Wenn Alkohol die Ursache ist, spricht man von einem *Delirium tremens*. Das lateinische Wort »Delirium« leitet sich von dem lateinischen Begriff *delirium* für »aus der Spur geraten« oder »verrückt werden« ab, *tremere* bedeutet zittern. Typischerweise tritt das alkoholbedingte Delir im Entzug auf. Ganz selten nur im betrunkenen Zustand.

Ein Alkoholentzugsdelir ist ein psychiatrischer Notfall, man kann daran sterben. So was muss in einer Klinik behandelt werden, da im schlimmsten Fall Herzversagen oder Atemstillstand drohen. Psychisch betrachtet haben die Betroffenen oft Angst oder sind stark gereizt. Sie wissen nicht, wo sie sind, und können die aktuelle Zeit nicht zuordnen. Oft wirken sie ratlos und reagieren oder antworten nicht, wie man es erwarten würde. Häufig kommen optische Halluzinationen vor. Die Betroffenen sehen oft irgendwas am Rande des Sehbereichs weghuschen. Manchmal bewegt sich das Muster auf der Bettdecke, oder Insekten kriechen überall herum. Die berühmten weißen Mäuse kommen dabei tatsächlich vor. Manchmal werden Spinnweben wahrgenommen, die sie wegzupfen wollen, oder ein Zimmer voller Leute. Sie sahen Kameras in jeder Ecke oder Katzenmenschen, wenn das Licht ausgeht. Es sind »echte« Halluzinationen. Das heißt, die Patienten halten das Gesehene für real und reagieren darauf. So passiert es, dass sie (von außen betrachtet) leere Luft anschreien oder versuchen, eine imaginäre Maus zu fangen.

Es gibt aber auch eine körperliche Seite. Schon im Namen steckt das Zittern der Hände. Dazu kommen starkes Schwitzen, hoher Blutdruck, oft eine zu schnelle Atmung und eine viel zu hohe Herzfrequenz.

Einmal Alki, immer Alki?

Also erst mal: Egal in welchem Stadium der Abhängigkeit oder Abstinenz du dich gerade befindest – es besteht zu keinem Zeitpunkt die Notwendigkeit, dich als Alkoholikerin oder Alkoholiker zu bezeichnen. In früheren Entwöhnungsprogrammen wurde viel mit Beschämung und Schuld gearbeitet und der Anerkennung der Sucht ohne Ausflüchte: »Hallo, mein Name ist Jack, und ich bin Alkoholiker!« Du kennst das aus Filmen. Nichts gegen Klarheit und Wahrheit. Aber du bist mehr als die Diagnose, deren Kriterien du erfüllst (oder erfüllt hast). Es gibt keinen Grund, auf Würde oder auf Mündigkeit zu verzichten. Denn darin liegt die Gefahr: Wer etwas *ist,* fühlt sich vielleicht demotivierter, den Kampf überhaupt aufzunehmen, als jemand, der etwas *hat.* Prüfe gerne mal für dich, was sich besser anfühlt.

Doch zurück zur Frage: Bleibt man faktisch dauerhaft rückfallgefährdet? Ja. Aus der Erfahrung heraus, dass Kontrollverlust zur Sucht dazugehört wie das Bellen zum Hund, gilt dauerhafter und ungebrochener Verzicht auf sämtliche Formen von Alkohol als der sicherste Weg der Abstinenz. Die Gefahr, dass sich das entwöhnte Gehirn beim kleinsten Kontakt mit Alkohol an den Rausch erinnert und augenblicklich mehr will, ist groß. Daher bleibt Vorsicht immer geboten.

Funktioniert kontrolliertes Trinken?

Fast alle alkoholabhängigen Menschen wünschen sich, erst mal weniger zu trinken. Fast alle suchttherapeutisch Tätigen lehnen kontrolliertes Trinken rundweg ab. Dies geschieht aus der Erfahrung heraus, dass Kontrolle nun mal genau die Kompetenz ist, über die abhängige Menschen nicht im Übermaß verfügen. Mit jedem »kontrollierten« Schluck Ethanol, der das Frontalhirn umnebelt, sinkt die Fähigkeit zur Steuerung – und es wird zunehmend egal, welche Grenzen sich die

Betroffenen vorher gesetzt hatten. Da ist der Rückfall vorprogrammiert. Man könnte also meinen, dass der konsequente Verzicht nicht nur sicherer, sondern auch einfacher ist als sämtliche Versuche des kontrollierten Trinkens, die einem Spiel mit dem Feuer gleichen.

Hopp oder top, ganz oder gar nicht – so sieht das aktuelle Behandlungsangebot für Menschen mit Suchterkrankungen überwiegend aus. Das führt jedoch häufig zu Drehtüreffekten aus stationären Entgiftungen, Rückfällen, Abstürzen und erneuten Entgiftungen. Ein für alle Beteiligten frustrierender Kreislauf. Denn die Aussicht, nie wieder auch nur eine Praline mit Kirschlikör essen zu dürfen, ist genau das, wozu süchtige Menschen oft nicht bereit sind. Es entzieht sich vollständig ihrem Vorstellungshorizont, sodass die Motivation, sich auf Abstinenzangebote einzulassen, häufig gen null geht. Bisher wird die Debatte um Alternativen, beispielsweise die kontrollierte Alkoholabgabe an schwerstabhängig Erkrankte, nur zaghaft geführt. Nach englischem und kanadischem Vorbild gibt es nun jedoch auch in Deutschland erste Anlaufstellen, die Menschen unter dem Stichwort »Harm Reduction«[6] darin unterstützen, ihren Konsum gezielt zu reduzieren, um Schlimmeres zu verhüten. Erste Studien zeigen, dass die kontrollierte Abgabe von Alkohol bei den Teilnehmenden zu einem reduzierten Konsum, weniger Krankenhausaufenthalten und weniger Polizeikontakten führte. Das Programm machte die Menschen nicht gesund, aber es steigerte die Lebensqualität und senkte, auch das gehört zur Wahrheit, die Kosten für das Gesundheitssystem.

Wenn du den Sprung in die Abstinenz (noch) nicht schaffst, ist das kein Grund, dich dem öffentlichen Dogma des »Ganz oder gar nicht« zu unterwerfen und zu denken: Dann ist es ja egal, dann mache ich weiter wie bisher. Jede Entscheidung, die zu weniger Konsum führt, ist schon mal eine gesunde Entscheidung und führt in die richtige Richtung. Jeder Moment der Kontrolle ist ein kleiner Triumph über deine inneren Dämonen. Jedes Getränk, auf das du verzichtest, ist ein Sieg. Wenn du bisher riskant und noch nicht abhängig getrunken hast, ist Kontrolle, beispielsweise in Form von Tages- und Wochenlimits und verbindlichen »Trocken«-Zeiten, eine ausgezeichnete Idee.

Alkoholfreies Bier oder alkoholfreier Wein – ist so was hilfreich?

Grundsätzlich ist es eine sehr begrüßenswerte Entwicklung, dass Brauereien und Winzer alkoholfreie Varianten anbieten. Manchen Menschen hilft das beim Umsteigen, und ein erster Schritt in Richtung reduziertem Konsum kann damit sehr gut gelingen. Bei Menschen jedoch, die schon länger riskant konsumieren, gibt es diesen fiesen Konditionierungsmechanismus im Belohnungssystem: Wenn jemand mit einem alkoholgewöhnten Gehirn etwas sieht, hört oder riecht, das an Alkohol erinnert, oder gar etwas trinkt, das auch noch zum Verwechseln ähnlich wie Alkohol schmeckt, verursacht das im Gehirn eine kleine Dopaminausschüttung. Das Suchtnetzwerk glüht. Und dann ist es umso schwieriger zu widerstehen, wenn jemand eine Runde Schnaps ausgibt.

Was wurde aus Herrn A. mit der Alkoholabhängigkeit?

Herr A. zeigte sowohl psychische als auch körperliche Anzeichen für Sucht; zum Zeitpunkt unseres ersten Kennenlernens war er nicht abstinent. Vor dem Hintergrund der Tatsache, dass Alkohol die Merkfähigkeit und das Gedächtnis angreift, galt vor einigen Jahren noch die Devise: »Da kann man auch gleich eine Wand therapieren, von den Sitzungen bleibt eh nichts hängen!« Psychotherapie zulasten der Krankenkasse war daher lange Zeit nicht möglich. »Entgiftung – oder nix gibt's«, lautete das Angebot.

Inzwischen dürfen Menschen, die anhaltend trinken, in Deutschland ambulante Psychotherapie in Anspruch nehmen, jedoch maximal zehn Sitzungen. In dieser Zeit soll vor allem die Motivation gesteigert werden, stationär zu entgiften oder – falls das Ausmaß an Abhängigkeit das gefährdungsfrei zulässt – selbst abstinent zu werden. Herr A. war mehr als zwiegespalten und stand der Idee, seine Zukunft nüchtern zu gestalten, skeptisch gegenüber. Sein Selbstbild von einem kultivierten, erfolgreichen Genussmenschen wollte so gar nicht mit dem zusammenpassen, was er sich unter der Diagnose »Alkoholabhängigkeit« vorstellte. Zudem erschien ihm die Aussicht, in Zukunft bei Treffen im Freundeskreis oder bei Geschäftsessen »nur mit einem Wasser« dazustehen, komplett irrational. Wir ließen daher zunächst offen, ob unsere »Motivationsbehandlung« tatsächlich auf Nüchternheit hinauslaufen würde. Er wolle seinen Konsum erst mal einschränken, beschloss Herr A.

Schon in der nächsten Sitzung räumte er ein, dass ihm das nicht gelungen sei. Sobald er einmal mit dem Trinken angefangen habe, könne er es nicht mehr kontrollieren oder stoppen. Zudem habe seine Partnerin klar geäußert, die Beziehung zu beenden, wenn sich nichts Grundlegendes ändern würde. Herr A. meldete sich daraufhin zu einer qualifizierten Entgiftung in einer auf Sucht spezialisierten Klinik an. Nach einigen Wochen kam er wieder in die Praxis. Seine Entgiftung war medikamentös unterstützt worden. Er fühlte sich gesünder und körperlich fitter. Dennoch blieb in ihm ein Gefühl von Verlust. Zurück im häuslichen Umfeld und vor allem auch in seiner Firma flogen ihn Trostlosigkeit und Leere an. Seine dortigen Routinen kamen ihm ohne den Alkohol »stumpf« vor. Bei allen Tätigkeiten, die er sich zuvor durch den Alkoholkonsum »verschönert« hatte, reagierte sein konditioniertes Gehirn mit Suchtdruck. Und immer noch wisperte sein jahrelang gefüttertes Unbewusstes, dass sein Leben mit Rotwein aufregender, kreativer und freier gewesen sei. Er war wütend auf seine Frau und auch auf mich, dass wir ihm diese Freiheit nehmen wollten. Sein Gefühl grollte: »Ich darf nicht mehr trinken!«, und verbuchte dies als Einschränkung. Dass die wahre Freiheit darin liegt, sagen zu können: »Ich muss nicht mehr trinken!«, konnte er nicht sehen.

Es kam zu Rückfällen, langen Therapieunterbrechungen und erneuten Entgiftungen. Seine Partnerin trennte sich schließlich während eines tagelangen Absturzes endgültig von ihm. Da seine Wohnsituation sich veränderte und der Freundeskreis sich ebenfalls von ihm löste, nahm Herr A. dies zum Anlass, sein Leben komplett neu zu erfinden. In der Therapie suchten wir gemeinsam nach Möglichkeiten, seine alten Muster zu durchbrechen und den Alkohol zu entmachten. Außerdem wurde ihm immer mehr die Diskrepanz deutlich zwischen der Person, die er eigentlich sein wollte, und der Realität. Seine neue Wohnung deklarierte Herr A. zur alkoholfreien Zone. Er suchte sich Supermärkte, die er zuvor nie betreten hatte und in denen er sich versprach, niemals Alkohol zu kaufen. Für seine Firma fand er eine Geschäftsführerin, sodass er täglich als Erster und nicht mehr als Letzter ging. Und er schloss sich einer Selbsthilfegruppe an. Hier ergaben sich seine »ersten alkoholfreien Kontakte seit Jahrzehnten«. Für seine plötzlich schmerzhaft freie, »leere« Zeit, aber auch für Phasen von akutem Suchtdruck fand er hier Ansprechpartner und Unterstützer.

Vieles musste Herr A. ganz neu lernen - nüchtern zu Abend essen, entspannen und einschlafen ohne Alkohol, flirten ohne Schwips, feiern ohne Rausch. In so vielen Lebensbereichen hatte sich der falsche Freund Alkohol vermeintlich unabdingbar gemacht.

Herr A. verglich seine Alkoholabhängigkeit mit einem Parasiten, der den Körper und das Gehirn des Wirts befällt und beides herumsteuert wie eine Marionette, aber lediglich an der eigenen Erhaltung interessiert ist, während er den Organismus langsam zugrunde richtet. Dieses Bild half ihm, dem Alkohol nicht mehr nachzutrauern wie einem verlorenen Freund, sondern seine Sucht als eine »perfide, feindliche Übernahme« zu verstehen. Als Herr A. und ich uns das letzte Mal sahen, war er seit einem Jahr nüchtern und hatte die feste Absicht, den Parasiten nie mehr in seinen Körper zu lassen.

Tipps, Tools und Therapiehinweise bei Alkoholabhängigkeit

But my daddy thinks, I'm fine ... sei ehrlich zu dir selbst

Die Sängerin Amy Winehouse wurde im Alter von 27 Jahren tot aufgefunden. Sie hatte über vier Promille im Blut. Zu ihrem tragischen Vermächtnis gehört ein Song, in dem sie beschreibt, dass man sie in eine Entgiftung schicken wolle. Sie wisse aber gar nicht, was sie da solle: »I won't go, go, go!« Und außerdem würde auch ihr Papa denken, es ginge ihr »fine«. Leider ist es oft so, dass Menschen mit Suchtproblemen erstaunlich lange punktuell gut funktionieren. Sie erscheinen weiterhin bei der Arbeit. Sie liefern ab, was verlangt wird. Sie präsentieren Ausschnitte von sich, die, für sich genommen, allenfalls ein wenig derangiert, aber nicht direkt besorgniserregend wirken. In bestimmten Szenen und Gesellschaften kannst du dich sehr lange hart konsumierend bewegen, ohne dass du schief angeschaut wirst. Niemand weiß, wie viele Kopfschmerztabletten du brauchtest, um aufstehen zu können. Keiner ahnt, wie oft du im letzten halben Jahr dein Handy geschrottet oder deine Knie blutig geschlagen hast. Du allein weißt, dass deine Wohnung langsam verwahrlost und dass du dich so schlecht versorgst, dass du betrunken Essanfälle erleidest. Und selbst wenn du in einer Partnerschaft lebst – die wahren Gründe für dein gereiztes, fahriges Verhalten kennst nur du. Das Umfeld Abhängiger hat manchmal eine erstaunlich lange Leitung. Selbst wenn ein Suchtverdacht irgendwann im Raum steht, dauert es oft lange, bis die Betroffenen angesprochen werden. Genau dieses einäugige Hingucken des Umfelds ist es jedoch manchmal, das auch die abhängige Person glauben lässt, alles wäre »fine« und irgendwie noch im Rahmen des Normalen, selbst wenn es an allen Ecken und Enden schon verrückt ist.

Du bist die einzige Person, die einen vollständigen, ehrlichen Einblick in sämtliche schambehafteten Details deines Lebens hat, und du bist auch die einzige Person, die mit dir klarkommen und leben muss, rund um die Uhr, für den Rest deines Lebens. Hier hilft nur schonungslose Offenheit – mit dir selbst. Do *you* think, you're fine? Oder hast du schon öfter gedacht, dass du eigentlich zu viel trinkst? Dann lass es. Jetzt. Überprüfe, ob du das kannst, und speise dich nicht mit einem vagen »Ich könnte ja, wenn ich wollte« ab. Niemand kann und wird dich zwingen, den Alkohol zu verbannen und nüchtern zu leben. Es liegt in deiner Verantwortung.

Es nützt auch nichts, halbherzig irgendwas anderes in deinem Leben zu verändern und dabei den zentralen Punkt auszuklammern: deinen Alkoholkonsum. Da wird auch kein »Knoten platzen« oder ein »Hebel umgelegt«, wenn du dich mit deiner Vergangenheit beschäftigst oder deine Persönlichkeit entwickelst. Ein Alkoholproblem reagiert nicht auf andere, »stellvertretende« Maßnahmen. Ein Alkoholproblem bekommst du nur in den Griff, wenn du dich genau darum kümmerst. Und der erste Schritt ist, einzuräumen, dass gar nichts mehr »fine« ist.

Deinen Alltag neu denken – was sagt dein kleines Ich?

Bei dem Gedanken, deine Trinkgewohnheiten zu durchbrechen, steigt vielleicht eine leichte Panik in dir auf. Was für ein Leben soll das sein? Wird jeder Tag geprägt sein von Verzicht, Leid und Anstrengung? Vielleicht hast du die Befürchtung, dass es für immer so sein wird: ein endloses Ringen mit deinen inneren Dämonen, freudlos, ausgegrenzt, mühsam. Was soll dir helfen, dich leichter zu fühlen? Wirst du je wieder frei und unbefangen sein? Diese Frage stellt sich jeder Mensch, der Alkohol ritualisiert in sein Leben eingebunden hat und dadurch die Regulation der eigenen Hirnchemie dysreguliert und »externalisiert« hat. Fakt ist: Unfreier denn als abhängiger Mensch wirst du niemals sein.

Beam dich mal zurück in deine Vergangenheit – in die Zeit, bevor Alkohol überhaupt in dein Leben trat und unverzichtbar wurde. Versetze dich ganz hinein in dein damaliges Lebensgefühl. Und jetzt schau aus diesen kindlichen Augen auf die erwachsene Person, die du heute bist. Schau dir deinen Alltag an. Wie stehst du morgens auf? Wie verbringst du den Tag? Wie geht es dir körperlich? Was machst du und mit wem? Schau dir kindlich und unbefangen zu. Folge dir auf kleinen Füßen durch den Tag. Was gibt es zu entdecken? Schreibe dir auf, was du, als kleines Ich, wahrnimmst:

Mein Name ist ______________________, ich bin ______ Jahre alt

Ich schaue in meine Zukunft, in mein ______________ Lebensjahr

Was mir an meiner Gesundheit und meinem Körper gefällt:

____

____

Was mir an meiner Gesundheit und meinem Körper nicht gefällt:

____

____

Was ich mir diesbezüglich für mein älteres Ich wünschen würde:

____

____

Was mir an meinen Beziehungen und Kontakten gefällt:

____

____

Was mir an meinen Beziehungen und Kontakten nicht gefällt: …

____

____

Was ich mir diesbezüglich für mein älteres Ich wünschen würde:

____

____

Was mir an meinem Alltag und meinen Tätigkeiten gefällt:

____

____

Was mir an meinem Alltag und meinen Tätigkeiten nicht gefällt:

____

____

Was ich mir diesbezüglich für mein älteres Ich wünschen würde:

____

____

Das möchte ich meinem älteren Ich noch sagen:

____

____

Vielleicht gelingt es dir, die Wünsche deines kindlichen Ich als Kompass für zukünftige Entscheidungen zu nutzen.

Alkohol ist kein Zauberer

Vielleicht glaubst du, dass du durch Alkohol zu Eigenschaften kommst, die du sonst nicht hast: Selbstbewusstsein, Schlagfertigkeit, Aufgeschlossenheit und so weiter. Aber Fakt ist: All das befindet sich nicht in Flüssigkeit gelöst im Alkohol. Jede deiner erstrebenswerten Eigenschaften ist *in dir!* Alkohol baut lediglich deine inneren Sperren ab, sodass du besser darauf zugreifen kannst. Leider kommt dieser Zugangsschlüssel mit einem hohen Preis. Also weg damit! Mach dich auf die Suche nach Situationen, Momenten und Stimmungen, in denen du dich ganz ohne Alkohol dich deiner gewünschten Kräfte bedienen kannst. Mach dir klar, dass die Sperren in deinem Kopf sind – also kannst du sie dort abbauen! Notiere dir die guten und unbefangenen Situationen in ein Tagebuch und beweise dir: »Ich *bin* schlagfertig!«; »Ich *bin* mutig!«; »Ich *bin* aufgeschlossen!«

Entgiftung, Entzugsbehandlung, Selbsthilfe, Psychotherapie?

Der weitaus größte Teil aller alkoholabhängigen Menschen bemerkt das Problem, bevor die körperliche Sucht allzu weit fortgeschritten ist. Dennoch solltest du unter allen Umständen Hilfe hinzuziehen, wenn du nüchtern werden willst. Du musst das nicht allein durchziehen, und je nach körperlicher Verfassung solltest du das auch nicht! Das sind die notwendigen Schritte:

- Entgiftung: Das Gift Alkohol muss raus aus deinem Körper. Die Entgiftung dauert bis zu zehn Tage und findet bestenfalls in einer stationären Einrichtung unter medizinischer Aufsicht statt. Hier geht es darum, die körperliche Abhängigkeit vom Alkohol anzugehen. Achtung, ernsthaft: Wenn du körperliche Symptome einer Abhängigkeit wie Zittern oder Schwitzen an dir bemerkst, zieh die Entgiftung auf keinen Fall alleine zu Hause durch! Dein Körper braucht vermutlich vorübergehende medikamentöse Unterstützung, um da gut durchzukommen.

- Qualifizierter Entzug: Bei der qualifizierten Entwöhnung geht es nicht nur um die körperliche, sondern auch um die psychische Abhängigkeit. Das Behandlungssetting in Entzugseinrichtungen umfasst daher auch Psychotherapie und Rückfallprophylaxe, damit du bereits aus dem Krankenhaus heraus eine Perspektive für dein Zuhause entwickeln kannst. Der qualifizierte Entzug dauert einige Wochen. Am besten funktioniert der Weg raus aus der Sucht, wenn du dir ein Netzwerk aus Freunden, Familie, psychotherapeutischer und/oder psychiatrischer Hilfe und Selbsthilfe schaffst, das dich begleitet, trägt und manchmal vor dir selbst rettet.
- Selbsthilfe: Gerade im Bereich Sucht leisten Selbsthilfegruppen unschätzbare Dienste, sowohl für die abhängigen Menschen als auch für deren Angehörige. In allen Krisen gilt: Menschen brauchen Menschen! Und niemand versteht dich besser als andere Betroffene, die den Weg schon gegangen sind. Außerdem fällt es dir vielleicht schwer, neben deinem alkoholnahen Umfeld Kontakte zu Menschen zu knüpfen, die, so wie du, ihre Freizeit ohne Konsum gestalten. Voilà: Deine Selbsthilfegruppe ist für dich da!
- Psychotherapie: Sucht fällt nicht vom Himmel und ergibt sich in der Regel nicht »einfach so«. Oft ist sie verstrickt mit ängstlichem oder depressivem Erleben oder fußt auf biografischen Mustern. Eine Psychotherapie kann dir helfen, den Knoten zu entwirren und deine inneren Muster zu erkennen.

Emotionen sind emporgewühlte Erregung

Das Wort »Emotion« geht auf das lateinische Wort *emovere* für »herausbewegen« und »emporwühlen« zurück. Wir benutzen es, um Gemütsbewegungen oder seelische Regungen zu beschreiben. Ich mag diese aktiven Vokabeln, weil sie genau bezeichnen, worum es bei Emotionen *nicht* geht: um Starres, Statisches oder Beständiges. Sie sind wallende Muster von physiologischen Veränderungen und Erregungen, die dir manchmal stärker, manchmal schwächer zu Bewusstsein kommen. In einem leicht verzögerten, kognitiven Prozess benennst du diese Erregungsmuster, so wie es dir passend erscheint. Erst kommt die Emotion in deinen Körper, und einen Tick später benennst du sie – das ist dein Gefühl.

Erinnere dich an einen großen Moment in deinem Leben: Welche Emotion wurde in dir aufgewühlt? Wo konntest du sie in deinem Körper fühlen? Und wie würdest du sie nennen? War das Vorfreude? Oder Lampenfieber? War es Dankbarkeit? Rührung? Angst? Oder genau das Adrenalin, das du brauchtest? Was passiert, wenn du eine Emotion »umbenennst«, beispielsweise von »Ärger« in »Energie«? Du bist die Person, die die emotionalen Aufwallungen in deinem Organismus spürt, einordnet und ein Gefühlsetikett draufklebt. Sei dir bewusst:

- Emotionen sind Informationen über Prozesse in deinem Innersten.
- Emotionen wollen dich handlungsbereit machen.
- Emotionen kommen und gehen.
- Emotionen sind ungefährlich und aushaltbar.
- Du bist nicht die Emotion, sondern du bist die Person, in der sich gerade ein Erregungsmuster abspielt.
- Je mehr Worte du kennst, desto besser kannst du die Emotion benennen.
- Je besser du deine Emotionen benennen und einsortieren kannst, desto mehr wirst du Boss in deinem Kopf.
- Vermeidung, Verdrängung oder Konsum sind keine hilfreiche Reaktion auf Emotionen.

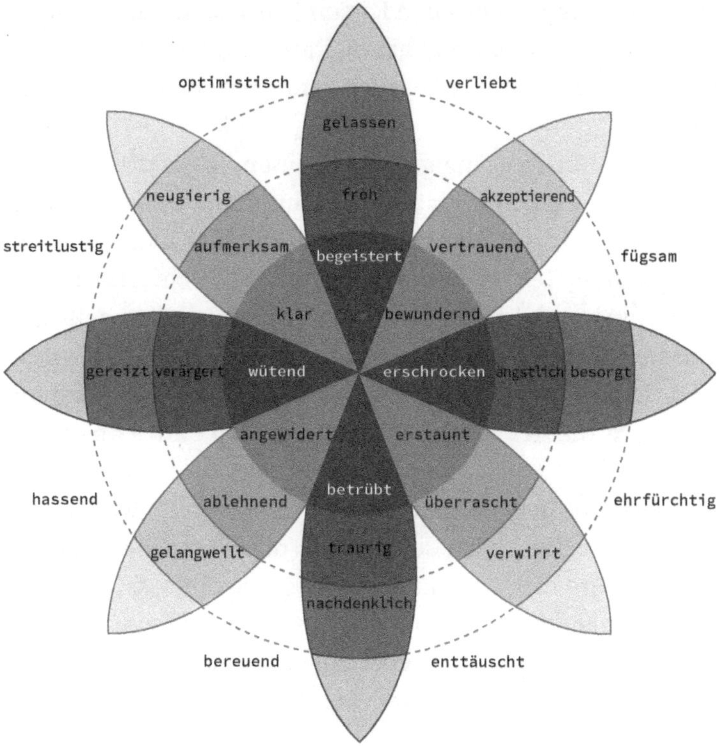

Der Emotionskreis von Robert Plutchik

Hast du dir mal zugesehen?

*(**Inhaltswarnung:** Dieser Abschnitt richtet sich an Menschen, die noch nicht abstinent sind. Die folgende Anregung ist keinesfalls für dich gedacht, wenn du bereits abstinent lebst. Sie entstammt dem Buch* Einfach nüchtern! *der US-Amerikanerin Annie Grace.*[7]*)*

Bist du schon einmal stocknüchtern auf einer Party gewesen, während um dich herum alle anderen langsam entgleisten? Vielleicht hast du dich für die einzig zurechnungsfähige Person im Raum gehalten – die anderen titulierten dich jedoch als Spaßbremse. Du hast sie als viel zu betrunken und lästig erlebt, sie selbst fanden sich charmant und witzig. Die

Wahrnehmung der eigenen Person und das, was andere Menschen wahrnehmen, geht häufig stark auseinander. Im Guten wie im Schlechten. Ein Abgleich kann immer aufschlussreich sein.

Aber ganz unabhängig von der Außenperspektive anderer Menschen – hast du dir selbst schon einmal beim Trinken zugesehen? Unter Alkoholeinfluss fühlst du dich vielleicht entspannter, leichter oder heiterer. Vielleicht glaubst du, dass Alkohol deine Kreativität steigert oder dich selbstbewusster macht. Dein Unbewusstes, dein Belohnungssystem und deine Gewohnheit behaupten im Chor: »*Jetzt* kommt der beste Teil des Tages!«, während du mit dem Trinken beginnst.

Traust du dich, da mal genauer hinzusehen? Nimm dein Handy und filme dich selbst. Lass den Fernseher aus und konzentriere dich nur auf das Trinken. Erzähle dir, während du betrunkener wirst, genau, was du fühlst, wie es dir geht, was dich beschäftigt. Sei deine eigene Gesellschaft und nimm alles auf. Mach am nächsten Tag den Realitätscheck, schau dir das Video an: Ist das wirklich das Beste, was dir täglich widerfährt? Bist du unter Alkoholeinfluss tatsächlich die freie, entspannte Person? Ist das, was du siehst, das, was du ernsthaft willst? Sieh genau hin, was der Alkohol dir gibt und was er dir raubt.

Und warum nicht heute?

Schlussmachen ist eine schwierige Sache. Wenn man lange Zeit miteinander verbracht hat und daraus eine gewisse gemeinsame Perspektive erwachsen ist, gibt es tausend vermeintlich gute Gründe, den Moment des Abschieds zu verzögern: Nächste Woche ist der Geburtstag. Im nächsten Monat ist Urlaub geplant. Und dann kommt schon Weihnachten! Schwups hat man ein weiteres Jahr zusammen verbracht. Die

Wahrheit ist: Fürs Schlussmachen ist ein Tag so gut oder so schlecht wie jeder andere. Fahr deinen Bullshit-Detektor hoch und unterziehe deine Ausreden einem Realitätscheck. Das gilt für jedes Schlussmachen – das mit schlechten Beziehungen und das mit schlechten Gewohnheiten.

Spaß ist anders

Alkoholabhängigkeit entsteht so: Aus zweckgebundenem Trinken (»Um heute runterkommen zu können«) wird ritualisiertes Trinken (»Immer zum Abschalten«) und schließlich süchtiges Trinken (»Ohne Alkohol kann ich gar nicht entspannen«).

Aus »Durch einen Schwips bin ich etwas redseliger als sonst« wird »Keine Party ohne Alkohol!« und schließlich »Ohne Alkohol kann ich gar nicht in Gesellschaft sein. Und ich trinke auch ohne Gesellschaft ganz gerne«.

Alkohol macht sich heimlich zum vermeintlich unverzichtbaren Alltagsbegleiter. Aber das Trinken ist mehr als das: Es greift so tief in dein Leben, deine Alltagsgestaltung und in dein Bewusstsein ein, dass es nach und nach zum Mittelpunkt wird. Du suchst nicht mehr die Gesellschaft von anderen Menschen, und trinkst währenddessen ein Glas Wein. Sondern du willst trinken und suchst Gründe, die es legitimieren. In diesem Kontext kann es leicht passieren, dass dir die Wahrnehmung dafür, was dir wirklich Spaß macht, völlig verrutscht ... Nüchtern aufzuwachen in einer Welt, die ein süchtiger Mensch geschaffen hat, kann gruselig sein. Und der Versuch, mit wachem und klarem Geist die gleichen Dinge zu machen, die zuvor an Alkoholkonsum geknüpft waren, bringt oft die buchstäbliche, emotionale Ernüchterung: »Das macht überhaupt keinen Spaß.« Oder: »Ich mag diese Leute gar nicht wirklich.« Das kann schmerzhaft sein. Und gleichzeitig liegt die Chance darin, neue Leute und Aktivitäten zu entdecken, die deinen Alltag bereichern. Und nach und nach wirst du das neue Leben in vollen Zügen und mit allen Sinnen genießen – ganz ohne Vergiftung.

Wie du Alkohol ablehnen kannst

Eigentlich sollte man meinen, dass du nur eine einzige Vokabel brauchst – sie lautet »nein«. Fakt ist aber, dass du, insbesondere, wenn du dich in einem alkoholnahen Umfeld bewegst, häufig in Erklärungs- oder gar Rechtfertigungsnöte kommst. Mir haben Patientinnen und Patienten glaubhaft berichtet, dass sie sich auf Partys heimlich alkoholfreie Getränke mitbringen, die sie dann aus den entsprechenden Sekt-, Wein- oder Biergläsern trinken, um in Ruhe gelassen zu werden! Für Frauen scheint häufig eine Schwangerschaft den einzig akzeptablen Abstinenzgrund darzustellen. Großartig und wünschenswert wäre natürlich, frei zu sagen: »Nein danke, ich habe ein Alkoholproblem und trinke daher nichts!« Gleichzeitig gibt es keinen Grund, dich einer wie auch immer gearteten Stigmatisierung auszusetzen. In einigen Kontexten mag deine Offenheit passend sein, in anderen gehen deine Beweggründe niemanden etwas an. Punkt.

Hier einige Sätze, die du üben kannst, um im entscheidenden Augenblick nicht einzuknicken:

- »Nein danke, das verträgt sich nicht mit meinen Tabletten.«
- »Ich fahre Auto, daher nein danke.«
- »Nein danke, ich muss morgen früh raus.«
- »Nein danke, gegen den Durst hätte ich viel lieber ein großes Wasser.«

Alkohol ist (auch) ein Placebo

Untersuchungen zeigen, dass Menschen, die glauben, Alkohol zu trinken, sich exakt so verhalten, wie sie sich unter Alkoholeinfluss kennen – selbst wenn in der Realität null Promille im Spiel sind. (Lies gerne noch mal den Abschnitt über die Wirkung von Placebo.) Dass gesellschaftliche Zusammenkünfte durch Alkohol lustiger würden, ist ein kollektives Bullshit-Konstrukt. Lustig wird's, wenn du erwartest, dass es lustig wird, und dir erlaubst, dass es lustig wird. Das Gleiche gilt für Entspannung, Abwechslung oder feierliche Stimmung. Was auch immer du für eine Atmosphäre herbeisehnst: Der Inhalt deines Glases spielt keine Rolle dafür.

Nur heute, nur jetzt

Nahezu alle abhängigen Menschen, mit denen ich arbeite, reagieren mit blankem Entsetzen auf die Phrasen »nie mehr« und »für immer«. Und sosehr ich dich einerseits ermuntere, eine wunderschöne, ereignisreiche, kraftstrotzende und aufregende Langzeitperspektive für dein ganzes Leben zu entwickeln, so sehr sage ich dir gleichzeitig: Kümmere dich nur ums *Heute!* Wenn du die Sucht gerade hinter dir lässt, brauchst du nur diese eine Perspektive, und die bezieht sich auf das Zeitfenster zwischen deinem Erwachen und dem Zubettgehen. Entwickele ein positives Drehbuch für diesen einen Tag, nimm das Heute fest in den Blick. Konzentriere dich darauf, dass es ein guter Tag wird, den du positiv und stolz beenden möchtest. Vermeide Situationen, die dich unter Druck bringen. Nimm wahr, wie gut es dir die meiste Zeit des Tages gelingt, nüchtern zu sein. Nimm auch wahr, wann und wodurch es schwierig wird. Sag im passenden Moment (ebenso zu dir selbst!): »Nein danke, heut nicht!« Steigt der Druck, kannst du das Zeitfenster noch kleiner machen und dir sagen: »In den nächsten fünf Minuten nicht!« *Jetzt nicht* und *Heute nicht* sind das Einzige, was du beherzigen musst. Und mit dem nächsten Erwachen kommt ein neuer Tag, ein neues Heute, ein neues Jetzt. Repeat.

Konsequenzen richtig abschätzen

Das würde ich jetzt am liebsten tun/lassen:

___

Das wäre die unmittelbare, kurzfristige Konsequenz:

___

Wenn ich das weiterhin tue/lasse, hat das mittelfristig die folgende Konsequenz:

___

Wenn ich das weiterhin tue/lasse, führt das langfristig zu Folgendem:

___

Alarm: Dein Notfallkoffer für akuten Suchtdruck

Alkohol versucht immer wieder, sich mit Macht in dein Leben zu drängen. Bereite dich darauf vor, wie du reagieren willst, wenn der Druck zu trinken groß und die Anspannung übermächtig wird. Die gute Nachricht: Akuter Suchtdruck dauert etwa 20 bis 30 Minuten. Du schaffst das! Hier kommen einige Anregungen, die du dir, wenn du magst, in ein Köfferchen oder eine griffbereite Tasche packen kannst – für die akuten Notfälle. Die Zeit läuft:

1. Eine Telefonliste: Wen kannst du anrufen? Wer kann dich ablenken, wer kann dich verstehen, wer baut dich auf, wer

geht mit dir durch die nächste halbe Stunde? Geh am besten raus, und bewege dich beim Sprechen.

2. Eine Liste mit Orten, an denen du sicher bist: Wohin kannst du gehen? Welche Orte schützen dich vor dem Konsum? Fahr Bahn oder geh in den Wald, Hauptsache, weg vom nächsten erreichbaren Alkohol.
3. Ein Foto, das dich und die Menschen zeigt, für die du das hier durchziehst!
4. Badekugeln, Peeling, Gesichtsmaske und Nagelfeile: Schließ dich im Bad ein und beginne ein ausgiebiges Pflegeprogramm. Koppele die Pflege mit starken Reizen, etwa kurzen, sehr kalten Wassergüssen, mit Eisgel für die Füße oder einer wärmenden Salbe für den Nacken. Eine Kopfmassage mit einer groben Bürste kann ebenfalls guttun.
5. Musik: Halte eine Playlist bereit, die deinen Körper sofort in Bewegung bringt. Tanz, spring, beweg dich! Nur zehn Songs – und du hast es geschafft!
6. Akupressurmatte: Kennst du Yogamatten, die mit kleinen Zacken gespickt sind? Lass dich angenehm piksen und atme durch.
7. Scharfes, Saures, Süßes: Nutze starke Geschmacksrichtungen, Heißes oder Kaltes. Oder kau auf gefrorenen Trauben herum. Lenke deine Aufmerksamkeit auf deine Sinne.
8. Kirschkerne: Lege dir Kerne oder kleine Steinchen in deine Schuhe und geh spazieren. Ist das angenehm? Nein! Aber es hilft gegen den drohenden Kontrollverlust und lenkt deine Sinne auf das Hier und Jetzt.

Affirmationen und Iffirmationen

Was Affirmationen sind, hast du vielleicht schon einmal gehört, das sind kraftspendende, positive und bejahende Sätze, die du denken oder laut aussprechen kannst, um dir gut zuzureden, beispielsweise: »Alles, was ich brauche, habe ich bereits in mir.« Oder: »Ich kann diesem Tag klar und nüchtern begegnen und ihn genießen.« Das Problem ist, dass sich diese Sätze oft nicht glaubwürdig anfühlen – und dass dein Unbewusstes, je weiter weg sie von deiner aktuellen Verfassung sind, einfach schreddert. Gehörst du auch zu denjenigen, für die sich Affirmationen ein bisschen wie »Selbstverarsche« anfühlen?

Hier kommt ein einfacher Twist, der das positive Selbstgespräch nachweislich wirksamer und glaubwürdiger macht: Stell deinen Affirmationen ein »Was, wenn ...« voran. Auf Englisch heißt das: »What, if ...«, daher kommt der Begriff »Iffirmation«. Deine Iffirmationen lauten also: »Was, wenn alles, was ich brauche, bereits in mir ist?«, »Was, wenn ich diesem Tag klar und nüchtern begegnen und ihn genießen kann?« Iffirmationen öffnen das Fenster für die Möglichkeit, dass der Inhalt des Satzes wahr sein könnte – und erwecken keinen Widerspruch bei deinen bockigen inneren Anteilen.

Selbst-Wert-Gefühl

Alkohol hat die Gabe, dir einzureden, dass er genau das ist, was du brauchst, um die beste Version deiner selbst zu sein. Hm, könnte sein, dass er lügt. Hier kommt eine Liste mit Werten und Eigenschaften. Schnapp dir einen Stift und kringele die drei Werte an, die du am wichtigsten und am bedeutsamsten findest. Woran möchtest du dein Leben ausrichten? Was möchtest du stärken und kultivieren? Welche Werte und Eigenschaften sollen Menschen, die dich lieben, an dir wahrnehmen? Die Kombination deiner zentralen Werte macht dich einzigartig und zeichnet dich aus. Dein Selbst-Wert-Gefühl wird umso stärker, je besser es dir gelingt, dein Leben an deinen Werten auszurichten. Sie können so etwas wie dein innerer Kompass sein:

Abenteuer, Achtsamkeit, Akzeptanz, Authentizität, Beharrlichkeit, Charakterstärke, Dankbarkeit, Disziplin, Durchhaltevermögen, Effizienz, Ehre, Ehrgeiz, Ehrlichkeit, Eigenständigkeit, Engagement, Enthusiasmus, Erfolg, Familiensinn, Fantasie, Fleiß, Flexibilität, Freiheit, Freude, Freundschaft, Friedfertigkeit, Führungsqualität, Geduld, Gelassenheit, Gemeinschaft, Genügsamkeit, Gerechtigkeit, Gesundheit, Glaube, Glück, Großzügigkeit, Harmonie, Herausforderung, Hilfsbereitschaft, Humor, Innovation, Integrität, Intimität, Intuition, Kompetenz, Kooperation, Kreativität, Lachen, Leichtigkeit, Lernen, Liebe, Loyalität, Mitgefühl, Moral, Mut, Nähe, Natürlichkeit, Neugier, Offenheit, Optimismus, Perfektion, persönliches Wachstum, Positivität, Präsenz, Problemlösekompetenz, Rebellion, Respekt, Rücksichtnahme, Sachlichkeit, Selbstbestimmung, Selbstmitgefühl, Sensibilität, Sinnlichkeit, Solidarität, Stärke, Taktgefühl, Toleranz, Tradition, Treue, Unabhängigkeit, Unbeugsamkeit, Urvertrauen, Verantwortungsbewusstsein, Verbundenheit, Verlässlichkeit, Weisheit, Wohlwollen, Würde, Zielstrebigkeit, Zugehörigkeit, Zusammenhalt, Zuversicht

Was sind deine zentralsten Werte? Versuche, dich auf drei zu beschränken. Die Kombination daraus ist einzigartig und kennzeichnend speziell für dich. Hier kommen noch drei Fragen an dich: Hilft Alkohol dir dabei, deine Werte und Eigenschaften auszuleben und zu stärken? Hindert er dich daran? Oder verhält sich dein Alkoholkonsum neutral zu deinen Werten?

Mit Rückfällen umgehen

Es gibt sie, die Menschen, die den Entschluss zur Abstinenz fassen und von da an die Nüchternheit konsequent durchziehen. Es gibt aber auch diejenigen, die ein paar Anläufe brauchen. Ein Rückfall ist immer eine Enttäuschung und ein Rückschlag für alle Beteiligten. Gleichzeitig kannst du aus einem Rückfall viel lernen. Ab wann bahnte er sich an? Wodurch wurde er ausgelöst? Welche Umstände oder Personen waren beteiligt? Welche (alten) gedanklichen Netzwerke sind angesprungen, die dir vorgegaukelt haben, das wäre eine gute Idee? Welche Gefühlslage hat die ausschlaggebende Rolle gespielt – Euphorie, Traurigkeit oder Langeweile? Beleuchte die Auslöser, die Konsequenzen und alles, was sich in dir abgespielt hat. Je besser du dich kennenlernst, desto sicherer und zuverlässiger wirst du dein neues, freies Leben vor dem Alkohol schützen können.

Was kann ich tun, um Angehörigen mit einer Abhängigkeit zu helfen?

Danke, dass du hier in dieses Buch schaust und die Kraft aufbringst, einer Person mit einer Abhängigkeit zur Seite zu stehen. Weißt du, wen ich noch viel öfter in meiner Praxis sehe als abhängige Menschen? Deren erschöpfte Angehörige! Ich weiß, dass es dich als Angehörige oder Angehöriger von einem Suchterkrankten wahrscheinlich all deine Reserven kostet, weiterhin für einen geliebten Menschen da zu sein, obwohl er dich enttäuscht, frustriert und ärgert und obwohl du vergehst vor Sorge und Verzweiflung. Viele geraten dadurch selbst in schwere seelische Schieflagen. Und es ist ja nicht nur so, dass du im Kontakt mit der abhängigen Person viel auszuhalten hast – vielleicht kennst du auch das Gefühl, dass das Umfeld dir als Mutter, Partner, Bruder oder Kind eine gewisse Mitschuld gibt? Vielleicht quälen dich Selbstzweifel, was du anders hättest machen oder ob du früher hättest schalten sollen? Vielleicht bist du verunsichert, wie du dich »richtig« verhalten sollst?

Bitte such Anschluss bei Angehörigengruppen vor Ort oder

im Internet, die dich stärken und entlasten. Denn die Wahrheit ist: Du hast niemanden süchtig gemacht. Genauso wenig kannst du Sucht wegmachen, indem du jemanden zwingst oder unter Druck setzt. Menschen lassen erst von ihrer Sucht ab, wenn sie selbst dazu bereit sind. Das kann dich ganz schön ohnmächtig und hilflos machen. Und Hilflosigkeit ist ein Nährboden für depressive Stimmungslagen. Deshalb, noch mal: Pass auf dich und deine Ressourcen auf. Und mit Ressourcen meine ich nicht nur deine Kraft, deine Energie und deinen Schlaf, sondern auch deine Zeit, dein Geld und deine Wohnung. Definiere klare Grenzen, was du tolerieren kannst und was nicht – und kommuniziere diese liebevoll, aber klar und unumstößlich. Bleib fair, interessiert und gesprächsbereit.

Alles in diesem Buch steht im Dienste eines besseren Verständnisses für psychische Erkrankungen, aber das beste Verständnis bekommst du, wenn du nachfragst und zuhörst, ohne zu bewerten oder zu verurteilen. Anstatt zu raten, was hilfreich sein könnte, bitte deine angehörige Person um konkrete Hinweise, was sie sich wünscht – und dann wäge in Ruhe ab, ob du das gewährleisten und möglich machen kannst oder solltest. Ein gutes, gesundes Leben in Gemeinschaft erfordert die Bereitschaft, auch unangenehme Dinge zu sehen, anzusprechen und auszuhalten. Vielleicht gibt es Muster in eurem Miteinander, die dazu beigetragen haben, dass sich die Sucht entwickelt hat oder aufrechterhalten wird. Trau dich auch an diese heißen Eisen. Lass unangenehme Themen und Emotionen zwischen euch zu. Vielleicht kannst du hier ein Vorbild für die abhängige Person sein. Aber gleichzeitig ist bei alldem auch wahr, was einst eine Patientin von mir sagte: »Kein Mensch ist verpflichtet, einem anderen Menschen bei der Selbstzerstörung zuzusehen.« Pass auf dich auf!

EIN SCHLUSSWORT: WAS JETZT?

Vielen Suchtproblemen liegt eine Angst zugrunde. Die Angststörung kann aber ebenso die Folge der Sucht sein. Genau wie die Depression! Nicht umsonst bezeichnet man Alkohol gelegentlich als »flüssiges Depressivum«. Aus Angsterkrankungen werden im Verlauf häufig depressive Störungen, aber auch das ist umgekehrt möglich und denkbar.

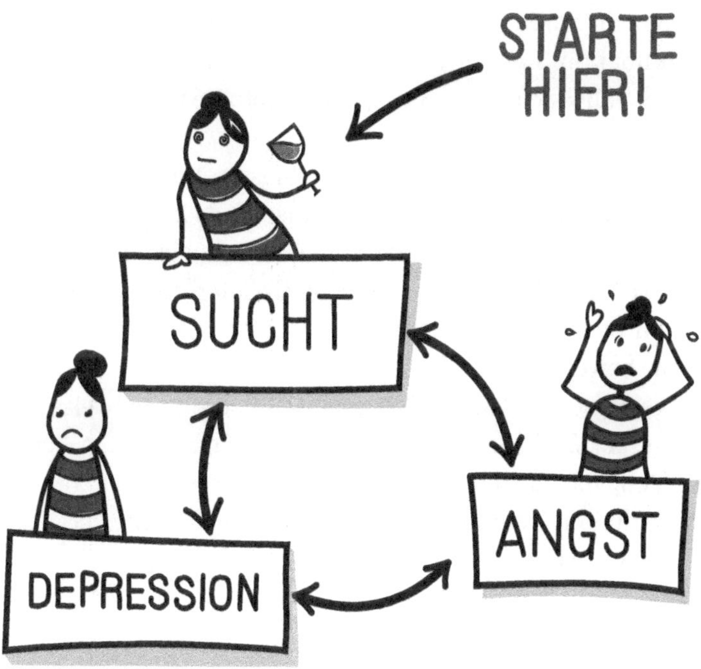

Was zuerst da war, ist allerdings gar nicht die alles entscheidende Frage, sondern womit du jetzt als Erstes anfängst. Und das ist klar: Sollte es ein problematisches Konsum- oder

Suchtverhalten geben, dann damit. Immer! Eine Sucht greift tief in deinen Hirnstoffwechsel ein. Gleichzeitig weißt du ja inzwischen, dass deine Merkfähigkeit und dein Erinnerungsvermögen leiden und dass die neue Aussprossung von Nervenenden – die man durch die Therapie anregen möchte – durch Suchtmittelkonsum gleich wieder gebremst wird. Es wird nichts nützen, dich deiner Depression oder deiner Angst zu widmen, solange du weiterhin konsumierst. Und solltest du eine Psychotherapie machen wollen: Sei auch hier bitte ehrlich. Manchmal verschweigen oder beschönigen Betroffene ihre Abhängigkeit und hoffen, dass die Therapie die richtigen Knoten löst, ohne über das Richtige zu sprechen. Das wird nicht funktionieren. Sobald Sucht im Raum steht, ist diese immer, immer der erste Ansatzpunkt. Das Gute ist: Viele der ängstlichen oder depressiven Symptome werden dadurch auch spürbar besser.

Wenn du ausschließlich unter Ängsten und/oder depressiven Stimmungslagen leidest, kannst du da beginnen, wo es dich am meisten drückt oder wo sich am leichtesten etwas löst. Stell dir einen riesigen Spaghettiknoten vor. Wenn du an einem Ende zuppelst, kann sich trotzdem am anderen Ende etwas bewegen.

Die Tipps, Tools und Therapiehinweise sind teilweise störungsspezifisch, teilweise auch universell einsetzbar. Schau einfach, was dir hilft und womit du etwas anfangen kannst. Mach dir ein Kreuzchen an die entsprechende Seite, damit du es bei Bedarf schnell wiederfindest.

Und irgendwann ist alles gut?

Jein. Das Leben ist so gut wie nie einfach nur gut. Es wird immer schlechte Tage und miese Gefühle geben. Menschen, die eine psychische Erkrankung hinter sich gelassen haben, erschrecken oft, wenn ihre Stimmung abrauscht. Sie befürchten, dass sie jetzt wieder haltlos in die Angst oder in die Depression hineinrutschen. Einen Rückfall kannst du nicht unter allen Umständen vermeiden, aber mit der Zeit lernst du, die Vorzeichen zu lesen, so wie du ein nahendes Gewitter in der Luft riechst und trotzdem cool zu bleiben. Scheißtage sind auch einfach mal okay.

Eines ist sicher: Je besser es dir gelingt, neben den alten Mustern und Verknüpfungen in deinem Inneren neue, gesunde Bahnungen zu verknüpfen, desto eher kannst du darauf zurückgreifen. Die Informationen und Tipps in diesem Buch leisten hoffentlich einen Beitrag, neue klare »Rillen« in dein Bewusstes und dein Unbewusstes zu ziehen und damit eine positive Alternative zu den alten Rillen darzustellen, die das Leben per Zufall in dir hinterlassen hat. Aber du musst da nicht alleine durch: Für jede seelische Schieflage gibt es Fachmenschen und Helfernetzwerke.

DANKE

Dieses Buch ist für Henri, Vincent und Justus, und alle Menschen, die ein Stück des Weges mit uns gemeinsam gegangen sind. Wir danken unseren Patientinnen und Patienten für ihre Offenheit und ihr Vertrauen und dass sie uns das Fenster zu ihrer Seele geöffnet haben. Mit diesem Buch möchten wir all denjenigen etwas zurückgeben, die ihr Innerstes mit uns geteilt haben. Unser Dank gilt außerdem Anke Lönne, Nicola Einsle und Michelle Hegmann, die uns mit Expertise, Humor und Tatkraft zur Seite standen. Zu guter Letzt: Danke, dass dich dieses Buch ein Stück begleiten durfte! Eure Franca und Christian

WICHTIGE HINWEISE UND ANLAUFSTELLEN FÜR DICH

- Bei akuten Notfällen mit Eigen- oder Fremdgefährdung wähle die 112.
- Bei gesundheitlich schwierigen Lagen oder fraglich notwendiger Krankenhauseinweisung kann die ärztliche Notrufzentrale helfen: 116 117.
- Beratung und Hilfe vor Ort, sowohl für Suchterkrankte und psychisch Erkrankte als auch deren Angehörige bietet der Sozialpsychiatrische Dienst (SPDi) deiner Stadt.
- Eine anonyme Gesprächsmöglichkeit rund um die Uhr mit geschulten ehrenamtlichen Mitarbeiterinnen und Mitarbeitern bietet die Telefonseelsorge: 0800–1110 111 oder -222.
- Deine hausärztliche Praxis ist eine gute erste Anlaufstelle, um dich hinsichtlich deiner seelischen Probleme zu öffnen und um dich über das Behandlungsangebot an deinem Wohnort zu informieren.
- Wessen Unterstützung brauchst du mittelfristig? Psychotherapeutinnen und -therapeuten haben in der Regel Psychologie studiert und anschließend eine Weiterbildung in einem nachweislich wirksamen Therapieverfahren gemacht. Eine Psychotherapie beinhaltet 50-minütige Gespräche. Die Therapeutinnen und Therapeuten verschreiben keine Medikamente. Psychiaterinnen und Psychiater haben Medizin studiert und anschließend eine fachärztliche Zusatzqualifikation im Fachgebiet Psychiatrie erworben. Sie verordnen Medikamente, beispielsweise Antidepressiva.
- Eine psychotherapeutische Sprechstunde zur diagnostischen Einschätzung deiner Situation oder einen Termin

in einer psychiatrischen Praxis kannst du dir über die Terminservicestelle der kassenärztlichen Bundesvereinigung (TSS) vermitteln lassen, ebenfalls erreichbar unter 116 117.

- Deine Krankenkasse hat in der Regel Listen oder eine Online-Suchfunktion für psychotherapeutische und/oder psychiatrische Unterstützung in deiner Nähe.
- Bei dringlichen Behandlungsanliegen kannst du die Psychiatrische Institutsambulanz (PIA) des nächstgelegenen Fachkrankenhauses für Psychiatrie kontaktieren. Dort arbeiten multiprofessionelle Teams mit medizinischem und therapeutischem Hintergrund.
- Psychiatrische Krankenhäuser gibt es in jeder größeren Stadt und in jedem Landkreis. Dort wirst du – je nach Bedarf – einige Tage oder Wochen aufgenommen und intensiv betreut. Verschiedene Krankenhäuser haben Spezialisierungen, beispielsweise für depressive Störungen oder Sucht. Du kannst dich diesbezüglich im Internet informieren.
- Selbsthilfegruppen gibt es sowohl für Betroffene als auch für Angehörige zu nahezu jeder Schieflage. Eine bundesweite Vermittlungsstelle findest du unter: www.nakos.de.
- Ein psychisches Ungleichgewicht gedeiht vor allem in der Einsamkeit und im Dunkeln. Daher, was auch immer gerade bei dir los ist: Öffne dich, geh raus, sprich darüber, such Kontakte! Eines steht fest: Du bist nicht allein!

ANMERKUNGEN

Einführung: Wie verrückt sind wir eigentlich?

1 DGPPN: Basisdaten Psychische Erkrankungen, 2022; https://www.dgppn.de/_Resources/Persistent/be8589427bb02b67f5592b73cbb4d32cde26d0be/Factsheet_Kennzahlen%202022.pdf

2 Radtke, Rainer: Umfrage zu vorgeschobenen Erkrankungen aufgrund psychischer Gesundheitsprobleme 2021; https://de.statista.com/statistik/daten/studie/1277096/umfrage/umfrage-zu-vorgeschobenen-erkrankungen-aufgrund-psychischer-gesundheitsprobleme/

3 Storm, Andreas (Hrsg.): Beiträge zur Gesundheitsökonomie und Versorgungsforschung. Gesundheitsreport DAK 2021; https://www.dak.de/dak/download/report-2515312.pdf

4 AWMF online. Das Portal der wissenschaftlichen Medizin. Leitlinien; https://www.awmf.org/uploads/tx_szleitlinien/051-028l_S3_Behandlung-von-Angststoerungen_2021-06.pdf

5 Weltgesundheitsbehörde: Psychische Gesundheit. Faktenblatt 2019; https://www.euro.who.int/__data/assets/pdf_file/0006/404853/MNH_FactSheet_DE.pdf

6 Maguire, Eleanor A., Gadian, David G., Johnsrude, Ingrid S., u. a.: Navigation-related structural change in the hippocampi of taxi drivers. In: *Proceedings of the National Academy of Sciences*, 97 (8), 2000, S. 4398–4403

7 Sahraie, Arash, Weiskrantz, Laurence, Barbur, John, Simmons, Williams, Andy, u. a.: Pattern of neuronal activity associated with conscious and unconscious processing of visual signals. In: *Proceedings of the National Academy of Sciences*, Bd. 94, 17, 1997, S. 9406–9411

8 Weltgesundheitsbehörde: Psychische Gesundheit. Faktenblatt 2019; https://www.euro.who.int/__data/assets/pdf_file/0006/404853/MNH_FactSheet_DE.pdf

Angstalarm

1 Wittchen, Hans-Ulrich, und Frank Jacobi: Angststörungen. In: Robert Koch-Institut (Hrsg.): Gesundheitsberichterstattung des Bundesamts, Heft 21, 2004; https://edoc.rki.de/bitstream/handle/176904/3171/25uDLpnVUj7Y_51.pdf?sequence=1&isAllowed=y

2 Feldker, Katharina, und Swantje Notzon: Angst und Panik. Funktionelle Netzwerke und therapeutische Perspektiven. In: *Nervenheilkunde*, 38, 2019, S. 528–535

3 e.Medpedia Springer Medizin: Angststörungen; https://www.springer

medizin.de/emedpedia/psychiatrie-psychosomatik-psychotherapie/angst stoerungen?epediaDoi=10.1007%2F978-3-642-45028-0_69

4 Wittchen, Hans-Ulrich, und Frank Jacobi: Angststörungen. In: Robert Koch-Institut (Hrsg.): Gesundheitsberichterstattung des Bundesamts, Heft 21, 2004; https://edoc.rki.de/bitstream/handle/176904/3171/25uDLpnVUj7Y_51.pdf?sequence=1&isAllowed=y

5 Mineka, Susan, Davidson, Mark, Cook, Michael, und Richard Keir: Observational conditioning of snake fear in rhesus monkeys. In: *Journal of Abnormal Psychology,* 93 (4), 1984, S. 355–372

6 Suhr, Frauke: Davor fürchten sich die Deutschen, 2016; https://de.statista.com/infografik/6157/haeufige-aengste-und-phobien/

7 Mücke-Heim, Iven-Alex von, Erhardt, Angelika, Walter, Isabell, und Sandar Nischwitz: Therapy hurdles in blood-injury-injection-phobia: a mini-review and case-report. In: *Frontiers in Psychiatry,* 12. Juli 2022; https://www.frontiersin.org/articles/10.3389/fpsyt.2022.915058/full

8 Hoehl, Stefanie, Wiese, Lisa, und Tricia Striano: Young infants' neural processing of objects is affected by eye gaze direction and emotional expression. In: *PLOS ONE,* 11. Juni 2008, e2389; doi: 10.1371

9 Hertenstein, Matthew J., und Joseph J. Campos: The retention effects of an adult's emotional displays on infant behavior. In: *Child Development,* 75 (2), März/April 2004, S. 595–613

10 AWMF online. Das Portal der wissenschaftlichen Medizin. Leitlinien; https://www.awmf.org/uploads/tx_szleitlinien/051-028l_S3_Behandlung-von-Angststoerungen_2021-06.pdf

11 Studie über soziale Phobien: »Viele Erwachsene haben Angst vor anderen Menschen. In: *Augsburger Allgemeine,* 21. September 2011; https://www.augsburger-allgemeine.de/wissenschaft/Studie-ueber-soziale-Phobien-Viele-Heranwachsende-haben-Angst-vor-anderen-Menschen-id16813281.html

12 Oort, Floor VA van, u.a.: Risk indicators of anxiety throughout adolescence: the TRAILS study. In: *Depression and Anxiety,* 28 (6), 2011, S. 485–494

13 Wittchen, Hans-Ulrich, und Frank Jacobi: Angststörungen. In: Robert Koch-Institut (Hrsg.): Gesundheitsberichterstattung des Bundesamts, Heft 21, 2004; https://edoc.rki.de/bitstream/handle/176904/3171/25uDLpnVUj7Y_51.pdf?sequence=1&isAllowed=y

14 Härtling, Samia, und Jürgen Hoyer: Erythrophobie: Störungswissen und Verhaltenstherapie. In: *Verhaltenstherapie,* 17 (3), S. 183–190

15 Jantzer, Vanessa, und Michael Kaess: Mobbing als Risikofaktor im Kindes- und Jugendalter. In: *et al. Psychiatrie und Psychotherapie des Kindes- und Jugendalters.* Springer Reference Medizin. https://doi.org/10.1007/978-3-662-49289-5_52-1

16 Smith, Kimberley J., Deschênes, Sonya S., und Norbert Schmitz: Investigating the longitudinal association between diabetes and anxiety: a systematic review and meta-analysis. In: *Diabetic Medicine,* 35 (6), 2018, S. 677–693
17 Bandelow, Borwin u. a.: Pospartum panic and the protective power of pregnancy. In: *European Psychiatry,* 21 (7), 2006, S. 495–500
18 Arrindell, Willem A., u. a.: Higher levels of depression in masculine than in feminine nations. In: *Behaviour Research and Therapy,* 41 (7), 2003, S. 809–817
19 Bundeszentrale für politische Bildung: Gewalt im Geschlechterverhältnis, Nr. 53–54, Bonn 2004; https://www.bpb.de/shop/zeitschriften/apuz/27880/gewalt-im-geschlechterverhaeltnis/
20 N. N.: Männer werden mindestens ebenso oft Opfer von Gewalt wie Frauen. In: *ÄrzteZeitung,* 5. Juli 2004; https://www.aerztezeitung.de/Medizin/Maenner-werden-mindestens-ebenso-oft-Opfer-von-Gewalt-wie-Frauen-323499.html
21 Faravelli, Carlo: Life events preceding the onset of panic disorder. In: *Journal of Affective Disorders,* 9 (1), S. 103–105
22 AWMF online. Das Portal der wissenschaftlichen Medizin. Leitlinien; https://www.awmf.org/uploads/tx_szleitlinien/051-028l_S3_Behandlung-von-Angststoerungen_2021-06.pdf
23 AWMF online. Das Portal der wissenschaftlichen Medizin. Leitlinien; https://www.awmf.org/uploads/tx_szleitlinien/051-028l_S3_Behandlung-von-Angststoerungen_2021-06.pdf
24 Herrmann, Martin, J., Mühlberger, Andreas, Ehlis, Ann-Christine, Deckert, Jürgen, und Thomas Polak: Nicht invasive Hirnstimulation und Furchtextinktion. In: *Nervenheilkunde* 38 (08), 2019, S. 537–541
25 AWMF online. Das Portal der wissenschaftlichen Medizin. Leitlinien; https://www.awmf.org/uploads/tx_szleitlinien/051-028l_S3_Behandlung-von-Angststoerungen_2021-06.pdf
26 AWMF online. Das Portal der wissenschaftlichen Medizin. Leitlinien; https://www.awmf.org/uploads/tx_szleitlinien/051-028l_S3_Behandlung-von-Angststoerungen_2021-06.pdf
27 Wittchen, Hans-Ulrich, und Frank Jacobi: Angststörungen. In: Robert Koch-Institut (Hrsg.): Gesundheitsberichterstattung des Bundesamts, Heft 21, 2004; https://edoc.rki.de/bitstream/handle/176904/3171/25uDLpnVUj7Y_51.pdf?sequence=1&isAllowed=y
28 Jacobi, Frank, Klose, Michael, und Hans-Ulrich Wittchen: Psychische Störungen in der Allgemeinbevölkerung: Inanspruchnahme von Gesundheitsleistungen und Ausfalltage. In: Bundesgesundheitsblatt – Gesundheitsforschung – Gesundheitsschutz 47, 2004, S. 736–744
29 Wegner, Daniel M., und Sophia Zanakos: Chronic through suppression. In: *Journal of Personality,* 62 (4), 1994, S. 615–640

30 Kross, Ethan: Selbstgespräch als Regulierungsmechanismus: Wie Sie es tun, ist wichtig. In: *Journal of Personality and Social Psychology*, 106 (2), 2014, S. 304–324

Depression: »Nicht mein Tag – seit einem Jahr«

1 Jacobi, Frank, u. a.: Prevalence, co-morbidity and correlates of mental disorders in the general population: results from the German Health Interview and Examination Survey (GHS). In: *Psychological Medicine*, 34, 2004, S. 597–611

2 Todesursachenstatistik, Statistisches Bundesamt, https://www.gbe-bund.de/stichworte/Todesursachenstatistik.html

3 N. N.: S3 Leitlinie Depression, Kurzfassung, 2017; https://www.leitlinien.de/themen/depression/version-3

4 Neurologen und Psychiater im Netz. Das Informationsportal zur psychischen Gesundheit und Nervenerkrankungen: Was ist eine Depression; https://www.neurologen-und-psychiater-im-netz.org/psychiatrie-psychosomatik-psychotherapie/stoerungen-erkrankungen/depressionen

5 Aichholzer, Mareike, Reif, Andreas, und Christine Reif-Leonhard: Depressive Erkrankungen: Diagnostik und Therapie. In: *Hessisches Ärzteblatt*, 6, 2021

6 N. N.: S3 Leitlinie Depression, Kurzfassung, 2017; https://www.leitlinien.de/themen/depression/version-3

7 N. N.: S3 Leitlinie Depression, Kurzfassung, 2017; https://www.leitlinien.de/themen/depression/version-3

8 Blum, Deborah: Die Entdeckung der Mutterliebe. Die legendären Affenexperimente des Harry Harlow. Weinheim 2010

9 Lara, Maria Elena, und Daniel Klein: Psychosocial processes underlying the maintenance and persistence of depression: implications for understanding chronic depression. In: *Clinical Psychology Review*, 19(5), 1999, S. 553–570

10 N. N. Richtlinie 2001/83/EG des Europäischen Parlaments und des Rates vom 6. November 2001, https://www.pei.de/SharedDocs/Downloads/DE/service/rechtliches/richtlinie-2001-83-eg-gemeinschaftskodex-humanarzneimittel-2001-11-06.pdf?__blob=publicationFile&v=2

11 G. Kuschinsky: *Taschenbuch der modernen Arzneibehandlung. Stuttgart, Georg Thieme Verlag* 1956

12 Henssler, Jonathan, Heinz, Andreas, Brandt, Lasse, und Tom Bschor: Absetz- und Rebound-Phänomene bei Antidepressiva. In: *Deutsches Ärzteblatt International*, 116 (20), 2019, S. 355–361

13 Bundesamt für Strahlenschutz: Natürliche Radioaktivität in der Nahrung;

https://www.bfs.de/DE/themen/ion/umwelt/lebensmittel/radioaktivitaet-nahrung/radioaktivitaet-nahrung_node.html

14 Verbraucherzentrale: Bei natürlichen Schadstoffen in pflanzlichen Lebensmitteln aufpassen, 5. November 2021; https://www.verbraucherzentrale.de/wissen/lebensmittel/kennzeichnung-und-inhaltsstoffe/bei-natuerlichen-schadstoffen-in-pflanzlichen-lebensmitteln-aufpassen-53263

15 Hoyer, Jürgen, und Volker Köllner: Pflanzliche Mittel bei Angststörungen. Eine wirksame und nebenwirkungsarme Ergänzung zur Psychotherapie? In: *PiD – Psychotherapie im Dialog,* 16 (2), 2015, S. 56–59

16 NLP-Zentrum Berlin: Das ABC-Modell nach Albert Ellis; https://nlp-zentrum-berlin.de/infothek/nlp-psychologie-blog/item/abc-modell-albert-ellis

17 Neff, Christin: Selbstmitgefühl: Wie wir uns mit unseren Schwächen versöhnen und uns selbst der beste Freund werden, kailash 2012

18 Aaron T. Beck, Kognitive Therapie der Depression, Weinheim/Basel 1999

19 Cuddy, Amy: Dein Körper spricht für dich, Mosaik Verlag, 1. Auflage, 2016 und Michalak, Johannes: Achtsamkeit üben: Hilfe bei Stress, Depression, Ängsten und häufigem Grübeln (Ratgeber zur Reihe Fortschritte der Psychotherapie) Hogrefe Verlag; 1. Auflage 2017

Sucht: Das Leiden kommt auf leisen Sohlen

1 Aaron T. Beck, Kognitive Therapie der Depression, Weinheim/Basel 1999

2 Kril, Jillian J., Halliday, Glenda M., u. a.: The cerebral cortex is damaged in chronic alcoholics. In: *Neuroscience* 79, 1979, S. 983–998

3 Kenneth, Kendler S.: An extended Swedish adoption national study of alcohol disorder. In: *JAMA Psychiatry,* 72 (3), 2015, S. 211–218; https://jamanetwork.com/journals/jamapsychiatry/fullarticle/2088151

4 Cloninger, C. Robert, Bohman, Michael, und Sören Sigvardsson: Inheritance of alcohol abuse: cross-fostering analysis of adopted men. In: *Archives of General Psychiatry,* 38, Nr. 8, 1981, S. 861–869

5 Walter, Marc, Sollberger, Daniel und Sebastian Euler: Persönlichkeitsstörung und Sucht. Stuttgart 2022, 2. erw. und überarb. Aufl.

6 Vallance, Kate, Stockwell, Tim, Pauly, Bernie, u. a.: Do managed alcohol programs change patterns of alcohol consumption and reduce related harm? A pilot study. In: *Harm Reduction Journal,* 13, 2016; doi 10.1186/s12954-016-0103-4; https://harmreductionjournal.biomedcentral.com/articles/10.1186/s12954-016-0103-4

7 Grace, Annie: Einfach nüchtern! Freiheit, Glück und ein besseres Leben ohne Alkohol. Kandern 2019

REGISTER

REGISTER